神经系统疾病
离体模型制作方法

主　编　罗玉敏　李思颉

副主编　郑仰民　尹琳琳　王　珏　马　涛　朱君明

编　者（以姓氏笔画为序）

于　顺　马　涛　王　珏　王艺霖　王永乐　王荣亮

王澜静　尹琳琳　占雅婷　田　悦　白美岭　朱君明

刘轶涵　刘津侨　闫　峰　孙梦捷　杜　利　李　伟

李东岳　李灵芝　李思颉　余虹霓　沈　童　范俊芬

罗玉敏　郑仰民　赵芳芳　赵艳庭　胡　悦　钟丽媛

徐　芸　殷　果　郭鑫霞　陶　真　黄双凤　黄语悠

韩子萍　谢子娴

编写秘书　胡　悦　黄双凤　王澜静

人民卫生出版社

·北 京·

图书在版编目（CIP）数据

神经系统疾病离体模型制作方法 / 罗玉敏，李思颉
主编 . -- 北京 ： 人民卫生出版社，2024. 10. -- ISBN
978-7-117-37057-8

Ⅰ. R741

中国国家版本馆 CIP 数据核字第 202466CF29 号

人卫智网	www.ipmph.com	医学教育、学术、考试、健康，购书智慧智能综合服务平台
人卫官网	www.pmph.com	人卫官方资讯发布平台

神经系统疾病离体模型制作方法
Shenjing Xitong Jibing Liti Moxing Zhizuo Fangfa

主　　编：罗玉敏　李思颉
出版发行：人民卫生出版社（中继线 010-59780011）
地　　址：北京市朝阳区潘家园南里 19 号
邮　　编：100021
E - mail：pmph @ pmph.com
购书热线：010-59787592　010-59787584　010-65264830
印　　刷：廊坊一二〇六印刷厂
经　　销：新华书店
开　　本：787×1092　1/16　　印张：12　　插页：4
字　　数：270 千字
版　　次：2024 年 10 月第 1 版
印　　次：2024 年 11 月第 1 次印刷
标准书号：ISBN 978-7-117-37057-8
定　　价：98.00 元

打击盗版举报电话：010-59787491　E-mail：WQ @ pmph.com
质量问题联系电话：010-59787234　E-mail：zhiliang @ pmph.com
数字融合服务电话：4001118166　E-mail：zengzhi @ pmph.com

主编简介

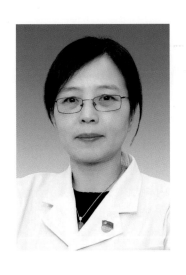

罗玉敏

主任医师、研究员、教授、博士生导师，首都医科大学脑血管病研究所副所长，首都医科大学宣武医院脑血管病研究室主任。兼任中国微循环学会痰瘀专业委员会副主任委员，中国研究型医院学会中西医结合新药创制专业委员会副主任委员，北京神经内科学会中西医结合专业委员会副主任委员。*Journal of Cerebral Blood Flow and Metabolism* 出版委员会成员，*CNS Neuroscience & Therapeutic* 杂志副主编，*Neurobiology of Diseases*、*CNS & Neurological Disorders-Drug Targets* 等杂志编委。

一直致力于脑血管病神经保护的基础临床转化研究，在促红细胞生成素、低温 rtPA、缺血适应的神经保护作用及其机制研究中有很多发现。2006 年在首都医科大学宣武医院组建脑血管病研究室，多次在美国匹兹堡大学神经科学习访问。主编《脑血管病实验方法学》《合理使用治疗神经系统疾病的中药注射剂》《神经系统疾病动物模型》等专著，主译了 Robert Zembroski 的著作 *Rebuild*。发表中英文论文 200 余篇。作为主要完成人获得国家科技进步奖二等奖、教育部科技进步奖一等奖、北京市科技进步奖二等奖、中国中西医结合学会科技进步奖二等奖、美国卒中学会颁发的 Stroke Progress and Innovation Award 等奖项。

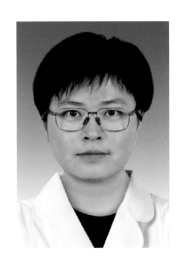

李思颉

首都医科大学宣武医院副主任医师、副教授、神经病学博士生导师，北京脑重大疾病研究院菁英学者，低氧适应转化医学北京市重点实验室副主任，首都医科大学心脑联合病变临床诊疗与研究中心副主任。兼任中国老年医学学会脑血管病分会青年主任委员，国际血管联盟中国脑血管疾病专委会副主任委员，北京神经内科学会青年委员会副主任委员，*Brain Circulation* 杂志编委等学术职务。入选北京市优秀青年、北京市组织部优秀骨干人才、北京市高层次公共卫生技术人才和中国科协科技智库青年人才等。

从事神经病学临床、教学与科研工作十余年，擅长缺血性脑血管病尤其是脑卒中防治。一直专注于脑卒中的神经保护研究工作，开展多项脑卒中防治的基础和临床研究，发现了脑卒中神经保护新机制，创建了脑卒中防治新技术、新方法。主编《适应论：认知人体的内在生命力》，副主编《脊髓感觉机制》（第 2 版）、《简明医学研究方法学》等专著，主译 *Intermittent Hypoxia and Human Diseases*。在 *JAMA Neurology*、*Critical Care*、*Progress in Neurobiology*、*Journal of Cerebral Blood Flow and Metabolism*、*Aging and Disease* 等领域内主流期刊发表中英文论文 100 余篇。承担国家自然科学基金、国家重点研发计划、科技创新 2030 重大项目和北京市自然科学基金重点专项等国家级和省部级课题 9 项；获国家发明专利和实用新型专利 16 项，以主要完成人获国家科技进步奖二等奖 1 项和省部级科技进步奖 6 项。

前　言

　　神经病学的研究范畴包括中枢神经系统、周围神经系统和骨骼肌系统。常见的神经系统疾病包括脑血管病、阿尔茨海默病、帕金森病、癫痫、脱髓鞘疾病、肌萎缩侧索硬化症、重症肌无力等。神经系统疾病的流行病学特点是高发病率、高致残率和高死亡率。目前许多神经系统疾病的潜在机制仍不清楚，建立疾病模型可以极大助力该类疾病的研究。

　　目前，已建立了许多疾病的动物模型，首都医科大学宣武医院团队也出版了关于神经系统疾病动物模型的专著。然而，我们在实践中发现，动物模型可以模拟疾病的发生、发展过程，但需要复杂和精细的制作过程，且干扰因素较多，可控性和可重复性低，建立一个稳定的动物模型需耗费大量精力。随着研究的深入，我们逐渐发现动物模型对疾病潜在机制的深入研究有所限制，因此，神经系统疾病离体模型引起了专家们的极大关注。离体模型主要是指在体外培养的一类细胞群体。根据细胞群体的具体生长要求，通过控制干扰因素，在体外模拟细胞在体内的生长环境，获得优质的细胞模型。离体模型有助于从细胞水平、分子水平等进行深入的机制研究。体外培养细胞有利于直观了解细胞的形态及生命活动等，同时也便于实施干预因素，实验步骤及操作相对简单，实验可控性高。当然，体外的生长条件不能完全模拟体内环境，二者仍有一定差异。因此，在实践过程中，应根据具体的实验目的，选择相对适合的模型，必要时可将二者结合应用。

　　近年来，已建立了全脑脑缺血和局灶性脑缺血模型等动物模型，但在进行疾病机制的深入研究时动物模型尚有限制，由此建立了脑血管病离体模型。本书重点介绍的脑血管病的离体模型包括血脑屏障模型、大鼠海马片模型、氧糖剥夺模型、炎症损伤模型等。脑出血模型包括凝血酶模拟急性脑出血模型、过氧化氢氧化应激损伤模型、兴奋性氨基酸损伤模型等。

　　阿尔茨海默病属于神经系统退行性疾病，以认知障碍为主要临床特征，多发于老年人。目前已建立的动物模型有衰老模型、转基因模型、物理及化学损伤模型等。衰老模型通常价格高，动物健康状态差。转基因模型基因表达稳定性差，价格高。物理及化学损伤模型手术难度大，动物存活率相对低。本书介绍的阿尔茨海默病离体模型，主要为 Aβ 培养液诱导的体外模型。

　　帕金森病多发于老年人，是以静止性震颤、运动迟缓、肌强直和姿势平衡障碍为主要临床特征的神经系统退行性疾病。帕金森病动物模型主要包括化学损毁、机械损毁、基因工程模型等。化学损毁模型耗时长、价格高、操作复杂、致死率高。机械损毁模型操作复杂。基因工程模型缺乏经典的病理改变。本书介绍的帕金森病的细胞模型，主要包括 SH-SY5Y 细胞模型和 PC12 细胞模型。

　　癫痫是脑内神经元高度同步化异常放电所致的临床综合征。经典的癫痫动物模型有化学点燃模型、电点燃模型和创伤点燃模型等。癫痫动物模型发作形式多样且药物疗效不稳定，因此癫痫离体模型对癫痫机制的深入研究至关重要。癫痫离体模型主要包括细胞模型和脑片模型等。

　　脱髓鞘疾病是一组以髓鞘破坏或脱髓鞘病变为主要特征的中枢或周围神经系统疾病，包括吉兰 - 巴雷综合征、多发性硬化、急性播散性脑脊髓炎等。多发性硬化的动物模型包括病毒模型、化学毒素模型、EAE 模型等，但对其机制的深入研究还需依靠离体模型。

　　肌萎缩侧索硬化是累及运动神经元的进行性疾病，预后极差。目前的动物模型主要为转基因或基因敲除小鼠模型。肌萎缩侧索硬化病因和机制复杂，目前建立的动物模型尚不能模拟其所有的病理机制。因此，建立肌萎缩侧索硬化的离体模型至关重要。

　　重症肌无力是以累及神经 - 肌肉接头突触后膜上的乙酰胆碱受体为特征的自身免疫性疾病。目前，已经建立了弗氏佐剂诱导的小鼠重症肌无力模型，同时也建立了重症肌无力的离体模型。

　　神经系统疾病离体模型对疾病机制的深入研究有极大帮助。本书总结了上述疾病的离体模型，从模型的制作方法、评估方法和优缺点等几个方面进行全面阐述。希望为相关的研究人员提供一些帮助和借鉴。

罗玉敏　李思颉

2024 年 6 月

目 录

第一章

脑血管病的离体模型

第一节　脑血管病简介

　　脑血管病是全球第二大常见死因,自 2015 年起,脑卒中成为我国成人致死、致残的首位病因,具有高发病率、高致残率、高死亡率和高复发率的特点。2007—2017 年我国脑卒中的流行趋势主要表现为缺血性脑卒中发病率、患病率持续升高,而出血性脑卒中发病率、患病率呈现降低趋势,脑卒中死亡率总体呈下降趋势。一项大样本回顾性研究数据显示,至 2020 年,全国 40 岁及以上人群中,脑卒中患病率达 2.6%,发病率和死亡率分别达 505.2/10 万人年、343.3/10 万人年。其中,缺血性脑卒中占所有卒中患者人数的 86.8%,出血性脑卒中患者占比为 11.9%,而蛛网膜下腔出血患者数占比为 1.3%。此项研究还显示,脑卒中在城市地区的患病率高于农村地区,然而发病率和死亡率低于农村地区。随着人口老龄化趋势不断发展,我国脑血管病出现了年轻化的趋势,脑血管疾病给家庭和社会带来了沉重的负担。据中国卒中观测平台(observatory platform for stroke of China,BOSC)统计,2020 年我国脑卒中住院医疗费用高达 580 亿元,并且超过 20% 的脑卒中患者出院后需要转入康复机构,超过 30% 的患者会遗留永久残疾,需要长期护理。国内外对脑血管病的研究投入很多,然而,有效的脑血管病防治药物并不多,究其原因是脑血管病的病因复杂且由于血脑屏障的存在,从而影响了药物的应用。

　　脑血管疾病的分类对于指导疾病诊断、患者个体化治疗以及判断预后有重要影响,并且可预测卒中早期复发的风险。国内外针对缺血性脑卒中的分类有不同的标准,产生了 TOAST(trial of org 10172 in acute stroke treatment)病因分型,CCS(causative classification system)病因分型,ASCO(A: atherosclerosis,动脉粥样硬化;S: small-vessel disease,小血管疾病;C: cardiac pathology,心脏病理;O: other causes,其他原因)病因分型,以及牛津郡社区脑卒中项目(Oxfordshire community stroke project,OCSP)临床表现分型等分类系统。以脑卒中病因不同为分类依据的 TOAST 分类系统将缺血性卒中划分为五大类:大动脉粥样硬化性血栓性脑梗死、心源性脑栓塞、腔隙性脑梗死、其他原因引起的脑梗死以及不明原因的脑梗死。CCS 分类系统基于患者发病机制不同将缺血性卒中分为五大类:心主动脉型、大动脉粥样硬化型、小动脉闭塞型、其他原因型以及原因不明型。然而,CCS 分类系统与 TOAST 分类系统的不同之处在于,CCS 分类系统基于对脑卒中风险最新评估,将最可能的脑卒中亚型归类,进而减少了不明原因脑梗死亚型的数量。ASCO 分类系统根据脑卒中发病机制不同划分为 4 类:动脉粥样硬化血栓形成(A)、小血管疾病(S)、心源性栓塞(C)以及其他原因(O),并且将每一类都划分了明确的等级水平(1~3 级)。OCSP 分类系统根据患者临床表现的不同,将缺血性脑卒中分为全前循环梗死(total anterior circulation infarcts,TACI)、部分前循环梗死(partial anterior circulation infarcts,PACI)、腔隙性循环梗死(lacunar circulation infarct,LACI)和后循环梗死(posterior circulation infarcts,POCI)四大类。该分类系统可提示闭塞血管和梗死灶的大小和部位,但经 MRI 评估该分类系统后发现,该分类系统不能精确区分腔隙性梗死和小体积皮质梗死。目前临床上常用 TOAST 和 OCSP 分类系统。2019 年,《中华神经科杂志》发表了中华医学会神经病学分会、中华医学会神经病学分会脑血管病学组的共识《中国各类主要脑血管病诊断要点 2019》,综合考虑脑血管疾病病因、病变血管、病变部位以及临床表现等,将脑血管疾病作出以下分类:①缺血性脑血管病,包括短暂性脑缺血发作、缺血性脑卒中(脑梗死)、脑动脉盗血综合征。②出血性脑血管病,包括蛛网膜下腔出血、脑出血、其他(硬膜下出血和硬膜外出血)。③头颈部动脉粥样硬化、狭窄或闭塞(未导致脑梗死)。④高血压脑病。⑤原发性中枢神经系统血管炎。⑥其他脑血管疾病,包括脑底异常血管网症,也称烟雾病;伴有皮质下梗死及白质脑病的常染色体显性遗传性脑动脉病(cerebral autosomal dominant arteriopathy with subcortical infarcts and leukoencephalopathy,CADASIL)和伴有皮质下梗死及白质脑病的常染色体隐性遗传性脑动脉病(cerebral autosomal recessive arteriopathy with subcortical infarcts and leukoencephalopathy,CARASIL);头颈部动脉夹层;可逆性脑血管收缩综合征。⑦颅内静脉系统血栓形成。⑧无急性局灶性神经功能缺失的脑血管病,包括无症状脑梗死和脑微出血。⑨脑卒中后遗症。⑩血管性认知障碍,包括非痴呆性血管性认知障碍和血管性痴呆。⑪脑卒中后情感障碍。

本章主要介绍脑血管病相关的离体研究模型,为脑血管病的机制研究及药物筛选提供工具。

(胡　悦　罗玉敏)

参考文献

[1] Tu WJ, Wang LD, Stroke SWGC. China stroke surveillance report 2021. Military Med Res, 2023, 10 (1): 33.

[2] Tu WJ, Zhao Z, Yin P, et al. Estimated Burden of Stroke in China in 2020. JAMA network open, 2023, 6 (3): e231455.

[3] 中华医学会神经病学分会, 中华医学会神经病学分会脑血管病学组. 中国各类主要脑血管病诊断要点. 中华神经科杂志, 2019, 9 (52): 710-715.

[4] Larry B. Goldstein. Introduction for Focused Updates in Cerebrovascular Disease. Stroke, 2020, 51 (3): 708-710.

[5] Böhmer M, Niederstadt T, Heindel W, et al. Impact of Childhood Arterial Ischemic Stroke Standardized Classification and Diagnostic Evaluation Classification on Further Course of Arteriopathy and Recurrence of Childhood Stroke. Stroke, 2019, 50 (1): 83-87.

第二节　氧糖剥夺模型

脑缺血离体模型通常使用某一类或几类神经细胞,或者脑组织切片进行研究,其中脑组织切片保留了神经元和胶质细胞及其相互连接,因此能更好地模拟体内环境。

既往研究氧糖剥夺(oxygen and glucose deprivation,OGD)模型,主要将原代神经元、脑组织切片和器官在缺氧环境和无糖培养基中培养,以模拟在体脑实质在缺血后氧气和营养成分供应的中断。由于在体脑缺血通常存在可逆缺血和血流再灌注的情况,因此,在体外缺血诱导后,可将培养细胞或脑切片置于正常的氧气环境中培养,以模拟在体血流再灌注阶段。

一、原代神经元 OGD 模型

从动物的胚胎或新生动物的脑组织取下某一局部区域,分离细胞后将其培养在容器后不再移植称为原代神经元培养。神经元原代培养是研究神经系统疾病的重要基础模型,也是神经科学、神经病学及诸多神经领域科学研究必不可少的实验技术手段。与 PC12 细胞株相比,原代培养的神经元与体内的神经元更为相似、实验条件稳定可控、实验环境较为单一,观察和检测都可以排除传代后性能改变影响实验可靠性等诸多因素的干扰,是神经领域实验的最佳选择。但分离纯度低、培养难度高的特点制约了其应用。本节内容将对原代神经元的分离培养及氧糖剥夺模型进行详细阐述。

由于神经元发育过程早于胶质细胞,因此通常选择孕大鼠(孕 17~18d)或孕小鼠(孕16~18d)取胎鼠做神经元培养,新生 1d 的仔鼠也可以,但培养成功后杂细胞较多,常需要在培养液中加入阿糖胞苷来抑制其他细胞进一步纯化,后者具有一定的毒性,将影响神经元的生长和存活。皮层和海马两个部位的细胞培养方法类似,以下以 C57 孕小鼠皮层神经元分离举例说明。

【实验设备及耗材】

5ml 移液管,1ml、200μl、10μl 移液枪,封口膜,0.22μm 滤膜,冰盒 2 个,直径 6cm 的培养皿 7 个,解剖剪 1 个,解剖镊 2 个,显微镊 4 个,50ml 离心管若干,解剖镜,40μm 滤网。

【实验试剂】

Poly-D-lysine(简称 PDL,带有正电荷,而细胞表面含有大量糖蛋白,多带负电荷,因此 PDL 可以促进细胞贴壁),ddH$_2$O,PBS,75% 酒精,胎牛血清 FBS,DMEM-F12 培养基,Neurobasal 培养基(新生鼠用 Neurobasal-A),双抗 PS(工作浓度为 1%),GlutaMAX 100×,B27 50×,0.25% 胰酶,DNA 酶。

【实验步骤】

1. 包被

(1)配制浓度为 0.02mg/ml 的 PDL 工作液,提前一天按照 6 孔板每孔 1.5ml,24 孔板每孔 0.5ml，96 孔板每孔 100μl 加入 PDL 包被，保证孔板底面被 PDL 充分覆盖，放入 37℃培养箱过夜。

（2）第二天吸取孔板内的包被液回收到 1.5ml EP 管中，经 0.22μm 滤膜过滤后，置于 4℃保存（可重复使用 5 次）。包被后的孔板先用 ddH₂O 洗 2 遍，再用 PBS 洗 2 遍（注意洗涤先后顺序，其中 PBS 起平衡盐作用），保证洗液充分覆盖孔板底面，随后将其置于超净台中，待风干后使用。

2. 取材（胎鼠脑组织）

（1）在已消毒灭菌的超净台内配制液体（一只孕小鼠的量）

1）组织维持液：49ml DMEM-F12 培养基 + 1ml FBS + 0.5ml PS。

2）种植液：45ml DMEM-F12 培养基 + 5ml FBS + 0.5ml PS。

3）完全培养液：50ml Neurobasal 培养基 + 0.5ml GlutaMAX 100× + 1ml B27 50× + 0.5ml PS。

将预冷过的组织维持液分装至 5 个细胞培养皿中待用，剩余 2 个培养皿中放入 10ml 75% 酒精。

（2）细胞间外操作：提前将解剖剪、解剖镊和显微镊泡于 75% 酒精中消毒；铺好无菌单，操作者穿好白衣、戴好口罩、袖套和帽子；脱臼处死孕鼠，然后喷洒 75% 酒精消毒孕鼠腹部皮肤。然后用解剖镊提起孕鼠腹部皮肤，横向剪开，分离腹膜，剪开肌肉，继续深入剪开子宫，用镊子夹出胚胎，并从根部剪断脐带等附属物。将分离好的胚胎迅速放入盛有 75% 酒精的培养皿中，清洗一次，再移入第二个盛有 75% 酒精的培养皿中移入超净台内。

（3）取大脑皮层：在超净台中将胎鼠转移至含维持液的培养皿中，使用解剖剪剪开胎膜，取出胎鼠，放入一个新的培养皿中。然后将胎鼠断头并放入另一个培养皿中，解剖镜下剥离硬脑膜，分离出脑组织，放入下一个培养皿中。继续剥离软脑膜和基底节，取大脑皮层置于预先放有 4ml 种植液的培养皿中。注意：此步骤全程在冰上操作，血管膜一定要剥离干净，以免影响后续神经元的生长。

3. 消化脑组织块，分离神经元

（1）用解剖剪将培养皿中的皮层剪碎，加入 10μl DNA 酶、2ml 0.25% 胰酶，37℃静置消化，加等体积 FBS 终止消化；使用 1ml 移液枪缓慢、多次机械吹打至组织分解成为均匀的单细胞悬液。

（2）将消化好的细胞悬液经 40μm 滤网过滤后转入 50ml 离心管中，1 100r/min，离心 5min。弃去上清，加入种植液重悬细胞，细胞计数后将合适细胞浓度的细胞接种至提前包被过的细胞板中，放入细胞培养箱中培养。

4. 换液培养　在细胞培养箱中培养 4~6h 后神经元贴壁生长，弃去种植液，并将培养液全部更换为完全培养液。以后每 3d 进行一次半量换液直至细胞实验结束。

【模型评价】

1. 显微镜下观察细胞形态　原代神经元培养 24h 后，显微镜下观察会发现细胞胞体饱满、大部分细胞开始长出神经元样突起，随后突起逐渐变长、互相交织成网状，培养 7d 后形成致密的网络连接。

2. 原代神经元培养 5d 后免疫荧光染色显示细胞呈神经元特异性标志物 Tuj1 和 MAP-2 阳性率>95% 即为培养成功。

【注意事项】

1. 胎鼠从孕鼠子宫内取出后的整个解剖过程(胰酶消化除外)均需要在冰上进行,且维持液以 DMEM-F12 代替 PBS 浸泡解剖过程中的脑组织,都是为了维持神经元的高代谢状态,提高其存活率。

2. 无论是皮层还是海马组织,其上都包裹着一层血管膜,尽可能在解剖显微镜下将血管膜剥离干净。一方面可以减少杂质细胞,避免影响神经元纯度;另一方面在消化吹打阶段可以加快吹打效率,减少神经元损伤。

3. 种板时对细胞密度的掌握十分关键,因为神经元的成熟速度和接种密度有很大的关系,接种密度过低,神经元互相接触概率小,难以存活和成熟;细胞密度过高会导致细胞局部争夺营养而死亡,所以细胞计数十分关键(6 孔板以每孔 7×10^5 的计数最佳)。

总之,神经元体外原代培养技术的建立使得研究者能够避免体内复杂的生理机制,在一个相对单一、可控的环境中研究神经元,这对于神经发育、损伤及修复等方面的研究具有重要意义。但原代神经元的培养相对肿瘤细胞系的培养对生长环境、操作者的技术要求都提出了更高的挑战。细节决定成败,实验者的操作熟练程度、取材过程中脑膜剥离、组织消化、换液时机的选择等微小细节都决定着实验的成败,希望本书能给实验者们提供有力参考。

二、器官切片的培养

发育中的脑组织可以作为器官培养物,培养生长数周。在这种出生后大脑的体外培养系统中,不同解剖区域的细胞结构和连通性,以及与相邻细胞(如神经元和星形胶质细胞)的功能关系和相互作用被相对完好地保存了下来。器官培养是介于普通细胞培养和在体模型之间的一个相对有价值的模型。与在体实验相比,利用器官型切片的培养结合合理的实验设计,能够保证牺牲更少的实验动物而获得足够可靠的数据。

器官切片培养的基本要求为稳定的基质、培养基和充足的氧合,并在 36℃恒温下培养。在合适的条件下,神经元继续分化并发育成为与在体培养相似的组织。最常见的脑组织来自大鼠和小鼠,包括转基因小鼠。其他物种包括兔子和猪也成功用于相关研究。切片培养中最常用的大脑区域是海马,因为它的解剖学特征明确,而且它是脑卒中损伤最敏感的大脑区域之一。

脑组织切片培养的两种主要方法是 Gähwiler 介绍的细胞转鼓培养法和 Stoppini 开发的分界培养法。用分界培养法培养的切片非常适合于涉及解决三维结构相关问题的实验,而用细胞转鼓法培养的切片通常适用于成像实验。

(一) 转鼓培养法

在细胞培养转鼓培养法中,组织被嵌入血浆凝块或玻璃罩上的胶原基质中,然后进行连续的缓慢旋转。由于缓慢的旋转导致液 - 气界面的连续变化,使得这些薄片的氧化作用得到了保证。转鼓切片培养技术产生的薄培养物比其他离体培养系统具有一定的优势,能够保留重要的解剖学特征和完整组织的大部分突触。转鼓培养法中的单个细胞可以用相差显微镜观察。与静止培养法相比,转鼓培养法易于操作,外源性应用物质的扩散障碍有限。此外,长期的离体培养保证了解剖创伤的恢复,并允许其适应体外环境。由于转鼓培养物被压扁成准单分子层,并且在玻璃盖上生长,所以非常适合使用传统光学显微镜对其培养物进行实验分析。

（二）分界培养法

目前大多数海马切片培养都采用分界培养法,该方法是将切片置于半多孔膜上的空气 - 介质界面上,并在整个培养过程中保持切片静止,切片组织从界面以上获取氧气,从培养基中获取营养。

通常使用 6~8d 大的大鼠(P6~8)脑组织培养,也可以尝试培养青春期或成年大鼠脑组织。切片培养时间可以从几天到 2 个月,最常见的培养时间是两周。在这个培养系统中,海马的层状解剖结构被很好地保存下来,并且也能很好地模拟不同细胞类型、突触联系和受体表达的成熟度在体内的情况。

三、离体模型诱导类缺血条件的方法

体外诱导缺血主要有两种方式:物理方式(如氧糖剥夺)和化学方式(使用化学试剂干扰细胞代谢过程)。其中,氧糖剥夺是最常用的方法,该方法将细胞或组织培养时的培养液更换为无糖培养液,并借助低氧仓将正常培养环境气体替换为混合气体(95% N_2、5% CO_2)。相比于在体内的脑缺血,离体模型的缺血时间更长,一般为 1~24h。

（一）氧糖剥夺

在海马切片培养中,最广泛使用的诱导缺血性卒中样能量和氧气缺乏的方法是 OGD。OGD 可以通过以下几种方式实现,包括使用缺氧仓或淹没在充满氮气气泡的无糖培养基中。在不同实验室之间使用 OGD 获得的实验结果的一致性和可重复性,表明 OGD 可以更好地模拟在体内情况。

本实验室采用的是低氧舱结合无糖培养基诱导体外缺血性卒中损伤,详细操作即提前将细胞的维持培养基更换为无糖培养基,打开培养板盖放入低氧舱中,关闭低氧舱盖,检查气密性后持续通入混合气体,15min 后关闭混合气体阀门同时闭合低氧舱,避免漏气。随即将通入混合气体的低氧舱放入培养箱中,培养数小时后,若要模拟再灌注损伤模型,则将细胞培养基更换为正常的维持培养基,在培养箱中复氧培养 24h 即可。

【实验设备及耗材】
低氧舱、混合气体(95% N_2 和 5% CO_2)、细胞培养板 / 皿、移液枪。

【实验试剂】
无糖 DMEM-1640 培养基、维持 DMEM-1640 培养基。

【实验步骤】
1. 将细胞维持培养基更换为无糖培养基　提前将神经元或者胶质细胞的维持培养基吸取弃掉,用 PBS 清洗神经元或者胶质细胞 2~3 次后加入无糖培养基,随即放入低氧舱内。

2. 将低氧舱内的气体替换为混合气体 将低氧舱的两个换气口的密闭阀门打开,接入混合气体罐的放气口,打开混合气体罐的阀门,接入混合气体,低氧舱的另一通气口持续放气;检查气密性良好之后,调整气流,计时 10min。

3. 将低氧舱放入复箱 当低氧舱内的气体完全替换为混合气体之后,同时关闭混合气体罐的阀门和低氧舱的两个通气阀门,将低氧舱和其中的细胞培养板/皿放入复箱中培养 2h。

4. 将细胞培养板/皿从复箱中取出 将细胞培养板/皿中的无糖培养基吸取弃去,更换为维持培养基,接着放入复箱中培养,以模拟细胞缺糖、缺氧之后的复氧、复能阶段。

【注意事项】

1. 注意低氧舱气密性的维持,始终确保细胞的低氧环境。

2. 将细胞放置在低氧舱中的时间可根据不同的细胞对于低氧的敏感性和实验所需决定,此步骤可以将细胞放入 96 孔板中,利用 CCK8 试剂盒,参照不同时间点细胞的损伤程度选取最合适的低氧时间。

3. 最后的复氧、复能阶段可以根据不同实验需要选择,不涉及模拟体外缺血后再灌注损伤的实验则不需要这一步。

在 OGD 海马切片中,CA1 锥体细胞是最敏感且最容易死亡的,而齿状回(dentate gyrus,DG)颗粒细胞的耐受性是最强的。CA1 的高敏感性与 DG 对 OGD 的高耐受性结合,真实地再现了在体实验对缺血的选择敏感性。在短暂脑缺血的啮齿动物模型中,短暂的损伤诱导 CA1 区神经元选择性死亡,这种死亡在缺血后的 2~4d 内进一步发展演化,这一现象被称为延迟性神经元死亡。而在器官型海马切片培养中,OGD 在 24h 内诱导 CA1 区神经元死亡,在随后的 72h 内损伤扩展到 CA3 区。

(二)化学缺血

另一种模拟缺血性脑损伤的体外模型是化学缺血。在这个模型中,氧化代谢抑制剂叠氮化钠或氰化钠,通常与糖酵解抑制剂 2- 脱氧葡萄糖一起,用于诱导培养基中的缺氧和低糖状态。叠氮化钠,无论是单独或与 2- 脱氧葡萄糖联合,均已被用于诱导细胞培养、大脑切片以及体内实验的化学缺血中。这种效应通常归因于细胞色素 C 氧化酶呼吸链复合体 IV 的抑制,尽管一些其他机制(即细胞去极化、与其他金属酶结合以及过氧化氢酶氧化成一氧化氮)尚未被排除。氰化钠干预模型提供了快速和可控的 ATP 损失,并保留了培养的可及性和以供后续的可操作性。研究表明在氰化物中毒过程中,N- 甲基 -D- 天冬氨酸(N-methyl-D-aspartate,NMDA)受体激活,一氧化氮和其他活性氧产生,这些分子机制可能涉及缺血后神经元的延迟死亡。

四、神经元细胞死亡的定量分析

神经元死亡的定量分析主要包括碘化丙啶(propidium Iodide,PI)/Fluoro-Jade(FJ)染色、乳酸脱氢酶(lactic dehydrogenase,LDH)测定、Nissl 染色、微管相关蛋白 2(microtubule-associated protein 2,MAP2)免疫组化染色、Hoechst 33342 染色等。与 LDH 外排相比,PI 染色具有直接描绘易感海马亚区和主要受影响细胞类型的优点。

然而,LDH 测定对于衡量广泛的细胞死亡是有用的,因为在 PI 摄取饱和阶段,LDH 外排没有达到最大水平。PI 摄取比 LDH 外排更早、更敏感,是定量器官切片培养中神经元死亡的有价值标记。FJ 染色证实 PI 可以染色退化的神经元。MAP2 的免疫细胞化学染色是神经元结构完整性的标记,也是器官型切片培养中神经毒性作用的非常敏感的标记,但它涉及抗体标记的使用,比 PI 染色更复杂。因此,实验中优先考虑 PI 染色法。

五、体外缺血模型的优缺点

离体缺血模型(神经细胞和脑组织)可以适用于研究脑缺血时体内能量和氧气缺乏情况下的特定的分子机制,以及对孤立的细胞事件进行详细的研究。

与在体模型相比,离体缺血模型在研究脑缺血的分子机制方面具有许多优势,包括:

1. 由于缺乏血脑屏障,干预药物可直接进入细胞间质。适合药物体外筛选。

2. 去除了血液成分对模型的影响。

3. 可以直接控制环境,如离子和营养的有效性、组织温度的影响。

4. 适用于定量药理学、电生理学和成像研究。

在体模型中,CA1 锥体神经元是暴露于 OGD 的海马切片培养中最脆弱的细胞。缺血性神经元选择性丢失是公认的,有人提出星形胶质细胞对缺血功能变化的敏感性差异是区域神经元损失的关键,但其具体机制仍然没有得到完全理解。除此以外,体内缺血后整体神经元的死亡过程还涉及延迟的炎症和凋亡阶段,此阶段不容易在神经细胞和脑切片培养中复制。离体模型的局限性还包括不能模拟在体脑缺血时血管血流的变化和外周免疫细胞的浸润。

在药物的体外筛选中,细胞培养被广泛应用。然而,由于缺乏血脑屏障、复杂的神经网络以及神经元和非神经元之间的相互作用,组织结构特异性、机械和生化信号以及细胞间通讯的缺失不能完全代表生物体内的细胞环境。此外,缺血性脑损伤的综合机制和药物干预的效果较体外模型更适合在啮齿动物体内模型中进行研究。器官切片培养保存了细胞、连接组织以及基本的在体特征,是一个很有力的辅助研究手段。例如,在长期的海马切片培养中,许多突触成分以稳定的水平表达,有助于对突触功能进行详细的研究,也非常适用于共聚焦成像和病毒转基因研究。

(李灵芝 谢子娴 韩子萍)

参考文献

[1] Sciarretta C, Minichiello L. The preparation of primary cortical neuron cultures and a practical application using immunofluorescent cytochemistry. Methods Mol Biol, 2010, 633: 221-231.

[2] Giordano G, Costa LG. Primary neurons in culture and neuronal cell lines for in vitro neurotoxicological studies. Methods Mol Biol, 2011, 758: 13-27.

[3] Koganezawa N, Roppongi RT, Sekino Y, et al. Easy and Reproducible Low-Density Primary Culture using Frozen Stock of Embryonic Hippocampal Neurons. J Vis Exp, 2023, 01 (27): 191.

[4] Beaudoin GM 3rd, Lee SH, Singh D, et al. Culturing pyramidal neurons from the early postnatal mouse

hippocampus and cortex. Nat Protoc, 2012, 7 (9): 1741-1754.

［5］Raineteau O, Rietschin L, Gradwohl G, et al. Neurogenesis in hippocampal slice cultures. Mol Cell Neurosci, 2004, 26: 241-250.

［6］Stoppini L, Buchs PA, Muller D. A simple method for organotypic cultures of nervous tissue. J Neurosci Methods, 1991, 37: 173-182.

［7］Fath T, Ke YD, Gunning P, et al. Primary support cultures of hippocampal and substantia nigra neurons. Nat Protoc, 2009, 4: 78-85.

第三节　炎症损伤模型

神经炎症是发生于神经组织内的炎症反应，可由脂多糖（lipopolysaccharide，LPS）等多种物质引起。研究表明，LPS 可通过作用于 Toll 样受体 4（Toll-like receptor 4，TLR4），激活细胞内分子，诱发炎症介质的表达与释放，进而加重炎症反应，损伤中枢神经系统。而与小胶质细胞相关的神经炎症，常被视为脑血管疾病研究的重点。小胶质细胞是中枢神经系统内的主要免疫细胞，在生理与病理条件下，对大脑功能有着重要的调节作用，同时也是中枢神经系统内炎症反应发生、发展的关键细胞。

临床研究表明，在缺血性卒中患者中可检测到活化的小胶质细胞。在动物研究中发现，缺血性卒中可引起局部脑组织缺氧，神经元出现明显损伤，而受损神经元释放多种信号因子，能够诱导小胶质细胞活化，且活化的程度与缺血的严重程度具有相关性。小胶质细胞的活化，会破坏大脑中的突触和神经连接，引发一系列的神经炎症。研究表明，活化的小胶质细胞会释放出肿瘤坏死因子 -α（tumor necrosis factor-α，TNF-α）、诱导型一氧化氮合酶（inducible nitric oxide synthase，iNOS）、白细胞介素 -6（interleukin-6，IL-6）、白细胞介素 -1β（interleukin-1β，IL-1β）、环氧合酶 -2（cyclooxygenase-2，COX-2）以及一氧化氮（nitric oxide，NO）等促炎介质，进一步加重了神经细胞的损伤，甚至引起神经退行性疾病，如阿尔茨海默病等。因此，通过干预小胶质细胞的过度活化，减轻小胶质细胞介导的神经炎症，可能成为缺血性脑血管疾病治疗的新方向。BV2 细胞是由 J2 病毒感染原代小胶质细胞形成的永生化细胞系，其易于培养，同时保留了原代培养小胶质细胞的遗传特性和分子生物学功能，可作为神经系统炎症研究的理想细胞。

【实验设备及耗材】

BV2 细胞、细胞培养箱、无菌操作台、细胞培养瓶、6 孔板 /96 孔板、酶标仪、超高速冷冻离心机。

【实验试剂】

脂多糖、DMEM 培养基、Hank's 溶液、磷酸盐缓冲液（phosphate buffer solution，PBS）、胎牛血清（fetal bovine serum，FBS）、青链霉素双抗、胰蛋白酶、CCK-8 试剂、二甲基亚砜（dimethyl sulfoxide，DMSO）、LPS。

【实验步骤】

1. 细胞培养 将 BV2 细胞放置于包含有 10% FBS + 1% 青链霉素混合液 + 89% DMEM 高糖培养基中,于 37℃、含 5% CO_2 的细胞培养箱中孵育,种板,待细胞贴壁(种板时间>4h),将培养基换为无血清培养基,继续培养 24h。

2. 细胞分组 将细胞随机分为空白组与 LPS 处理组。

3. LPS 处理 空白组内加入无血清培养基,LPS 组内加入 0.5μg/ml LPS 和无血清培养基,培养 24h。

4. CCK-8 检测 BV2 细胞存活率 将两组 BV2 细胞接种于 96 孔板中过夜生长后逐孔加入 CCK-8 试剂(10μl/ 孔)。将 96 孔板放入二氧化碳培养箱中孵育 1h,用酶标仪(450nm)测定各孔的吸光度。

【模型评价】

1. 正常情况下,BV2 细胞的形态趋于圆形,其胞体较小,突起较少。经 0.5μg/ml LPS 处理后,细胞胞体逐渐增加,细胞突起逐渐增多,变粗、变短,形态趋于不规则的阿米巴样,形成较多长分支。

2. 经预实验证明,0.5μg/ml LPS 可以明显诱导 BV2 细胞活化,可作为后续实验的参考。

【注意事项】

1. 细胞实验操作前,应将所需物品放置于无菌操作台,紫外灯常规消毒。

2. LPS 的最佳浓度需要通过预实验确定。

(田 悦 胡 悦)

参考文献

[1] Hammond TR, Marsh SE, Stevens B. Immune Signaling in Neurodegeneration. Immunity, 2019, 50 (4): 955-974.

[2] Yeh H, Ikezu T. Transcriptional and Epigenetic Regulation of Microglia in Health and Disease. Trends Mol Med, 2019, 25 (2): 96-111.

[3] Batista CRA, Gomes GF, Candelario-Jalil E, et al. Lipopolysaccharide-Induced Neuroinflammation as a Bridge to Understand Neurodegeneration. Int J Mol Sci, 2019, 20 (9): 2293.

[4] Chen Z, Zhong D, Li G. The role of microglia in viral encephalitis: a review. J Neuroinflammation, 2019, 16 (1): 76.

[5] Wolf SA, Boddeke HW, Kettenmann H. Microglia in Physiology and Disease. Annu Rev Physiol, 2017, 79: 619-643.

[6] Kaur D, Sharma V, Deshmukh R. Activation of microglia and astrocytes: a roadway to neuroinflammation and Alzheimer's disease. Inflammopharmacology, 2019, 27 (4): 663-677.

[7] Gulyás B, Tóth M, Schain M, et al. Evolution of microglial activation in ischaemic core and peri-infarct regions after stroke: a PET study with the TSPO molecular imaging biomarker. J Neurol Sci, 2012, 320 (1-2): 110-117.

[8] Yan T, Chopp M, Chen J. Experimental animal models and inflammatory cellular changes in cerebral ischemic and hemorrhagic stroke. Neurosci Bull, 2015, 31 (6): 717-734.

［9］ Villacampa N, Heneka MT. Microglia in Alzheimer's disease: Local heroes！ J Exp Med, 2020, 217 (4): e20192311.

［10］ Park E, Chun HS. Melatonin Attenuates Manganese and Lipopolysaccharide-Induced Inflammatory Activation of BV2 Microglia. Neurochem Res, 2017, 42 (2): 656-666.

［11］ Liu TY, Yang XY, Zheng LT, et al. Activation of Nur77 in microglia attenuates proinflammatory mediators production and protects dopaminergic neurons from inflammation-induced cell death. J Neurochem, 2017, 140 (4): 589-604.

［12］ Blasi E, Barluzzi R, Bocchini V, et al. Immortalization of murine microglial cells by a v-raf/v-myc carrying retrovirus. J Neuroimmunol, 1990, 27 (2-3): 229-237.

［13］ 贺春香, 于文静, 杨苗, 等. 黄芩苷通过 TREM2/TLR4/NF-κB 信号通路抑制脂多糖/ 干扰素 γ 诱导的 BV2 细胞炎症反应. 中国中药杂志, 2021, 47 (6): 1603-1610.

［14］ 江建锋, 白强, 贺春香, 等. 地黄饮子含药血清通过 PPARγ/NF-κB 信号通路抑制 LPS 诱导的 BV2 细胞炎症反应. 世界科学技术- 中医药现代化, 2021, 23 (5): 1610-1616.

［15］ 高娟. 环丙藁本抑制 BV2 细胞炎症反应的分子机制研究. 兰州大学, 2021.

［16］ 刘姣姣. 金钗石斛生物碱对脂多糖诱导的 BV2 细胞 NF-κB/NLRP3 通路的作用及作用机制. 遵义医科大学, 2020.

第四节　血脑屏障损伤模型

血脑屏障(blood-brain barrier,BBB)是由脑微血管内皮细胞(brain microvascular endothelial cell,BMEC) 和内皮细胞间的紧密连接(tight junction,TJ)、星形胶质细胞足突(astrocyte endfoot)、基膜(basal lamina)和周细胞(pericyte,PC)共同构成的特殊结构。BMEC 通过紧密连接构成毛细血管壁,是 BBB 的主要屏障;星形胶质细胞的终足包裹着 BMEC,从而连接着神经细胞和血管,介导它们之间的信号传导;基膜是由 BMEC 和周细胞分泌的基质蛋白构成,起结构支持、信息传递等作用;周细胞镶嵌在胶质细胞和 BMEC 的基膜中,在调节 BBB 完整性、血管通透性和巨噬细胞活性中起重要作用。

BBB 不仅能阻止许多大分子如蛋白质等进入大脑,也能保护中枢神经系统免受血液循环中的神经毒性物质的影响。BBB 是血液循环系统和中枢神经系统之间的屏障,调节着血液和脑的物质交换,从而维持脑内环境的稳态和正常功能。

BBB 的存在使得许多神经系统药物无法进入脑内发挥作用,从而使得神经类药物的开发远落后于其他药物。因此,BBB 体外模型可用于中枢神经系统药物的代谢动力学研究。

理想的 BBB 体外模型可以用于研究 BBB 的紧密连接,转运蛋白、酶、大分子和免疫细胞的转运及信号传导,病原体穿越 BBB 的致病机制以及快速筛选中枢神经系统靶向药物。目前构建 BBB 最常见、最方便的模型是 Transwell 模型。根据 Transwell 模型中培养的细胞种类,可将 BBB 模型分为单细胞模型、两细胞共培养模型、三细胞共培养模型和四细胞共培养模型等。除 Transwell 模型外,还有脑切片模型、3D 模型、微流体模型等。

【实验设备及耗材】

细胞 CO_2 培养箱、超净工作台、倒置显微镜、超纯水仪、离心机、超滤管、培养瓶 / 板、细胞培养板、Transwell 膜。

【实验试剂】

DMEM 细胞培养基或内皮细胞培养基(endothelial cell medium,ECM)、胎牛血清 FBS、2% 明胶、内皮细胞生长添加物(endothelial cell growth supplement,ECGS)、EDTA、明胶、0.25% 胰酶、不含钙镁 PBS(pH 7.2)、超纯水、无糖 D-Hank's 液。

【实验步骤】

1. 体外 BBB 模型的建立

(1)分离 / 复苏获得细胞包括脑微血管内皮细胞(brain microvascular endothelial cells,BMECs/bEnd.3),原代脑微血管内皮细胞(primary brain microvascular endothelial cells,PBMEC),人脑微血管内皮细胞(human brain microvascular endothelial cells,HBMECs),脑微血管内皮细胞(brain microvasuclar endothelial cells,BMVECs)。

取冻存的细胞置于 37℃的金属水浴锅中解冻 2min,于超净台中转移至 15ml 离心管中并加入 6ml PBS/DMEM/ECM,1 200r/min,离心 5min,弃去上清液,在细胞沉淀中加入适量的 10% DMEM/ECM/FBS 重悬,轻轻吹打几次后转移至 T_{25}/T_{75} 培养瓶中,培养瓶放入 37℃、5% CO_2 细胞培养箱中继续培养。或者从大鼠 / 小鼠中剥离出细胞,转移至 T_{25}/T_{75} 培养瓶中,培养瓶放入 37℃、5% CO_2 培养箱中培养。

(2)细胞培养 / 传代

1)弃去培养瓶中的旧培养液。

2)于每个培养瓶中加入适量的 0.25% 胰酶,37℃培养箱中消化 2min。

3)待大部分细胞变圆皱缩后,加入 2~3 滴血清终止消化。

4)吹打细胞并转移至 15ml 离心管中,1 200r/min,离心 5min,弃去上清液,再加入适量的 10% DMEM/ECM 吹打几次后重悬,取适量重悬液转移至 T_{25} 培养瓶中继续培养,一般按 1:2~1:5 传代。

(3)模型的建立

1)单细胞模型:预先用 2% 明胶包被细胞培养瓶,再将 BMECs 细胞接种于用明胶包被的培养瓶中培养至融合度约为 80%。然后将 BMECs 接种于用 2% 明胶包被的细胞培养池多聚酯膜上。培养 3d 后,检查细胞融合情况,并使用 4h 水漏测试实验判断细胞单层的完整性,若检测结果为阳性,则表明 BBB 模型建立成功。

2)两细胞模型:①星形胶质细胞种植,取星形胶质细胞接种于用 2% 明胶包被的细胞培养池多聚酯膜下侧培养 4h,然后将培养池放入培养板中,向培养板中加入 1.5ml 完全培养基、共培养池中加入 0.5ml 完全培养基,于 37℃、5% CO_2 培养箱中继续培养,观察细胞融合度。②脑微血管内皮细胞种植,待星形胶质细胞的细胞融合度至约 80% 时,取脑微血管内皮细胞种植于细胞培养池多聚酯膜的上侧,向培养池外侧培养板中加入完全培养基 1.5ml。

3）三细胞模型：BMEC- 星形胶质细胞 - 周细胞共培养、BMEC- 星形胶质细胞 - 周细胞共培养、BMEC- 星形胶质细胞 - 神经元共培养模型。模型建立方法与单细胞 / 两细胞模型类似。

4）四细胞模型：BMEC- 星形胶质细胞 - 周细胞 - 神经元模型。模型建立方法与单细胞 / 两细胞模型类似。

2. BBB 模型损伤　用无糖 D-Hank's 液代替完全培养基搭建血脑屏障模型，然后将细胞培养板置于 37℃细胞培养箱，培养适当时间后将培养板取出，放入低氧盒中，将 95% N_2 和 5% CO_2 的混合气体通入低氧盒，通气 30min 后，夹闭低氧盒的出口和入口，再将其放入 37℃细胞培养箱中培养适当时间后打开低氧盒，取出培养板，吸去无糖 D-Hank's 液，再用 PBS 洗涤三遍，重新加入新鲜的含 10% 胎牛血清的 DMEM/ECM 培养液，放入 37℃细胞培养箱中继续培养。

3. 测定 BBB 体外模型的评价指标

（1）紧密连接蛋白的表达：如密封蛋白（claudin）、闭合蛋白（occludin）、结合黏附分子（junction adhesion molecule）、紧密连接蛋白（ZO）等。使用蛋白印迹法 Western blotting 检测。

（2）转运体的表达：如转铁蛋白受体，可促进体内药物在 CNS 中的转运。

（3）跨内皮电阻（trans-endothelial electric resistance，TEER）：检测生物膜对穿过电流所呈现的电阻，用于评价内皮细胞紧密连接的严整性。小鼠原代内皮细胞模型的 TEER 为 $100\sim300\,\Omega/cm^2$。人体 TEER 为 $1\,500\sim8\,000\,\Omega/cm^2$。

（4）渗透性实验：使用亲水性示踪物质如荧光黄、荧光素钠、甘露醇、异硫氰酸荧光素 - 葡聚糖等，通过检测示踪剂的渗透率评估 BBB 的渗透性。

注：较高 TEER 值、较低渗透率的体外模型一般认为是比较成功的。

【模型评价】

利用原代或永生化的 BMECs 进行单独培养可简单模拟 BMECs 在 BBB 中的作用，一般用于药物通透性、肿瘤药物毒性等的研究。但单层细胞模型缺乏与其他类型细胞间的相互作用，不能完全模拟 BBB 的特性和功能。且单层细胞模型通常表现出低至中等的 TEER 值，模型构建较为单一，与体内真实 BBB 环境差距较大。

共培养模型可广泛用于新药筛选、药物渗透率评估、细胞间相互作用和脑部疾病模型等的研究。与单层细胞培养相比，共培养模型的紧密蛋白和特异性转运体的表达水平更高，TEER 值更高、渗透率更低，更接近在体血脑屏障，能更好地模拟体内 BBB 环境。且该模型较少受到其他生理因素的干扰，是目前应用最广泛的模型。

Transwell 结构的半透性微孔膜允许小分子物质跨膜交换、组织细胞跨膜迁移，是构建 BBB 的理想结构。

【注意事项】

1. 细胞培养过程中严格无菌操作，谨防细胞污染。

2. 根据实验需要选择相应的模型。

3. 根据需要选择相应的评价指标，必要时可选择多个。

4. BMECs、星形胶质细胞等细胞培养前最好提前用 2% 明胶包被细胞培养瓶，以利于细胞的贴壁生长。

5. 染色、判读最好由两名实验人员双盲进行，以保证染色结果客观、可信、准确。

（钟丽媛　胡悦）

参考文献

[1] Yu J Y, Liu Q Q, Li X, et al. Oxymatrine improves blood-brain barrier integrity after cerebral ischemia-reperfusion injury by downregulating CAV1 and MMP9 expression. Phytomedicine, 2021, 84: 153505.

[2] Stone N L, England T J, O'Sullivan S E. A Novel Transwell Blood Brain Barrier Model Using Primary Human Cells. Front Cell Neurosci, 2019, 13: 230.

[3] Wang Y, Guan X, Gao C L, et al. Medioresinol as a novel PGC-1α activator prevents pyroptosis of endothelial cells in ischemic stroke through PPARα-GOT1 axis. Pharmacol Res, 2021, 169: 105640.

[4] Xu S Y, Bian H J, Shu S, et al. AIM2 deletion enhances blood-brain barrier integrity in experimental ischemic stroke. CNS Neurosci Ther, 2021, 27 (10): 1224-1237.

[5] Zang L, Yang B, Zhang M, et al. Trelagliptin Mitigates Macrophage Infiltration by Preventing the Breakdown of the Blood-Brain Barrier in the Brain of Middle Cerebral Artery Occlusion Mice. Chem Res Toxicol, 2021, 34 (4): 1016-1023.

[6] Zhao M, Wang J, Xi X, et al. SNHG12 Promotes Angiogenesis Following Ischemic Stroke via Regulating miR-150/VEGF Pathway. Neuroscience, 2018, 390: 231-240.

[7] 范祥. 血脑屏障体外模型的建立及冰片对其影响的研究. 天津中医学院, 2005.

[8] 龚翩, 李明昌. 血脑屏障体外模型构建研究进展. 国际神经病学神经外科学杂志, 2017, 44 (4): 443-447.

[9] 彭浩, 于越, 朱勇喆. 体外血脑屏障模型的研究进展. 生命的化学, 2019, 39 (6): 1218-1224.

[10] 孙阳阳. 异丙酚在血脑屏障氧糖剥夺体外模型中对紧密连接蛋白 ZO-1 表达的影响. 生物医学工程与临床, 2016, 20 (1): 87-92.

[11] 徐麟, 胡凯莉. 血脑屏障体外模型的研究进展 (综述). 安徽卫生职业技术学院学报, 2019, 18 (5): 91-93.

[12] 张海妮, 张瑞丽, 王千秋. 体外血脑屏障模型的研究及其应用. 国际神经病学神经外科学杂志, 2021, 48 (3): 303-306.

第五节　其他脑血管病相关模型

一、过氧化氢损伤模型

（一）脑血管内皮细胞模型

活性氧（reactive oxygen species，ROS）是人类健康和疾病中多种机体功能的重要调节因子。脑外伤或缺血性损伤会引起过量 ROS 的形成，导致氧化应激，而由 ROS 引起的氧化应激导致内皮细胞功能障碍，加重了脑卒中以及神经退行性疾病的进展。过氧化氢（hydrogen peroxide,H_2O_2)是一种重要的内源性 ROS,在病理上作为损伤、缺血等条件下氧化应激的诱导物,有着至关重要的作用。脑微血管内皮细胞是血脑屏障的主要细胞,在对血脑屏障的研究中,小鼠来源的细胞系 bEnd.5 和 bEnd.3 细胞,通常被用作血脑屏障体外研究的细胞模型。

【实验设备及耗材】

小鼠脑血管内皮细胞 bEnd.3 与 bEnd.5、细胞培养瓶、细胞 CO_2 培养箱、96 孔板、溴化 -(4,5- 二甲基 -2- 噻唑基)-2,5- 二苯基四氮唑(MTT)试剂盒(Roche,Sigma 11465015001,Laramie,WY 82070,USA)、酶标仪。

【实验试剂】

DMEM 培养基、胰蛋白酶、H_2O_2、牛血清白蛋白、青霉素、链霉素。

【实验步骤】

1. 细胞培养

(1)取 bEnd.3 细胞与 bEnd.5 细胞培养于 DMEM 培养基中,添加 10% 胎牛血清,100U/ml 青霉素和链霉素,接种于培养瓶内,于 37℃、5% CO_2 的湿化培养箱中培养。

(2)每 2~3 d 更换一次培养基,实验使用 5~20 代细胞。

2. H_2O_2 干预处理

(1)将培养好的 bEnd.5 和 bEnd.3 细胞分别暴露于 10μmol~2mmol 的 H_2O_2 中处理,以未暴露于 H_2O_2 的细胞作为对照。

(2)将 bEnd.5 和 bEnd.3 两种细胞分别以每孔 1×10^4 个细胞的数量接种于 96 孔板中,并在 200μl 正常培养基中贴壁过夜。

(3)次日将培养基吸出,对照组以 100μl 新鲜培养基作为对照,H_2O_2 损伤组以 100μl 培养基中加入适当浓度的过氧化氢继续干预培养 24h。

(4)实验重复三次,对暴露于不同浓度过氧化氢的细胞进行活力分析,并与相同培养时间下对照组细胞的活力进行比较。

3. 细胞活力测定

(1)在透明的 96 孔板中,将等量的 bEnd.5 细胞接种到空白孔与 H_2O_2 处理孔中,以空白孔作为对照,H_2O_2 的浓度以 50μmol 的倍数进行处理,最高至 850μmol。

(2)将 bEnd.3 细胞以相同方式操作,H_2O_2 的浓度以 10μmol 的倍数至 100μmol 进行处理,最高至 500μmol。

(3)每个 96 孔板中还包括三个空白孔,以上细胞经 24h 处理后,采用 XTT 活力测定试剂盒(Roche)测定细胞活力,将培养好的细胞按照试剂盒说明操作,于 37℃的 CO_2 培养箱中培养 4h,于 450nm 处读取每个孔的吸光度值。

【模型评价】

小鼠来源的内皮细胞较为稳定,可能产生较多具有相同遗传特征及表型特征的内皮细胞,也是目前各类细胞实验最常用的种属,但是其产量通常较低,通过改进实验方案,精细操作,可使细胞产量相对增加。

【注意事项】

1. H_2O_2 的最佳干预浓度及干预时间需要通过采用不同浓度的 H_2O_2 以及不同的干预时间进行预实验确定。

2. 目前,通过查阅文献以及预实验结果表明,在 H_2O_2 浓度为 0.125mmol/L,干预时间为 30min 时,建立 H_2O_2 损伤内皮细胞模型最为适宜。

(二) 大鼠嗜铬细胞瘤(PC12)细胞模型

H_2O_2 是体外氧化应激的诱导物,可以诱导多种不同类型的细胞凋亡。氧化应激引起的神经元细胞的死亡,与 ROS 的过量产生相关,ROS 能够通过脂质过氧化、DNA 损伤和凋亡蛋白的过表达而导致细胞损伤。PC12 细胞多用于中枢神经系统疾病研究,如阿尔茨海默病模型、氧糖剥夺模拟急性脑缺血模型。在神经毒性研究中,PC12 细胞的凋亡,与 H_2O_2 所诱导的 ROS 过量增加密切相关,抑制 ROS 的表达,可减轻 H_2O_2 所致的细胞毒性。因此,PC12 细胞的培养,在神经系统疾病中较为常用。

【实验设备及耗材】

PC12 细胞、细胞培养瓶、细胞培养箱、48 孔细胞培养板、酶标仪。

【实验试剂】

溴化 -(4,5- 二甲基 -2- 噻唑基)-2,5- 二苯基四氮唑﹝3-(4,5-dimethylthiazol-2-yl)-2,5-diphenyltetrazolium bromide,MTT﹞试剂盒、RPMI1640 培养基、胰蛋白酶、H_2O_2、胎牛血清、马血清、青霉素、链霉素、二甲基亚砜(dimethyl sulfoxide,DMSO)。

【实验步骤】

1. PC12 细胞培养与 H_2O_2 干预处理

(1)取 PC12 细胞在含有 10% 热灭活马血清、5% 热灭活胎牛血清、2mmol/L 左谷氨酰胺、1mmol/L 丙酮酸钠、100U/ml 青霉素和 100mg/ml 链霉素的 RPMI1640 培养基中,于 37℃、5% CO_2 的细胞培养箱中培养。

(2)细胞培养基每周更换 3 次,细胞贴壁生长。

(3)待细胞长至 90% 密度时,用 0.25% 胰蛋白酶消化传代,每 3~5d 传代 1 次。

(4)用不同浓度的 H_2O_2(100~500μmol/L)处理细胞 24h。

2. 细胞活力测定

(1)将 PC12 细胞以每 300μl 4×10^4 个细胞的密度接种于 48 孔板中。

(2)孵育后,将细胞用 MTT 溶液(终浓度为 1mg/ml)于 37℃处理 2h。

(3)用 DMSO 将完整细胞中形成的深蓝色甲臜晶体溶解,并用酶标仪测量 570nm 波长处的吸光度值。

【模型评价】

PC12 细胞可分化为具有交感神经元特征的细胞,常用于建立中枢神经系统疾病的体外模型,在神经毒性活性研究中,可利用 PC12 细胞进行细胞存活评估。

此外,将 PC12 细胞与小胶质细胞或星形胶质细胞共培养,可用于神经炎症的研究。

【注意事项】

1. 细胞培养注意保证无菌操作,避免细胞污染。

2. 在细胞培养过程中,注意每日观察,当细胞达到传代条件时,应尽快传代,避免细胞密度过高或者过低。

（三）脑片损伤模型

H_2O_2 诱导的氧化应激是神经退行性疾病(如帕金森病、阿尔茨海默病和亨廷顿病)和急性脑管疾病(如脑卒中)的主要因素之一。中枢神经系统内星形胶质细胞的谷胱甘肽水平高于神经元,在抗氧化应激损伤中发挥重要作用。此外,在细胞共培养系统中,星形胶质细胞能够将谷氨酸转化为谷氨酰胺,并将其再释放给神经元,神经元利用谷氨酰胺合成谷氨酸,保护神经元抵抗 H_2O_2 诱导的氧化应激,表明星形胶质细胞与神经元之间具有极其重要的相互作用。

由于星形胶质细胞和神经元之间的相互作用是星形胶质细胞表型和活性的重要决定因素,因此,在含有神经元的细胞模型中评估星形胶质细胞的活性是很有意义的,而经快速处理的脑切片是保存星形胶质细胞和神经元共存体系的合适实验对象。

【实验设备及耗材】

电子分析天平、振动切片机、多功能酶标仪、pH 计、磁力搅拌器、烧杯、制冰机、移液器、混合氧气($95\% \ O_2 + 5\% \ CO_2$)、C57BL/6 小鼠。

【实验试剂】

$30\%H_2O_2$、超纯水。

【实验步骤】

1. 正常人工脑脊液(artificial cerebrospinal fluid,nA CSF)配制如表 1-5-1 所示。

表 1-5-1　配制人工脑脊液(nA CSF)所需的试剂及工作浓度

试剂	工作浓度
NaCl	119mmol/L
KCl	3.5mmol/L
NaHCO$_3$	26.2mmol/L
NaH$_2$PO$_4$·2H$_2$O	1mmol/L
MgSO$_4$·7H$_2$O	1.3mmol/L
CaCl$_2$	2.5mmol/L
C$_6$H$_{12}$O$_6$·H$_2$O	11mmol/L 调 pH 至 7.4

2. nA CSF 预冷与分装

（1）实验前将预先配制好的 nA CSF 溶液放置于 –20℃冰箱保存约 2h,使溶液处于冰水混合物状态。

(2)将未冷冻的 nA CSF 溶液分装于 4 个小烧杯中,每个烧杯分装 20ml,在恒温水浴下(25℃)分别均匀通入混合气体(95% O_2+5% CO_2)30min,使 4 组溶液达到氧饱和。

3. 脑组织切片

(1)将小鼠颈椎脱臼后处死,迅速取出全脑,将大脑在冰面上沿冠状面修平脑端和脑干端,然后将托架放置在装有预冷的 nA CSF 溶液切片槽中,并持续通入混合氧气(95% O_2+5% CO_2)。

(2)以 600μm 的厚度切取脑片,切好后,用钝头镊子轻轻取出后迅速放入预先备好的装有 nA CSF 的烧杯中,使脑片与氧气充分接触,孵育后用于实验。

4. H_2O_2 损伤脑片制作　将切好的脑片置于 25℃条件下,在通有饱和氧的 nA CSF 溶液中孵育 60min 后,使用含 2mmol/L H_2O_2 的人工脑脊液继续孵育 60min。

5. 脑片损伤检测　TTC(2,3,5-氯化三苯基四氮唑)染色

(1)磷酸缓冲溶液的配制:1mol/L 的 Na_2HPO_4 溶液:取 35.8g Na_2HPO_4 粉末加蒸馏水定容至 100ml;1mol/L 的 NaH_2PO_4 溶液:取 15.6g NaH_2PO_4 粉末加蒸馏水定容至 100ml。

将 1mol/L Na_2HPO_4 溶液 77.4ml、1mol/L NaH_2PO_4 溶液 22.6ml 混合均匀即为 1mol/L 的磷酸缓冲溶液(pH 7.4),再用双蒸水稀释至 0.2mol/L。

(2)1% TTC 溶液的配制:取 1g TTC 粉末溶解至 100ml 0.2mol/L 磷酸缓冲液中,混合均匀后避光保存。

(3)脑组织切片 TTC 染色:每片脑片用 1% TTC 溶液 3ml 于 37℃下避光显色 30min,取出后,将同一组脑片按脑片面积大小排列于单色背景下拍照观察。

【模型评价】

1. 通过脑组织切片能够直观地观察到脑组织的损伤程度,为脑血管病体外模型的研究提供了更加可视化的便利条件。

2. 脑组织切片完整地保存了各脑区,在脑组织分区检测实验中使用脑组织切片进行观察更加便捷。

3. 脑组织切片可以各类细胞共存,为共定位检测提供了便利。

【注意事项】

1. 小鼠体重应尽量一致,保持在 20g±5g,避免体重差异过大,进而导致脑片体积差异过大。

2. 小鼠断头取脑的过程应在冰上操作,切片过程也应在低温环境下完成。

3. 在切片过程中,氧气的流速应调整至适宜流速,使水面呈现小气泡,避免气泡过大损伤脑片。

二、兴奋性毒性氨基酸损伤模型

(一)皮层神经细胞模型制作

兴奋性氨基酸(excitatory amino acid,EAA)是中枢神经系统的兴奋性神经递质,广泛存在于哺乳动物的中枢神经系统中。在生理状态下,其参与突触的兴奋传递,有利于学习记

忆;而在病理状态下,EAA 含量的升高,则引起中枢神经系统过度兴奋,导致神经系统能量代谢失衡,具有很强的神经毒性。前人的研究证明,脑缺血程度与 EAA 的释放程度呈正相关,即脑缺血越严重,EAA 的释放量越多。

EAA 主要包括谷氨酸(glutamic acid,Glu)和天冬氨酸(aspartic acid,Asp),其中 Glu 是中枢神经系统内含量最高的一种氨基酸,主要分布于皮层与海马。Glu 在神经元生长、大脑发育与成熟以及神经元可塑性方面发挥着至关重要的作用。在生理活动下,Glu 通过"谷氨酸 - 谷氨酰胺循环"维持其在细胞内外及突触囊泡内的动态平衡,保证细胞的正常生理活动。但在缺血性脑损伤状态下,神经元与星形胶质细胞摄取 Glu 能力下降,使得 Glu 合成与分解、摄取与释放的动态过程遭到破坏,Glu 在细胞间隙的含量剧增,进而过度激活其受体,引起 Ca^{2+} 超载、一氧化氮(nitric oxide,NO)生成增多、自由基激活等一系列反应,对中枢神经系统有明显的毒性作用,即兴奋性神经毒性作用。因此,兴奋性神经毒性作用可视为脑缺血后损伤级联反应的始端。

N- 甲基 -D- 天冬氨酸受体(N-methyl-d-aspartate receptor,NMDA)是 Glu 在突触膜上的离子型受体,NMDA 可通过改变 Asp 的结构而合成 EAA,兴奋作用可达 Glu 的 100 倍。在生理条件下,NMDA 被激活,触发长时程增强和长时程抑制,对大脑学习、记忆、认知等有积极影响。但是,NMDA 的过度激活也可引发如脑卒中等多种中枢神经系统疾病。脑缺血时,大量的兴奋性神经递质会导致神经细胞的快速去极化,活化大量的离子型受体通道,导致胞浆内 Ca^{2+} 水平持续性增高、细胞损伤及死亡,同时 Glu 激活 NMDA 受体,启动神经元的级联反应,致使神经性毒性损伤。在缺血性脑损伤中,抑制 NMDA 活性可以减轻 EAA 的毒性作用。建立 NMDA 干预的体外神经元细胞模型,可以模拟脑缺血损伤状态下神经元的级联反应,为缺血性脑损伤的研究提供理想的体外模型。

【实验设备及耗材】

Wistar 大鼠(孕龄 2 周)、SPF 级、二氧化碳细胞培养箱、酶标仪、96 孔板、细胞培养瓶。

【实验试剂】

胎牛血清、马血清、DMEM 培养基、阿糖胞苷、二甲基亚砜、维生素 E、甘氨酸、胰蛋白酶、谷氨酰胺、NMDA。

【实验步骤】

1. 皮层神经细胞培养

(1)用 10% 水合氯醛 2ml 麻醉大鼠,无菌操作取胚胎。

(2)胎鼠头用 75% 乙醇浸泡 1min,解剖取出完整鼠脑,在预冷解剖液中分离、去除软膜、血管,取大脑皮层,剥除脑膜及血管,漂洗,用眼科剪剪碎,将碎块用 0.25% 胰蛋白酶于 37℃ 培养箱中消化 30min。

(3)用接种液洗 3 次后再用 1ml 接种液混悬。

(4)将(3)中混悬液内的组织块反复吹打,见浑浊后将上清液移入培养瓶待用。

(5)收集含单细胞悬液的上清液约 4~5ml 于培养瓶中。

(6)细胞计数,接种密度为 1×10^6 个细胞于 96 孔细胞培养板中。

(7)培养神经细胞 24h 细胞贴壁后，换全液用培养液培养 4~5d。

(8)观察神经元生长良好，换用阿糖胞苷培养液(4μg/ml)半液培养、8~72h 抑制神经胶质细胞及杂细胞生长，得到单纯培养的原代神经细胞。

(9)每 3~4d 细胞换液 1 次，10d 后行 NMDA 损伤测定。

2. NMDA 毒性损伤　神经细胞培养 10d 后进行实验。

(1)空白对照组：加入 10% DMSO(用 DMEM 配制)10μl，于 DMEM 培养基内培养。

(2)NMDA 损伤组：加入 NMDA(20μmol/L)10μl，于 DMEM 培养基内培养。

3. MTT 测定

(1)向 96 孔板各孔中加入 MTT 储存液 20μl，作用 4h，存活的细胞中形成紫蓝色结晶。

(2)去除 96 孔板各孔中的液体，加入 DMSO 150μl，溶解紫蓝色结晶。

(3)0.5h 后，待结晶完全溶解，用酶标仪于 490nm 波长处测定 OD 值。其中，正常对照组 MTT 代谢率设为 100%。

【模型评价】

在体外培养的神经细胞能够较好地模拟脑缺血后体内的生理学过程，与动物模型相比，体外细胞模型干扰因素较少，比较容易控制培养条件。

【注意事项】

1. 细胞培养操作需保证无菌操作，避免细胞污染。

2. 胎鼠大脑皮层取下后，分离脑膜与皮层应谨慎操作，避免皮层有较大破损，影响神经细胞的完整性。

3. 保证细胞换液与传代及时进行。

(二) 神经母细胞瘤 SH-SY5Y 细胞系模型制作

神经母细胞瘤 SH-SY5Y 细胞常用在 OGD 模型模拟急性脑缺血状态下细胞形态，同时也常用于兴奋性氨基酸毒性损伤的离体细胞损伤模型。即通过谷氨酸和甘氨酸损伤建立 SH-SY5Y 细胞模型，可以较好地模拟兴奋性氨基酸的毒性损伤。

【实验设备及耗材】

恒温水浴槽、离心机、96 孔板、细胞培养瓶、二氧化碳细胞培养箱、酶标仪、倒置相差显微镜。

【实验试剂】

DMEM 培养基、谷氨酸、甘氨酸、二甲基亚砜、PBS 缓冲液。

【实验步骤】

1. 细胞培养

(1)从液氮中取出 SH-SY5Y 细胞系，冻存管迅速投入 37℃水浴中使之迅速溶解。

(2)以 800g 的离心力，离心 10min，并弃上清。

(3)用含 10%(体积分数)胎牛血清的 DMEM 培养基重悬细胞，然后转移至细胞培养瓶中，于 37℃、CO_2 温箱中继续培养备用。

(4)待细胞增长至培养瓶的 90% 左右时，进行细胞传代培养。

(5)传代时需用胰酶消化。传代前需水浴预热完全培养基、PBS 缓冲液以及胰酶。

(6)从培养箱中取出培养瓶,弃去废液,用 PBS 缓冲液轻柔漂洗 3 次,向培养瓶中加入胰酶($25cm^2$ 加 500μl; $75cm^2$ 加 1 000μl)于培养箱中消化 30s。

(7)消化结束后,快速取出培养瓶于镜下观察,待大部分细胞变圆后,轻敲瓶身,细胞脱落瓶底后,加入 2 倍胰酶体积的完全培养基终止胰酶对细胞的消化作用并用一次性塑料吸管轻柔吹打瓶底,促使细胞从培养瓶瓶底充分脱落。

(8)将细胞转移至离心管中,配平后离心(1 000r/min,5min)。

(9)离心结束后,弃去废液,重悬细胞,将细胞转移至盛有新鲜完全培养基的培养瓶中(传代比为 1:3)。

2. 兴奋性氨基酸损伤模型的建立

(1)将细胞种植在 96 孔培养板中,其中,空白对照组只培养细胞,模型组细胞待细胞生长状态良好时加入含不同浓度谷氨酸和甘氨酸的 DMEM 培养液,100μl/ 孔,造成不同程度的兴奋性氨基酸损伤。

(2)第 1 组每孔加入含 1 000μmol/L 谷氨酸和 100μmol/L 甘氨酸的 DMEM 培养液 100μl。

(3)第 2 组每孔加入含 500μmol/L 谷氨酸和 50μmol/L 甘氨酸的 DMEM 培养液 100μl。

(4)第 3 组每孔加入含 250μmol/L 谷氨酸和 25μmol/L 甘氨酸的 DMEM 培养液 100μl。

(5)第 4 组每孔加入含 125μmol/L 谷氨酸和 12.5μmol/L 甘氨酸的 DMEM 培养液 100μl。

(6)然后于 37℃、含 5%(体积分数)CO_2 的温箱中与细胞作用 0.5h。分别于损伤后 3h、12h、18h 建立谷氨酸和甘氨酸损伤 SH-SY5Y 细胞模型。

3. 细胞形态学观察　将待测细胞置于倒置相差显微镜下观察细胞形态。

4. 细胞增殖率测定(MTT 法)

(1)向 96 孔板各孔中加入 MTT 储存液 20μl,作用 4h,存活的细胞中形成紫蓝色结晶。

(2)去除 96 孔板各孔中的液体,加入 DMSO 150μl,溶解紫蓝色结晶。

(3)0.5h 后,待结晶完全溶解,用酶标仪于 490nm 波长处测定 OD 值。其中,正常对照组 MTT 代谢率设为 100%。

【模型评价】

预实验显示,250μmol/L 谷氨酸和 25μmol/L 甘氨酸作用 3h 实验组对 SH-SY5Y 细胞损伤最为适合。因此,用谷氨酸与甘氨酸共同干预,可以较好地模拟兴奋性氨基酸毒性损伤,可作为理想的体外损伤模型。

【注意事项】

1. 注意提前打开水浴锅,预热至 37℃,将细胞从液氮中取出后,应立即放入 37℃水浴锅内。

2. 提前配制不同浓度的谷氨酸与甘氨酸溶液。

3. 细胞培养注意无菌操作,避免细胞污染。

(田 悦　胡 悦)

参考文献

［1］ Song J, Kang SM, Lee WT, et al. Glutathione protects brain endothelial cells from hydrogen peroxide-induced oxidative stress by increasing nrf2 expression. Exp Neurobiol, 2014, 23 (1): 93-103.

［2］ Anasooya Shaji C, Robinson BD, Yeager A, et al. The Tri-phasic Role of Hydrogen Peroxide in Blood-Brain Barrier Endothelial cells. Sci Rep, 2019, 9 (1): 133.

［3］ Alamu O, Rado M, Ekpo O, et al. Differential Sensitivity of Two Endothelial Cell Lines to Hydrogen Peroxide Toxicity: Relevance for In Vitro Studies of the Blood-Brain Barrier. Cells, 2020, 9 (2): 403.

［4］ 李彦芬. 亚低温对过氧化氢损伤后脑微血管内皮细胞核转录因子 NF-κB 表达的影响. 山东大学, 2013.

［5］ 智屹惠, 黎杏群, 罗云, 等. 脑溢安对过氧化氢损伤大鼠脑微血管内皮细胞的保护作用. 中国医师杂志, 2004, 6: 780-782.

［6］ Helms HC, Abbott NJ, Burek M, et al. In vitro models of the blood-brain barrier: An overview of commonly used brain endothelial cell culture models and guidelines for their use. J Cereb Blood Flow Metab, 2016, 36 (5): 862-890.

［7］ Jang JH, Surh YJ. Protective effects of resveratrol on hydrogen peroxide-induced apoptosis in rat pheochromocytoma (PC12) cells. Mutat Res, 2001, 496 (1-2): 181-190.

［8］ Hong H, Liu GQ. Protection against hydrogen peroxide-induced cytotoxicity in PC12 cells by scutellarin. Life Sci, 2004, 74 (24): 2959-2973.

［9］ Hillion JA, Takahashi K, Maric D, et al. Development of an ischemic tolerance model in a PC12 cell line. J Cereb Blood Flow Metab, 2005, 25 (2): 154-162.

［10］ Wiatrak B, Kubis-Kubiak A, Piwowar A, et al. PC12 Cell Line: Cell Types, Coating of Culture Vessels, Differentiation and Other Culture Conditions. Cells, 2020, 9 (4): 958.

［11］ Satoh T, Sakai N, Enokido Y, et al. Free radical-independent protection by nerve growth factor and Bcl-2 of PC12 cells from hydrogen peroxide-triggered apoptosis. J Biochem, 1996, 120 (3): 540-546.

［12］ Benedí J, Arroyo R, Romero C, et al. Antioxidant properties and protective effects of a standardized extract of Hypericum perforatum on hydrogen peroxide-induced oxidative damage in PC12 cells. Life Sci, 2004, 75 (10): 1263-1276.

［13］ Huang C, Lin Y, Su H, et al. Forsythiaside protects against hydrogen peroxide-induced oxidative stress and apoptosis in PC12 cell. Neurochem Res, 2015, 40 (1): 27-35.

［14］ Halliwell B. Oxidative stress and neurodegeneration: where are we now？ J Neurochem, 2006, 97 (6): 1634-1658.

［15］ Raps SP, Lai JC, Hertz L, et al. Glutathione is present in high concentrations in cultured astrocytes but not in cultured neurons. Brain Res, 1989, 493 (2): 398-401.

［16］ Desagher S, Glowinski J, Premont J. Astrocytes protect neurons from hydrogen peroxide toxicity. J Neurosci, 1996, 16 (8): 2553-2562.

［17］ Dringen R, Pfeiffer B, Hamprecht B. Synthesis of the antioxidant glutathione in neurons: supply by astrocytes of CysGly as precursor for neuronal glutathione. J Neurosci, 1999, 19 (2): 562-569.

［18］ de Almeida LM, Leite MC, Thomazi AP, et al. Resveratrol protects against oxidative injury induced by H_2O_2 in acute hippocampal slice preparations from Wistar rats. Arch Biochem Biophys, 2008, 480 (1): 27-32.

［19］ 蔡雪洲. 二甲双胍对过氧化氢所致脑片损伤的作用研究. 湖北科技学院, 2016.

［20］ 李宁, 吴建中, 蒋京生. 脑缺血时海马细胞外液中兴奋性氨基酸的变化. 中国病理生理杂志, 1993, 6: 740-744.

［21］ 李菊, 杨期东, 欧阳珊, 等. 脑缺血大鼠海马细胞外液氨基酸的动态变化. 中华医学杂志, 1996, 4: 55-57.

［22］ 李潇潇, 卢圣锋, 朱冰梅, 等. 兴奋性氨基酸毒性与缺血性脑中风及针刺的调整作用. 针刺研究, 2016, 41 (2): 180-185.

［23］ Lai TW, Zhang S, Wang YT. Excitotoxicity and stroke: identifying novel targets for neuroprotection. Prog Neurobiol, 2014, 115: 157-188.

［24］ 何建成, 张晓峰. 兴奋性氨基酸与缺血型脑损伤. 承德医学院学报, 2001, 4: 334-336.

［25］ Liu Y, Chu S, Hu Y, et al. Exogenous Adenosine Antagonizes Excitatory Amino Acid Toxicity in Primary Astrocytes. Cell Mol Neurobiol, 2021, 41 (4): 687-704.

［26］ Trabelsi Y, Amri M, Becq H, et al. The conversion of glutamate by glutamine synthase in neocortical astrocytes from juvenile rat is important to limit glutamate spillover and peri/extrasynaptic activation of NMDA receptors. Glia, 2017, 65 (2): 401-415.

［27］ 张欢欢. 黄芩苷和栀子苷配伍抗脑缺血兴奋性氨基酸毒性损伤的作用机制研究. 陕西中医药大学, 2018.

［28］ 林也容, 裴发光, 李娟, 等. 粉防己碱对培养皮层神经元 NMDA 兴奋毒性损伤的保护作用. 临床和实验医学杂志, 2008, 11: 4-6.

［29］ 郁毅刚, 蔡颖谦, 王文浩, 等. MgSO$_4$ 对神经元 NMDA 兴奋毒性损伤的剂量依赖保护作用. 临床和实验医学杂志, 2008, 10: 6-7, 9.

［30］ Liu Y, Chu S, Hu Y, et al. Exogenous Adenosine Antagonizes Excitatory Amino Acid Toxicity in Primary Astrocytes. Cell Mol Neurobiol, 2021, 41 (4): 687-704.

［31］ Ban JY, Cho SO, Choi SH, et al. Neuroprotective effect of Smilacis chinae rhizome on NMDA-induced neurotoxicity in vitro and focal cerebral ischemia in vivo. J Pharmacol Sci, 2008, 106 (1): 68-77.

［32］ Ban JY, Cho SO, Koh SB, et al. Protection of amyloid beta protein (25-35)-induced neurotoxicity by methanol extract of Smilacis chinae rhizome in cultured rat cortical neurons. J Ethnopharmacol, 2006, 106 (2): 230-237.

［33］ 冯凯, 孟晓梅, 谢琰臣, 等. 神经节苷脂 (GM-1) 对体外培养 SH-SY5Y 细胞兴奋性氨基酸毒性损伤的作用. 中国神经免疫学和神经病学杂志, 2005, 4: 233-235.

［34］ Petroni D, Tsai J, Mondal D, et al. Attenuation of low dose methylmercury and glutamate induced-cytotoxicity and tau phosphorylation by an N-methyl-D-aspartate antagonist in human neuroblastoma (SHSY5Y) cells. Environ Toxicol, 2013, 28 (12): 700-706.

第六节 模拟脑出血的离体模型

一、自发性脑出血模型

在全球由神经系统疾病引起的死亡中, 三分之二与卒中有关。脑出血是卒中最致命的亚型, 在过去的几十年中, 它的发病率显著增加, 目前每 10 万人年约有 176 例脑出血。然而, 虽然脑出血患者只占所有卒中病例的 10%~15%, 但它却与 70% 的卒中死亡率有关, 61%~88% 的幸存者会有遗留残疾, 大约一半的脑出血患者在第一年内死亡。因此, 需要有针对脑出血的新疗法。当前的实验研究主要集中在识别针对脑出血独特病理生理学的潜在神经保护剂治疗。脑出血后的继发性脑损伤是由血肿和血肿降解产物(如炎症)的生理反应引起的。越来越多的证据表明炎症是脑出血诱发的脑功能障碍的关键因素之一。炎症反应的特征是各种炎症细胞的积累和激活,包括小胶质细胞、白细胞和巨噬细胞。这些细胞会释放多种细胞因子、趋化因子、自由基和其他具有潜在毒性的化学物质。脑出血后的炎症反应会加重脑出血诱发的脑损伤,最终导致神经行为表现恶化、神经元死亡和脑水肿。

高血压是脑出血最常见的危险因素,大多数脑出血患者伴有严重高血压。通常的机制被认为是由于慢性高血压引起的脑内小动脉损伤所致。与高血压相关的脑出血通常发生在大脑深部,那里有直接从较大的动脉中分支出来的细小的、薄壁的动脉。人们认为,这些薄壁血管中的高压不能自我调节,并导致小动脉破裂。由于这个原因,高血压脑出血往往发生在基底节、丘脑、小脑和脑干,尤其是脑桥。一旦出血范围开始扩大,就会导致严重的发病率和死亡率。脑出血的另一个常见原因是脑淀粉样血管病。老年人存在脑淀粉样血管病,脑小动脉内有 β 淀粉样蛋白沉积,易碎并且易出血。这些出血通常发生在脑叶部位的灰质和白质交界处。脑出血患者比缺血性卒中患者更容易出现头痛、精神状态改变、癫痫发作、恶心、呕吐和 / 或明显的高血压症状。

脑出血的预后取决于多种因素,包括年龄、血肿体积和位置、意识水平、是否脑室内出血以及就诊前抗凝剂的使用。决定脑出血早期病程的一个主要因素是血肿的动态特征,血肿在发病后的最初几个小时内经常扩大。血肿扩大的危险因素包括性别、年龄、高血压、糖尿病病史、收缩压以及脑出血位置。

急性脑出血的治疗和处理方法取决于出血的原因和严重程度。脑出血的治疗方法包括基本的生命支持、稳定血压、脱水降低颅内压,治疗癫痫等并发症。出血性卒中的一个潜在治疗方法是手术清除血肿。然而,对于幕上颅内出血的手术治疗仍然存在争议。尽管临床上采用微创手术清除血栓的方法取得了一定的进展,但由于原发性损伤和继发性损伤的相继发生,脑出血的预后通常较差。原发性损伤包括机械性破裂的淤血,无论是最初的出血或后续的血肿扩张。继发性损伤发展很快,并由兴奋毒性、水肿和释放其铁含量的红细胞溶解所驱动。重要的是,血肿周围会发生一系列的炎症反应,包括小胶质细胞和星形胶质细胞的激活以及白细胞的浸润。

脑出血急性期的管理治疗一般从稳定生命体征开始。对意识水平下降和气道保护不良的患者实施气管插管。如果颅内压升高并呼吸加快,应开始使用甘露醇并插管以控制症状的进一步发展。然而,目前还没有十分有效的针对出血性卒中的治疗方法。

【实验设备及耗材】

CO_2 恒温培养箱、超净工作台、干燥箱、无菌室、普通显微镜、电子显微镜、普通冰箱、低温冰箱、液氮罐、培养瓶、培养皿、多孔培养板、吸管、加样器。

【实验试剂】

PBS 缓冲液、DMEM 培养基、新西兰胎牛血清、胰蛋白酶、二甲基亚砜、MTT、青霉素、链霉素、氯化血红素溶液。

【实验步骤】

取所需培养的细胞在含 10% 胎牛血清和 100U/ml 青霉素 / 链霉素的 DMEM-F12 培养基中,于 37℃、5% CO_2 和饱和湿度的恒温培养箱中培养,细胞密度为 5×10^5 个 /ml。当细胞生长至 80%~90% 时进行传代培养,收集对数生长期的细胞。用氯化血红素溶液(20μmol/ml)刺激细胞,于低氧条件下培养 4~12h,然后将细胞接种于 6 孔板中,收集细胞用于后续实验。

【模型评价】

目前应用较多的是氯化血红素刺激培养目标细胞的脑出血体外模型,另外也有通过凝血酶刺激目标细胞的脑出血体外模型方法,但是应用较少,可根据不同的要求选用不同的模型制作方法。虽然这些模型与在体脑出血仍有一定的距离,但是,相信经过进一步研究,一定能找到最接近人类脑出血特点的体外实验新模型。

【注意事项】

1. 温度适宜。

2. 无菌操作。

3. 细胞培养用水必须非常纯净,不能含有离子和其他杂质。

二、蛛网膜下腔出血体外模型

蛛网膜下腔出血(subarachnoid hemorrhage,SAH)是一种发病率和死亡率都很高的严重疾病。患 SAH 后 24h 内的早期脑损伤大大加重了患者的不良预后。与其他类型的卒中相比,SAH 好发于相对年轻的人群。SAH 被认为是卒中后细胞死亡的主要原因。约 85% 的 SAH 事件由动脉瘤破裂引起,但 SAH 预后不良的原因仍不清楚。血管造影显示的血管痉挛和迟发性脑缺血曾被认为是 SAH 预后不良的主要因素,但在临床试验中,使用抗血管痉挛药并不能显著改善预后。

【实验设备及耗材】

CO_2 恒温培养箱、超净工作台、干燥箱、无菌室、普通显微镜、电子显微镜、普通冰箱、低温冰箱、液氮罐、培养瓶、培养皿、多孔培养板、吸管、加样器。

【实验试剂】

PBS 缓冲液、DMEM 培养基、新西兰胎牛血清、胰蛋白酶、二甲基亚砜(DMSO)、MTT、青霉素、链霉素、B27、氧化血红蛋白。

【实验步骤】

将所需培养的目标细胞在含 10% 胎牛血清的培养基中培养 4~6 h 后,转入含 100U/ml 青霉素、100μg/ml 链霉素、2% B27 和 0.5mmol/L 谷氨酰胺的培养基,于 37℃、5% CO_2 和饱和湿度的恒温培养箱中培养。培养基每 3d 更换一次。为了在体外建立蛛网膜下腔出血模型,以氧化血红蛋白和 1% DMSO 为载体,暴露于含有 10μmol/L 氧化血红蛋白和 1% DMSO 的培养基中 24h。

【模型评价】

此模型以氧化血红蛋白刺激培养目标细胞,但是因其局限性,仍然与人类脑出血有一定的距离。

【注意事项】

1. 温度适宜。

2. 无菌操作。

3. 细胞培养用水必须非常纯净,不能含有离子和其他杂质。

(赵芳芳　胡　悦)

参考文献

[1] Ziai WC. Hematology and inflammatory signaling of intracerebral hemorrhage. Stroke, 2013, 44 (6 Suppl 1): S74-S78.

[2] van Asch CJ, Luitse MJ, Rinkel GJ, et al. Incidence, case fatality, and functional outcome of intracerebral haemorrhage over time, according to age, sex, and ethnic origin: a systematic review and meta-analysis. Lancet Neurol, 2010, 9 (2): 167-176.

[3] Xi G, Keep RF, Hoff JT. Mechanisms of brain injury after intracerebral hemorrhage. Lancet Neurol, 2006, 5 (1): 53-63.

[4] Luo Q, Li D, Bao B, et al. NEMO-binding domain peptides alleviate perihematomal inflammation injury after experimental intracerebral hemorrhage. Neuroscience, 2019, 409: 43-57.

[5] Dowlatshahi D, Demchuk AM, Flaherty ML, et al. Defining hematoma expansion in intracerebral hemorrhage: relationship with patient outcomes. Neurology, 2011, 76 (14): 1238-1244.

[6] Dye JA, Rees G, Yang I, et al. Neuropathologic analysis of hematomas evacuated from patients with spontaneous intracerebral hemorrhage. Neuropathology, 2014, 34 (3): 253-260.

[7] Tuhrim S, Dambrosia JM, Price TR, et al. Intracerebral hemorrhage: external validation and extension of a model for prediction of 30-day survival. Ann Neurol, 1991, 29 (6): 658-663.

[8] Bala MM, Celinska-Lowenhoff M, Szot W, et al. Antiplatelet and anticoagulant agents for secondary prevention of stroke and other thromboembolic events in people with antiphospholipid syndrome. Cochrane Database Syst Rev, 2017, 10 (10): CD012169.

[9] Al-Shahi Salman R, Frantzias J, Lee RJ, et al. Absolute risk and predictors of the growth of acute spontaneous intracerebral hemorrhage: a systematic review and meta-analysis of individual patient data. Lancet Neurol, 2018, 17 (10): 885-894.

第二章

阿尔茨海默病的离体模型

第一节　阿尔茨海默病概述

阿尔茨海默病（Alzheimer's disease，AD）是一种慢性中枢神经系统退行性疾病，是老年痴呆中最为常见的一种类型。其主要临床症状表现为显著的记忆丧失，思维、理解、定向、计算、学习、语言和判断等能力不同程度的障碍，以及相应的人格和行为改变。

一、阿尔茨海默病的流行病学

AD 作为一种中枢神经系统退行性疾病，已成为影响全球公共健康的重大问题。根据国际阿尔茨海默病协会（Alzheimer's Disease International）2018 年公布的统计数据，目前世界范围内 60 岁以上老年人约达 9 亿，而痴呆患者约有 5 000 万，同时这一数字将以每 20 年翻一番的速度增加。预计到 2030 年痴呆患者人数将达 8 200 万，2050 年将达 1 亿 5 200 万。根据美国阿尔茨海默协会 2017 年统计，美国 AD 患者超过 550 万，较前一年增加 10 万，每 66 秒就出现一位 AD 患者，每 10 位 65 岁以上老年人中就有一位是 AD 及相关疾病患者。中国自 20 世纪 90 年代进入人口老龄化社会，是世界老龄人口和 AD 患者最多的国家。2020 年全国第七次人口普查报告显示，我国 65 岁以上老年人高达 1.9 亿，占总人口的 13.5%。老年人口以年均 3.3% 的速度上升，估计到 2025 年可达到 2.8 亿，占总人口的 18.4%。《2022 年中国阿尔茨海默病报告》（The China Alzheimer Report 2022）指出，我国 AD 患者人数已达 983 万，并且以每年 30 万的速度增长，预计到 2050 年将超过 2 000 万。

AD 患者的平均生存期只有 5.9 年，是威胁老年人健康的重要杀手之一。自 2000 年以来，AD 的死亡率已经大幅上升，且有持续上升趋势。2013 年美国 AD 死亡率为 27/10 万，已成为美国第六大致死疾病，同时 AD 的死亡率随着年龄的增长而增加。在中国，根据中国疾病预防控制中心 2018 年发表的《1990~2016 年中国及省级行政区疾病负担报告》显示，1990—2016 年，中国人期望寿命达到 76.4 岁，已经接近发达国家水平。2005—2016 年，AD 由第 8 位致死性因素上升至第 5 位，成为增长幅度和速度最快的致死性病因。

AD 的病因及发病机制现在尚不完全清楚，但大量文献报道和目前的研究进展表明，AD 的发病风险和多种因素有关。主要包括：①年龄因素：流行病学调查发现，AD 的发病率与年龄呈正性相关,衰老被认为是 AD 最重要的风险因素;②遗传因素:某些特殊家庭中 AD 患病成员通过常染色体显性遗传;③性别因素:女性的发病率高于男性是 AD 的一个重要的流行病学特征,造成此差异的分子机制尚不明确;④教育水平:研究发现受教育程度低是 AD 的一个危险因素,文化程度低的人群患痴呆,尤其是 AD 的危险性明显增高。

二、阿尔茨海默病的分类

AD 分为家族遗传型 AD(familial Alzheimer's disease,FAD)和散发型 AD(sporadic Alzheimer's disease,SAD)两种,其中 SAD 占 AD 患者总数的 95% 以上。AD 以发病年龄为依据分为早于 65 岁发病的早发性 AD(early-onset Alzheimer's disease,EOAD)和迟于 65 岁发病的迟发性 AD(late-onset Alzheimer'disease,LOAD),在 EOAD 中以 FAD 为主,在 LOAD 中以 SAD 为主。

三、阿尔茨海默病的发病机制

大脑中枢神经细胞外出现的淀粉样蛋白沉积(amyloid plaques)〔也称为老年斑(senile plaques,SPs)〕和神经细胞内的神经纤维缠结(neurofibrillary tangles,NFTs)是 AD 最重要的两个病理特征。

Aβ 蛋白由中枢神经细胞产生,是 β 淀粉样蛋白前体蛋白(β-amyloid precursor protein,APP)经 β- 分泌酶和 γ- 分泌酶两次酶切产生的短肽。由于氨基酸残基数量的不同,分为 $Aβ_{1-40}$、$Aβ_{1-42}$、$Aβ_{1-38}$ 和 $Aβ_{1-37}$ 四种氨基酸长度的肽段形式。$Aβ_{1-40}$ 和 $Aβ_{1-42}$ 是大脑中最常见的两种类型,其中后者更容易发生寡聚化,形成具有毒性作用的寡聚体,因而被认为致病性更强。研究表明,与健康同龄人群相比,AD 患者脑中 $Aβ_{1-42}$/$Aβ_{1-40}$ 的比例明显增高。中枢神经系统内存在多种 Aβ 蛋白清除途径,包括胶质细胞清除、透过血脑屏障转运出脑、在细胞内被蛋白酶降解、细胞自噬等。Aβ 蛋白具有多种神经毒性作用,如果产生过量或清除不及时导致积累,会引发包括氧化应激、神经细胞凋亡、炎症反应、细胞内钙离子超载、胆碱能系统破坏在内的一系列病理事件。

脑组织神经细胞内的 NFTs 由异常过度磷酸化的微管相关蛋白(microtubule-associated protein,MAP)tau 蛋白组成,对蛋白酶具有抗性且不溶于水。AD 患者脑中 NFTs 水平与其认知损伤程度呈正相关性。tau 蛋白在细胞中主要参与并促进微管的形成、轴突运输以及细胞内信号转导。tau 蛋白的磷酸化水平受到磷酸化和去磷酸化两个过程的调节,异常磷酸化实质是蛋白激酶活性增高和磷酸酯酶活性下降导致的磷酸化和去磷酸化失衡的结果。当磷酸化 / 去磷酸化平衡被打破后,导致过度磷酸化的 tau 蛋白异常积累,使 tau 蛋白生理功能丧失。

除淀粉样蛋白的沉积和 NFTs 的形成外,神经突触可塑性改变、炎症反应发生、脑组织内糖代谢异常、能量代谢异常、活性氧生成和清除失平衡导致的氧化应激(oxidative stress,OS)等因素也与 AD 的发生、发展关系密切。

(李东岳　赵艳庭　马　涛)

参考文献

［1］国家卫生健康委办公厅. 阿尔茨海默病的诊疗规范 (2020 年版). 全科医学临床与教育, 2021, 19 (01): 4-6.

［2］周源源. 阿尔茨海默病的流行病学、发病危险因素、治疗及早期筛查研究进展. 内科, 2019, 14 (06): 690-692.

［3］王英全, 梁景宏, 贾瑞霞, 等. 2020-2050 年中国阿尔茨海默病患病情况预测研究. 阿尔茨海默病及相关病杂志, 2019, 2 (01): 289-298.

［4］Hebert LE, Weuve J, Scherr PA, et al. Alzheimer disease in the United States (2010-2050) estimated using the 2010 census. Neurology, 2013, 80 (19): 1778-1783.

［5］Soria Lopez JA, González HM, Léger GC. Alzheimer's disease. Handb Clin Neurol, 2019, 167: 231-255.

第二节　阿尔茨海默病体外模型常规细胞

一、大鼠肾上腺嗜铬细胞瘤细胞株

大鼠肾上腺嗜铬细胞瘤细胞株 (pheochromocytoma cells, PC12) 是大鼠来源的嗜铬细胞瘤细胞株, 属神经嵴源性, 具有神经细胞特性, 且可传代培养, 类型较为单一, 细胞特性稳定, 是一种理想的研究神经细胞生理病理及药理的细胞株。给予一定浓度的神经生长因子 (nerve growth factor, NGF) 诱导后, PC12 可观察到突起及神经元特征。有报道称, 实验中使用未经 NGF 诱导的 PC12 细胞也可用于 AD 模型的建立, 但对结果的影响尚未可知。

细胞培养方法如下:

1. 细胞培养基　每 100ml PC12 细胞培养液含 RPMI-1640 培养液 88ml、胎牛血清 (10%) 10ml、谷氨酰胺 1ml 以及青霉素、链霉素 1ml 作为双抗, 充分混匀后, 置于 4℃冰箱中保存备用。

2. 冻存细胞在 37℃恒温水浴锅中解冻、融化。超净工作台中, 用移液枪吸取冻存管中的 PC12 细胞悬液, 迅速注入含有 10ml 细胞培养液的细胞培养瓶中, 轻轻吹打均匀后置于 37℃, 5% CO_2 及饱和湿度的培养箱中孵育。

3. 更换培养基　弃去细胞培养瓶中的原培养液, 以少量磷酸缓冲液轻轻洗涤细胞后吸出弃之。向培养瓶中加入新鲜培养液, 然后将细胞培养瓶置于 37℃、5% CO_2 及饱和湿度培养箱中培养。每 3d 换液 1 次。

4. 倒置显微镜下观察　当细胞生长至融合率 70%~80% 时, 将细胞进行传代培养。使用少量 PBS 洗涤细胞, 加入 1ml 胰蛋白酶后于倒置显微镜下观察, 待细胞逐渐变圆, 边界逐渐明显、细胞间隙变大时, 弃去胰蛋白酶液, 加入 3ml 含有胎牛血清的培养液终止消化。吸取培养瓶内的培养液, 轻轻吹打瓶壁上的细胞, 反复几次直至壁上的细胞全部吹打下来为止。向原培养瓶中加入 7ml 含胎牛血清的细胞培养液, 与之前的细胞悬液吹打混匀。然后将原瓶中的细胞悬液取出 5ml 移至培养瓶中。置于 37℃、5% CO_2 及饱和湿度培养箱中培养。5~6d 传代 1 次。

二、人神经母细胞瘤细胞（SY-HY5Y）

人神经母细胞瘤细胞（SY-HY5Y）是 SK-N-SH 细胞的一个亚系,并经历三次克隆选择产生（SK-N-SH → SH-SY → SH-SY5 → SH-SY5Y）,该细胞在体外培养状态下的生长特征类似神经元,具有细胞突触生长显著、突触素表达明显等典型的神经元特征。同时该细胞系表现出多巴胺神经元的特性,可表达多巴胺能标记物,具有合成和降解多巴胺的能力。

细胞培养方法如下:

1. 细胞培养基　向 DMEM-F12 完全培养基中加入 10% 胎牛血清及 1% 的 100×青霉素-链霉素溶液,在 4℃内保存。

2. 取 SY-HY5Y 细胞培养于 DMEM-F12 完全培养基中,并于含 5% CO_2 的 37℃恒温培养箱中孵育,每隔 1d 换液 1 次,每周传代 1 次。

三、小鼠海马神经元细胞系（HT22）

HT22 细胞系是小鼠来源的海马神经元细胞系,是 HT4 细胞的亚系。HT22 是一种永生化的小鼠海马神经元细胞,具有生长稳定、易获得的特点。该细胞系是研究谷氨酸毒性的良好体外模型,在很多神经退行性疾病,例如阿尔茨海默病和帕金森病的体外研究中均有很好的应用。在体外研究中,分化液处理后的 HT22 细胞轴突、树突生长延长,更接近体内海马神经元的状态。

细胞培养方法如下:

1. 采用 DMEM 高糖培养基,加入 10% 的胎牛血清以及 1% 的 100×青霉素-链霉素的双抗,于 4℃下保存。

2. 取细胞入盛有完全培养基的培养瓶中,置于 37℃、含有 5% CO_2 的恒温培养箱中进行培养。待细胞生长至融合率为 80% 时,弃去原培养液,以 PBS 清洗细胞 2 次,然后向培养瓶中加入 1ml 胰蛋白酶,摇晃均匀并置于培养箱中 1min,于倒置显微镜下观察到细胞突起消失、变圆后,加入 1ml 完全培养液终止细胞消化。

3. 待细胞完全吹落下来后,收集细胞液,以 800r/min（179×g）,离心 5min。弃去上清液,取 1ml 完全培养基于培养瓶,反复吹打后制成细胞悬液,再加入完全培养液 5ml,吹打混匀后,分别取 3ml 细胞悬液于培养瓶中,于培养箱中继续培养。HT22 细胞每 4d 传 1 代,传代前一天半量换液。

四、NG108-15 细胞株

NG108-15 细胞株为小鼠 N18TG2 神经细胞瘤与大鼠 C6-BU-1 神经胶质瘤细胞杂交产生的一种细胞株,由失活的仙台病毒诱导下融合生成,在生物学上保持了一定的神经元特性,但其电化学特性较弱;NG108-15 诱导分化后,向成熟神经元方向分化,细胞增殖停止,具有较强的电化学特性,能与邻近细胞形成神经突触样联系。近年来,该细胞系作为神经电化学特性及 AD 等神经退行性疾病的细胞模型被广泛研究和应用。

细胞培养方法如下:

1. 冻存细胞取出后于 37℃ 速溶,取 15ml 离心管,加入 10ml 含 10% 胎牛血清和 1% 青霉素 - 链霉素双抗的 DMEM 完全培养基,将冻存管中液体(通常 1.5ml)也加入离心管中,移液枪轻轻吹打混匀,1 200r/min 常温离心 5min,弃去上清液,加入 5ml 含 10% 胎牛血清和 1% 青霉素 - 链霉素双抗的 DMEM 完全培养基,轻轻吹打制成细胞悬液,加入培养瓶。

2. 换液时,将培养瓶中的原培养基吸出弃去,再加入新的培养基。

3. 待培养瓶中的细胞密度生长至融合率为 85%~90% 时,弃去原培养基,使用 PBS 缓冲液冲洗细胞 2~3 次后,加入 0.25% 含有 EDTA(乙二胺四乙酸溶液,一种化学螯合剂,主要作用于能螯合 Ca^{2+}、Mg^{2+} 平衡盐液溶解,对细胞毒性小)的胰蛋白酶液 1ml 消化细胞,消化期间将细胞培养瓶置于显微镜下观察。待细胞变圆、变亮,细胞间隙变大后,快速向细胞培养瓶中加入 2~3ml 完全培养基终止胰蛋白酶反应。

4. 用吸管反复吹打瓶壁,将培养基中的细胞吹落,将细胞悬液转移至离心管中,800r/min,5min 离心收集到的细胞悬液,离心后弃去离心管上层清液并加入完全培养基,反复吹打沉淀细胞至无聚团状的单一细胞悬液,并将细胞悬液分装在盛有完全培养液的培养瓶中,轻微摇晃培养瓶,使细胞充分散布于培养瓶中,并将培养瓶置于 37℃、5% CO_2 培养箱中继续培养。

五、小鼠神经母细胞瘤细胞(N2α)

小鼠神经母细胞瘤细胞(Neuro-2α,N2α)是从小鼠的自发神经母细胞肿瘤中提取的神经细胞,它具有神经干细胞特征,细胞系成分均一,无其他来源的神经细胞污染。该细胞具有分化成类神经元的潜能,是一种常用于研究 AD、神经生长及再生、神经毒性等生理病理机制的工具。

细胞培养如下:

1. N2α 细胞培养于含 10% 胎牛血清、100U/ml 青霉素 - 链霉素的 DMEM 培养基中,置于 37℃、5% CO_2 培养箱中培养。培养基换液 1 次 /2d,根据细胞状态即培养基颜色决定是否换液。

2. 吸取弃去原培养液,使用 PBS 缓冲液清洗细胞 2~3 次后加入 0.25% 胰蛋白酶(含 0.02% EDTA)1ml 消化 10s,然后加入含有 10% 胎牛血清的 DMEM 完全培养液 3ml 终止消化,轻轻吹打细胞液至单个细胞悬液,按照 1∶4 比例传代,加入适量培养基后放回培养箱继续培养。使用第 2~5 代处于对数生长期的细胞进行实验。

六、小鼠原代神经元培养

原代细胞培养是指直接从机体取下细胞立即进行的培养,较以上几种常见的细胞株,小鼠原代神经元能够保持原有细胞的基本性质,便于检测、监控结构功能和生命活动,原代培养细胞更接近细胞在体内的原始状态。一般成熟个体体内的神经元作为高度分化细胞,不再具有增殖分化活性。但胎鼠体内仍存在具有分裂、分化活性的神经元,故可以取胎鼠海马组织进行原代神经元培养。

细胞获取及培养方法如下:

1. 于细胞室外,取 E15~E16 孕鼠脱颈处死,固定在鼠板上,以 75% 酒精腹部消毒,手术剪剖腹,取出子宫并迅速置于 75% 酒精中浸泡 1min,用眼科镊取出胎鼠,置于 75% 酒精中消毒后放在冰块上,转移至细胞间中。

2. 将胎鼠置于培养皿中,弯镊固定胎鼠颈部,直镊拨开皮层并沿眼眶部斜向下插入固定头部,自后端向前剥离硬脑膜,小心操作以避免损伤大脑,最后将暴露出的大脑自延髓以上部分取出,置于新的培养皿中。

3. 用镊子沿嗅球部夹去嗅球,沿大脑纵裂断裂两侧脑膜,分别剥离大脑皮质表面的软脑膜和蛛网膜,去除脑干和小脑,将两侧大脑保留。

4. 将剩余大脑部分进一步分离洗净,剥离海马及皮质以外的其他部分,将剩余部分放入装有预冷 PBS 溶液的无菌培养皿中,在冰上保存。使用 PBS 缓冲液反复轻柔地吹洗,并更换新的 PBS 溶液,反复清洗 2 次后,弃去 PBS 溶液。

5. 用剪刀将大脑皮质和海马剪碎成 1mm × 1mm × 1mm 的小块,加入适量 0.25% 胰蛋白酶,用移液管将其混匀,封口膜封闭瓶口,置于 37℃恒温水浴锅中,每 3min 轻晃玻璃瓶。晃动 4 次后取出玻璃瓶并喷洒 75% 酒精消毒,转移至超净工作台并静置 3min。

6. 用移液管吸出未完全消化组织以外的悬液并置于新的玻璃瓶中,向其中加入等体积的含 10% 胎牛血清的 DMEM 培养液,反复缓慢抽吸混匀以终止消化。向未完全消化的组织中加入等体积的 0.25% 胰蛋白酶进行第 2 次消化,混匀后封闭瓶口,操作同上,消化 10min,吸取消化好的细胞悬液,加入等体积的含 10% 胎牛血清的 DMEM 培养液终止消化。将 2 次消化获得的悬液移至一处,反复轻柔吹打 40~50 次混匀。

7. 将经高压灭菌的 200 目尼龙滤膜置于过滤器中,使用注射器转移第 6 步获得的细胞悬液并过滤至 50ml 离心管中,反复过滤 3 次。

8. 将装有细胞悬液的离心管 1 000r/min 离心 5min。

9. 弃去离心后上清,重新加入 1ml 含有 10% 胎牛血清的 DMEM 培养液重悬细胞,混匀后用细胞计数板计数,若细胞密度过大则再次稀释,最终稀释至细胞计数 1×10^6 个 /ml。

10. 将稀释后的细胞悬液接种于预先用多聚赖氨酸包被好的孔板上(不同孔板加入不同量悬液),将接种后的培养板放入 37℃、100% 湿度和 5% CO_2 的培养箱中进行培养。

11. 培养 4h 后,取出孔板,用含有 2% B27(神经元细胞培养中所专用血清的替代添加物,能够维持神经元细胞长期体外培养)、1% 青霉素和链霉素、1% 谷氨酰胺的 96% neurobasal 培养液的无血清培养液进行培养。

12. 观察细胞生长状态,最初分离出的细胞应该呈圆形,24h 后观察细胞出现短小突触生长,48h 后观察到突触进一步增长,3d 后可以观察到细胞间突触产生并开始相互建立联系,细胞全量换液,并向无血清的细胞培养液中加入 5μmol/L 的阿糖胞苷,以抑制胶质细胞的生长。

13. 第 5d 使用无血清的细胞培养液进行半量换液,第 6~7d 细胞突触逐渐生长成熟,相邻细胞间出现网状结构,此时的细胞可以用于造模或其他实验。

14. 培养后的神经元可以通过神经元特异性检测鉴定原代神经元提取的结果。

七、小鼠 BV-2 小胶质细胞系

BV-2 细胞系是体外研究小胶质细胞的常用细胞系,是由携带癌基因 *v-raf/v-myc* 的反转录病毒 J2 感染原代培养小鼠小胶质细胞而获得的永生细胞系,该细胞系高度纯化,并且基本具备了原代培养的小胶质细胞的形态学、表型以及各项功能特点,相对较易培养。

细胞培养如下:

细胞用含 10% 胎牛血清、100μg/ml 青霉素和链霉素的 DMEM 高糖培养基置于 37℃,5% CO_2 培养箱内培养,每隔 24h 换 1 次培养液,48h 传代 1 次。

八、小鼠原代神经胶质细胞培养

与神经元相比,神经胶质细胞在体外更易培养,其主要取自小鼠或大鼠中枢神经系统(central nervous system,CNS)的灰质组织。神经胶质细胞生长稳定,不易发生自发转化,可建立起传代的二倍体细胞系。免疫组化染色检测其胶质细胞特有的胶原纤维酸性蛋白阳性,抗 A2B5 抗体染色阳性。

细胞获取及培养如下:

1. 无菌条件下切除小鼠脑组织,放入含有 Hank's 液(常用的平衡盐溶液的一种)的培养皿中,剔除脑膜及其他组织,仅保留脑灰质部分。

2. 将脑组织转移入另一培养皿中,使用 Hank's 液洗涤 2~3 次,移入试管中并加入 40 倍体积的 Hank's 液,使用吸管反复吹打,获得最终单细胞悬液,静置 10min 后弃去上清液,重复 3 次。

3. 向最后一次的沉降物中加入适量 DMEM-F12 混合培养液(1∶1,V/V)后,通过孔径 73μm 的尼龙筛过滤。收集细胞悬液,调整至合适细胞浓度后,接种于细胞培养瓶中,置于 37℃、5% CO_2 孵育箱中培养,细胞长满后进行传代培养。

4. 获得的原代细胞主要为含有星形胶质细胞和少突胶质细胞的混合细胞,在培养过程中,星形胶质细胞比例逐渐增加,可通过震荡纯化获得星形胶质细胞。

(李东岳 赵艳庭)

参考文献

[1] 黄贞伟, 张庆, 黄莉莉, 等. 片仔癀通过抑制 TLR4/MAPK 信号通路减轻 LPS 诱导的 BV2 小胶质细胞神经炎症损伤研究. 康复学报, 2021, 31 (01): 44-51.

[2] 韦俊宏, 韦雨琪, 黄与实, 等. 莱菔硫烷对 AlCl_3 诱导 SH-SY5Y 细胞周期和细胞凋亡抑制作用研究. 右江民族医学院学报, 2020, 42 (06): 679-684.

［3］乔巨慧, 赵大庆, 刘美辰, 等. 人参总皂苷对 D- 半乳糖致 PC12 细胞衰老的改善作用及其机制研究. 中国药房, 2020, 31 (24): 2993-2999.

［4］李超红, 刘玉珍. dbcAMP 对 NG108-15 细胞中谷氨酸转运体及受体表达的影响. 神经解剖学杂志, 2020, 36 (06): 597-604.

［5］曲良超, 黄佳佳, 范明达, 等. 水苏碱对阿尔茨海默病体外模型 Aβ_(25-35) 诱导 PC12 细胞凋亡的影响. 南方医科大学学报, 2020, 40 (07): 1023-1028.

［6］于蕾, 白雪, 车若梅, 等. 山茱萸新苷对过氧化氢诱导人神经母细胞瘤 SH-SY5Y 细胞损伤的保护作用. 中药药理与临床, 2020, 36 (03): 95-100.

［7］曹馨月. HAD 和非 HAD 病人来源的 HIV-1Vpr 蛋白对小鼠神经瘤母细胞 N2a 细胞周期及凋亡的影响. 山东大学, 2020.

［8］陈舒然. 烟酰胺单核苷酸通过 NAD~+ 代谢通路上调 SIRT3 抵抗 D- 半乳糖诱导的 HT22 细胞衰老. 中国科学院大学 (中国科学院深圳先进技术研究院), 2020.

［9］郝雪言, 李刚, 韦瑶, 等. 红花黄色素 B 对冈田酸致 SH-SY5Y 神经元损伤的保护作用. 天然产物研究与开发, 2018, 30 (03): 461-468.

［10］周亚盼. 原花青素对 Aβ_(25-35) 诱导的 SH-SY5Y 细胞损伤的抑制作用及 APP 代谢途径的影响. 东南大学, 2017.

［11］孙凤芹, 罗红波, 张菲菲, 等. β- 淀粉样蛋白诱导 HT22 细胞建立阿尔茨海默病细胞模型. 中国老年学杂志, 2016, 36 (03): 521-522.

［12］崔理立, 蔡玉洁, 刘根, 等. 慢病毒载体介导的 APP695 过表达 SH-SY5Y 细胞系的构建和鉴定. 广东医学院学报, 2014, 32 (04): 435-438.

［13］黎巍威, 王学美. PC12 细胞作为氧化应激细胞模型的研究进展. 中国中西医结合杂志, 2011, 31 (11): 1575-1580.

［14］姜海英, 杨进, 刘涛. 乳鼠海马神经元细胞元代培养及 AD 损伤模型制备. 中医临床研究, 2011, 3 (19): 94-95.

［15］陈云波, 赖世隆, 胡镜清, 等. 补肾益智方拆方含药血清保护 Aβ25-35 损伤 NG108-15 细胞的研究. 中国实验方剂学杂志, 2002,(05): 27-30.

［16］Westerink RH, Ewing AG. The PC12 cell as model for neurosecretion. Acta Physiol, 2007, 192 (2): 273-285.

［17］魏伟, 吴希美, 李元建. 药理实验方法学. 北京: 人民卫生出版社, 2010.

［18］司徒镇强, 吴军正. 细胞培养. 西安: 世界图书出版公司, 2004.

［19］郑志竑, 林玲. 神经细胞培养理论与实践. 北京: 科学出版社, 2002.

［20］王廷华, 冯忠堂. 神经细胞培养理论与技术. 北京: 科学出版社, 2009.

第三节 模型诱导剂建立阿尔茨海默病模型

模型诱导剂造模主要是指在体外培养细胞时, 给予一定的试剂引发细胞产生或部分模拟病理状态, 多用于研究疾病状态下细胞水平发生的改变。具有操作便捷、研究时间较短、可以多次重复实验等优势。

一、基于 Aβ 假说的 Aβ 孵育致细胞损伤模型

AD 研究最常用的细胞损伤体外模型是 Aβ 孵育致细胞损伤模型。Aβ 的沉积是 AD 病理改变的一个诱发因素。Aβ 凝聚形成的 Aβ 纤维,对神经细胞具有毒性作用,在 AD 相关神经元变性中发挥关键作用。Aβ 因氨基酸序列差异可以分为 $Aβ_{1-40}$ 和 $Aβ_{1-42}$,其中,$Aβ_{25-35}$ 是 Aβ 蛋白 25~35 位氨基酸残基,$Aβ_{1-42}$ 更容易寡聚化,是 Aβ 蛋白的毒性片段。此类模型适用于筛选降解 Aβ 或保护 Aβ 损伤的药物。该模型适用于 PC12、SY-HY5Y、HT22 等细胞。

【实验设备及耗材】

电热水浴恒温箱、CO_2 细胞培养箱、荧光显微镜、酶标仪、流式细胞仪、蛋白电泳仪、酶联免疫检测仪、震荡混合器、高速冷冻离心机、qPCR 仪、脱色摇床、精密 PH 计、6 孔培养板、96 孔培养板、0.22μm 过滤器。

【实验试剂】

$Aβ_{25-35}$ 溶液:使用二甲基亚砜(DMSO)作为溶剂溶解 $Aβ_{25-35}$ 配制 100mg/ml(94.32mmol/L) $Aβ_{25-35}$ 溶液;使用 H_2O 作为溶剂配制 3.33mg/ml(3.14mmol/L) $Aβ_{25-35}$ 溶液,以上 2 种溶液均需经超声处理,现配现用,避免长时间保存。

一般以 DMEM 与 F12 混合培养基(1:1)作为基础培养基,培养基中添加 5mmol/L 谷氨酰胺、10mmol/L HEPES、2.2g/L $NaHCO_3$、100U/ml 青霉素、30mmol/L 葡萄糖、10% 灭活胎牛血清。

【实验步骤】

1. 将 $Aβ_{25-35}$ 溶解配制成 1mmol/L 的储存液,于 –20℃保存,使用前于 37℃放置 4h 使其聚集。

2. 取对数生长期细胞,消化、离心后用完全培养基重悬成细胞密度为 10^5 个 /ml,接种于 96 孔板(100μl)。待融合率达 80% 时吸去旧培养液,加入新培养液,并将细胞分为 6 组,加入 $Aβ_{25-35}$ 溶液,使其最终浓度在 20~40μmol/L,过滤除菌并继续培养。

3. 四唑盐比色试验(MTT 法)检测细胞活性。于 96 孔板培养细胞,每组设 3 个平行样本,取均值。收获细胞前 4h,向每孔中加入 20μl MTT 收获细胞后弃去培养液,并加入 150μl DMSO 振荡 8min,待紫色结晶充分溶解后,置酶标仪上在波长 570nm 下,测各孔光吸收值(optical density,OD)。以 OD 值求细胞存活率,并以存活率为纵轴、以时间为横轴绘制生存曲线,评价模型。细胞存活率(%)= 实验组 OD/ 对照组 OD × 100%。

【模型评价】

1. 细胞存活率检测　采用四唑盐比色试验(MTT 法)检测细胞存活率。该法中显色剂四唑盐[3-(4,5-dimethylthiazol-yl)-2,5-diphenyltetrazolium bromide,MTT,噻唑蓝]能够在琥珀酸脱氢酶的催化下被还原成不溶性的蓝紫色结晶甲臜(formazan)并沉积在细胞中。琥珀酸脱氢酶存在于活细胞的线粒体内膜上,参与细胞三羧酸循环,为细胞活动提供能量,在死细胞中不具有活性,故不会出现蓝紫色沉积。二甲基亚砜能溶解细胞中的甲臜结晶,用酶

联免疫检测仪在 492nm 波长处测定其 OD 值,可以间接反映活细胞数量。

向培养板中每孔加入 20μl MTT(5mg/ml,PBS 配制并抽滤除菌),使其最终浓度为 0.5g/L。置于 37℃、5% CO_2 培养箱中继续培养 4h 后,小心吸取弃去各孔上清。每孔加入 100μl DMSO,于 37℃孵育 10min。待孔内黄色结晶完全溶解后,置于酶标仪 570nm 波长处测定各孔吸光度。在一定范围内,MTT 形成的量与细胞数成正比。OD 值越低,说明细胞内琥珀酸脱氢酶活性越低,活细胞数量越低。通过 MTT 法测定线粒体内琥珀酸脱氢酶的活性,借以判断活细胞数目。当细胞受到损伤时,蛋白质糖基化、交联和脂质过氧化而破坏细胞膜及线粒体膜的通透性,破坏酶的活性。MTT 结晶物形成的量与细胞内该酶活性成正比,即 OD 值越大,细胞损伤减少。

2. 细胞死亡率检测 以乳酸脱氢酶(lactic dehydrogenase,LDH)的渗出率表示。采用 LDH 试剂盒检测 LDH。LDH 存在于活细胞的细胞质内,当细胞受到破坏时,细胞膜的蛋白质糖基化,发生蛋白质交联、脂质过氧化,破坏细胞膜的通透性,细胞质中 LDH 渗出到细胞外,存在于离心获得的上清液中。吸光度值越大,细胞损伤越明显。

3. 细胞凋亡检测 使用末端脱氧核糖转移酶(terminal deoxyribose transferase,TdT)介导的 dUTP-Biotin 缺口末端标记法(terminal-transferase-mediated ddUTP-dioxigenin nick-end labeling,TUNEL)。此法灵敏度高,被广泛采用。细胞凋亡时,由于细胞内源性核酸内切酶被激活,核小体内 DNA 出现切口,即产生一系列 3'-OH 末端,外源性 TdT 能够催化外源性生物素标记的脱氧核糖核苷酸(dNTP,多为 dUTP)连接到 DNA 的 3'-OH 末端,该生物素可以通过与亲和素特异性结合时亲和素 - 辣根过氧化物酶(avidin-horseradish peroxidase,avidin-HRP)结合在 DNA 断点部位,加入 DAB 显色底物后在原位出现棕色沉淀,在显微镜下观察到被着色的凋亡细胞。

将生长至合适密度的细胞,取出细胞铺片,用 0.01mol/ml PBS 洗涤,10% 甲醛溶液室温固定 25min,PBS 洗涤 2 次,每次 3min。用 PBS 稀释蛋白酶 K 储备液至 20μg/ml,50μl/ 片加至细胞铺片上,室温放置 20min,放入 0.2% Triton X-100PBS 缓冲液中,室温 5min。PBS 洗 3 次,每次 3min,双蒸水(ddH$_2$O)洗 3 次,每次 3min。样品加标本缓冲液,每片 50μl,室温放置 15min。将 TdT 及 Biontin-Ⅱ dUTP 离心,分别取 2μl 加入 16μl 标记缓冲液中,混匀。甩去标记缓冲液,加入上述混合液,每片 20μl,37℃ 湿盒中标记 60min。将 20×SCC 液稀释 10 倍,将标记后的样品片浸泡于 2×SCC 液中,室温放置 15min。使用 PBS 洗 3 次,每次 3min。样品片放入新鲜配制的 3mol/L 过氧化氢 - 甲醇溶液中,室温放置 15min,PBS 洗 3 次,每次 3min。样品片加封闭液(50μl/ 片),室温放置 30min,甩掉封闭液。avidin-HRP:封闭液按 1:50 配制工作液,50μl/ 片加在样品片上,于 37℃ 在湿盒中反应 60min,PBS 洗 3 次,每次 3min。DAB 显色液显色,苏木精轻度复染,乙醇梯度脱水,二甲苯透明,中性树胶封片,镜检。细胞核中含有棕黄色着色颗粒者,为阳性细胞。

还可以使用蛋白免疫印迹法检测凋亡相关蛋白 caspase3、Bal2 等指标反映细胞凋亡程度,相关蛋白表达与凋亡程度呈正相关,表达越高则说明细胞凋亡数越多。

4. Tau 蛋白磷酸化水平检测 使用蛋白免疫印迹检测 Aβ$_{25-35}$ 对神经元 Tau 蛋白磷酸化

的影响,使用 Aβ 分别作用于细胞 0h、3h、6h、12h、24h、48h 后,Tau 蛋白在 *Ser396*、*Ser199/202*位点的磷酸化水平在 3h 逐渐增加,6h 达到最高峰,之后又逐渐下降。

【注意事项】

1. 在 AD 中,Aβ 的沉积是 AD 发展到一定阶段的产物,其直接原因是 β 淀粉样蛋白前体蛋白(β-amyloid precursor protein,APP)的过表达及其清除过程障碍等,难以用外源性 Aβ 进行模拟,且其他病理产物或过程也与实际情况不同。因此本模型适用于评价促进 Aβ 聚集体解聚、保护或改善 Aβ 损伤的过程。

2. Aβ 聚集的原因既可能是先天遗传因素,也可能是后天环境因素导致的代谢异常,单纯通过外源性 Aβ 诱导无法完全模拟实际病因。

3. Aβ 片段的神经元毒性依赖于其寡聚化(老化)。透射电镜下观察新鲜配制的 Aβ 以无定形结构存在,没有明显的聚集,电子密度较低,未观察到纤维结构;而经过老化聚集的 Aβ 以淀粉样纤维结构为主,纵横交错,呈针状或晶状聚集。

二、基于 Tau 过磷酸化假说建立冈田酸诱导 Tau 过磷酸化模型

Tau 蛋白过度磷酸化是 AD 发病过程中出现一系列神经毒性反应的核心环节之一,Tau 蛋白过度磷酸化后在神经元内高度螺旋化形成神经元纤维缠结(neuofibrillary tangles,NFT)以及神经元缺失和胶质增生。冈田酸(okadaic acid,OA)是从海洋生物中提取出的一种化合物,其可以抑制模型细胞中的蛋白磷酸酶,从而抑制 Tau 蛋白的去磷酸化,使 Tau 出现过磷酸化,产生神经毒性,包括产生 AD 样病理过程。该模型适用于三种常用的体外神经细胞株。

【实验设备及耗材】

超净工作台、CO_2 培养箱、酶标仪、高速冷冻离心机、全自动细胞成像系统、流式细胞仪、蛋白电泳仪、酶联免疫检测仪、震荡混合器、96 孔培养板、荧光显微镜、0.22μm 过滤器。

【实验试剂】

1. 培养基　一般以 DMEM 与 F12 混合培养基(1:1)作为基础培养基。培养基中添加 5mmol/L 谷氨酰胺、10mmol/L HEPES、2.2g/L $NaHCO_3$、100U/ml 青霉素、30mmol/L 葡萄糖、10% 灭活胎牛血清。

2. OA 溶液　使用 DMSO 配制,按需求稀释后,4℃保存。

【实验步骤】

1. 取对数生长期的细胞,消化后离心弃去上清,加入完全培养基重悬混匀,细胞计数生长,调整浓度至适宜,分别加入 96 孔培养板中,每孔加 200μl,贴壁生长 24h 后,弃去培养基。

2. 将 OA 诱导液以 200μl/ 孔的量加入各孔,设置空白孔(0nmol/L)及副孔,诱导 6h 后,加入 20μl CCK8,37℃孵育 2h,于 450nm 波长处检测 OD 值,显微镜观察各浓度细胞生长情况。

【模型评价】

1. 细胞形态学观察 细胞经处理后，于倒置显微镜下观察细胞形态。未孵育 OA 时细胞铺展良好，突起多而粗大，胞体呈多角形或不规则形。OA 孵育 6h，少量细胞胞体开始变圆，突起缩回；8h 后大部分细胞胞体变圆，突起缩回甚至消失；48h 后，多数细胞呈悬浮生长，胞体变圆，突起消失，部分细胞死亡。随 OA 孵育时间增加，细胞呈进行性损伤。

2. 蛋白免疫印迹检测磷酸化 Tau 蛋白含量 BCA 蛋白定量法进行总蛋白定量。使用 Tau［pS^{396}］多克隆抗体。采用条带密度分析法对磷酸化 Tau 蛋白进行半定量。OA 处理细胞 6h 形态未见明显改变，但磷酸化 Tau 蛋白于 3h 开始升高，6h 进一步升高，试将此时间点作为本实验性 AD 诱导期；OA 处理神经元 18h 形态改变明显，且磷酸化 Tau 蛋白达到高峰，此时间点定为实验性 AD 形成期；OA 处理神经元后 48h 出现明显死亡现象，此时间点反映实验性 AD 终末期。

3. 细胞存活率检测 采用 MTT 法检测细胞存活率。OD 值越低，说明琥珀酸脱氢酶的活性越低，活细胞数越少。

4. 细胞凋亡检测 使用 TUNEL 法检测细胞凋亡程度，细胞核中有棕黄色着色颗粒者，为阳性细胞。着色越深，则细胞凋亡越多。

5. 细胞死亡率检测 以乳酸脱氢酶（LDH）的渗出率来表示。OD 值越大则 LDH 活性越低，说明细胞模型损伤严重，漏出的 LDH 越多。

【注意事项】

1. 该模型为研究 Tau 蛋白过磷酸化及其清除提供了合适的体外模型。但是根据不同细胞系，OA 的具体剂量和作用时间在文献报道中差别较大，同时即使使用同一种细胞系也存在不一致的现象，因此在具体实验时需要进行预实验。该问题在体外细胞模型中较为常见，提示均需要进行预实验以摸清实际情况下的造模诱导剂剂量。

2. 在 AD 患者大脑中已发现 Tau 蛋白存在 21 个异常磷酸化位点，其中仅部分在正常细胞中出现，且只有 10 个位点的磷酸化水平较高，可能对 Tau 蛋白的功能影响比较大。但具体调节 Tau 微管组装活性的关键位点仍存在争议。OA 可引起 Tau 蛋白的磷酸化，但是实际影响的磷酸化位点与实际情况可能存在差异，因此实验时需要谨慎。

三、基于自由基假说建立过氧化氢损伤细胞模型

活性氧介导的氧化应激损伤在神经退行性疾病中起了至关重要的作用。根据 1956 年英国学者首次提出的自由基衰老学说，自由基攻击生命大分子造成组织细胞损伤，是引起机体衰老的根本原因。大脑是人体负荷氧最多的器官之一，同时大脑神经元中谷胱甘肽（glutathione, GSH）含量较少，只含有中等量的抗氧化酶，清除自由基的能力相对较弱。现代研究表明，氧化损伤直接参与了 AD 等多种神经退行性疾病的病理过程。AD 中氧化应激主要表现为氧化蛋白、晚期糖基化终产物、脂质过氧化反应终产物、有毒物质的形成（过氧化物、醇、醛、游离羰基合物、酮类和胆甾烯酮）及核和线粒体中的核酸氧化修饰。

过氧化氢（hydrogen peroxide, H_2O_2）是体内代谢的产物，同时也是一种 ROS，在诱导神

经元的损伤乃至死亡中起到了关键作用。H_2O_2造成的细胞氧化损伤已成为研究神经细胞氧化损伤的重要手段之一。人神经母细胞瘤株(SH-SY5Y)细胞被广泛应用于研究神经细胞损伤。SH-SY5Y 显示中等水平的多巴胺 -β- 羟基酶活性,细胞分化程度较低,细胞形态、生理及生化功能与正常神经细胞相似,同时具有明显的轴突,是适宜体外培养的神经细胞。过氧化氢损伤 SH-SY5Y 细胞模型能在一定程度上反映体外神经元氧化损伤的状态。

【实验设备及耗材】

超净工作台、CO_2 培养箱、酶标仪、高速低温冷冻离心机、振荡器、倒置相差显微镜、96 孔培养板、0.22μm 过滤器。

【实验试剂】

1. 能够造成细胞氧化损伤剂量的 H_2O_2 浓度范围较广,根据实验条件从 0.1~1 000μmol/L 均可造成细胞损伤。同时 H_2O_2 的储存时间和条件也会影响其效力,随着放置时间延长其逐渐分解,摩尔浓度逐渐下降,避光保存有利于过氧化氢的储存。使用 H_2O_2 时需要根据实验室条件结合细胞活性实验结果确定具体的使用浓度和作用时间。

2. 向 DMEM 培养液中加入 100U/ml 青霉素和链霉素。配制 F12 培养液:取 F12 干粉用超纯水定容至 1 000ml,搅拌 15min,用 $NaHCO_3$ 调 pH 至 7.0,加入青霉素和链霉素至终浓度均为 100U/ml,过滤除菌,–20℃保存。

【实验步骤】

1. SH-SY5Y 在含有 10% 胎牛血清、100U/ml 青霉素和链霉素混合液、2mmol/L 的 L- 谷氨酰胺、3.2mmol/L 丙酮酸钠的 DMEM-F12 培养液中,于 37℃、5% CO_2 保持饱和湿度培养,隔天换液 1 次,2~3d 传代一次。

2. 细胞消化、计数、配制成浓度为 5×10^4 个 /ml 的细胞悬液,向 96 孔板每孔中加入 100μl 细胞悬液(每孔 5×10^3 个细胞),每组设 6 个复孔;置于 37℃、5% CO_2 培养箱中培养 24h,显微镜下观察,细胞贴壁,汇合度到达 80%~90%。

3. 弃去培养板中的培养基,加入以培养基稀释成不同浓度的 H_2O_2 处理细胞,置于 37℃、5%CO_2 培养箱中分别继续培养 1h、2h、4h、8h、12h、24h,用相差显微镜观察细胞形态。

4. 到达规定时间后吸出培养液,加入无血清新鲜培养液 100μl 及 CCL-8 试剂 10μl,轻微振荡 5min,37℃孵育 2h,于 450nm 波长处测定各孔吸光度值,计算各组细胞存活率,实验组细胞存活率(%)=(处理组 OD 值 – 空白组 OD 值)/(对照组 OD 值 – 空白组 OD 值)× 100%。

【模型评价】

1. 细胞生长及形态学观察 正常组细胞形态较为完整,细胞膜完整,有小突起,细胞核规则,常异染色质分布均匀,胞质中内质网、线粒体核微管系统较为完整。给予过氧化氢造模后,细胞质膜破裂,胞质中出现大量空泡,细胞受损严重,细胞轻度膨胀,细胞膜部分丢失,胞质中内质网扩展、散在核糖体核周间隙不规则增宽,核内常染色质部分溶解、异染色质呈现大小不等的块状,可观察到凋亡小体。

2. 细胞存活率检测 采用 MTT 法检测细胞存活率。OD 值越低,说明琥珀酸脱氢酶的活性越低,活细胞越少。

3. 细胞死亡率检测 以 LDH 的渗出率来表示。OD 值越大则 LDH 活性越大,说明细胞损伤越严重,泄漏出的 LDH 越多。

4. 生化指标检测 免疫组化或蛋白免疫印迹检测 Bax、Bcl-2 的表达量,模型组 Bax 表达量明显上升,Bcl-2 的表达量明显下降,检测细胞内 NO、GSH、ROS 等氧化应激损伤标志物,其中 NO 和 ROS 含量显著增高,GSH 含量显著下降。

【注意事项】

研究表明,过氧化氢诱导 SH-SY5Y 细胞氧化应激呈现剂量依赖、时间依赖。造成细胞损伤后,引起细胞活力显著下降,增加 ROS 产生和 LDH 释放量,降低 SOD 活性和 GSH 含量,诱导线粒体膜电位下降,细胞内钙离子增高,激活 caspase 依赖凋亡途径,可进一步诱导细胞凋亡,ROS 可引起细胞多靶点效应,造成 DNA 损伤,引起细胞周期阻滞,改变细胞周期构成比。该模型可以用于神经元损伤机制研究、抗氧化药物开发研究及筛选神经元保护药物。

四、基于衰老假说建立 D- 半乳糖诱导衰老模型

D- 半乳糖(D-galactose,D-gal)是一种常见的单糖,体内 D-gal 来源于外来食物摄取和自身合成。生理条件下,体内 D-gal 由 D- 半乳糖激酶和半乳糖 -1- 磷酸尿苷转移酶完全代谢,D-gal 浓度维持动态平衡,执行正常生理学功能。病理情况下,D-gal 过量积累,大量 D-gal 在半乳糖催化酶的作用下,产生过氧化氢和醛糖,产物刺激细胞产生大量自由基,引发氧化应激过程,损伤细胞的生理功能。外源性 D-gal 是一种氧化性物质,进入细胞后,经半乳糖催化酶和醛糖还原酶的作用,还原生成半乳糖醇。细胞无法代谢半乳糖醛,故在胞内不断积累,引起蛋白质和脂质等过氧化及造成线粒体结构上的损伤和功能上的紊乱,进而引发能量代谢障碍,导致细胞出现类似衰老的生理变化。

【实验设备及耗材】

超净工作台、凝胶成像系统、酶标仪、CO_2 细胞培养箱、高速低温冷冻离心机、全自动细胞成像系统、流式细胞仪、蛋白电泳仪、96 孔培养板、0.22μm 过滤器。

【实验试剂】

D-gal 溶液:一般为粉末状 D-gal 使用灭菌 PBS 配制,0.22μm 过滤器滤菌,分装后保存于 –20℃冰箱。

【实验步骤】

1. 将细胞铺于 6 孔培养板,选取细胞状态良好且密度超过 80% 的细胞进行造模。

2. 分别选用不同浓度梯度(根据实验状况确定)的 D-gal 溶液处理细胞 48h,诱导细胞衰老。

3. 检测细胞活性,确定最适造模浓度。

【模型评价】

1. 细胞存活率检测 采用 MTT 法检测细胞存活率。OD 值越低,说明琥珀酸脱氢酶的活性越低,活细胞数越少。

2. 细胞凋亡检测　使用 TUNEL 法检测细胞凋亡程度,细胞核中有棕黄色着色颗粒者,为阳性细胞。着色越深,则细胞凋亡越多。

3. 细胞死亡率检测　以 LDH 的渗出率来表示。OD 值越大则 LDH 活性越低,说明细胞模型损伤严重,漏出的 LDH 越多。

4. 以蛋白免疫印迹法检测细胞内 ROS、超氧化物歧化酶、谷胱甘肽过氧化物酶和谷胱甘肽表达,其水平均上升,说明衰老模型建立成功。

【注意事项】

现在 D-gal 是国内外公认的致衰剂,可以较好地模拟神经元广泛应用于建立衰老动物模型和体外细胞模型。

五、基于谷氨酸能假说建立 L-Glu 损伤神经元模型

谷氨酸(glutamic acid,Glu)是一种人体必需的酸性氨基酸,同时也是中枢神经系统中主要的兴奋性神经递质,中枢神经系统中几乎所有神经元都具有谷氨酸受体,正常浓度下,其分解代谢与糖代谢相关联,可以作为线粒体合成 ATP 的主要供能物质之一。Glu 的氧化可以清除强氧化性物质,保护细胞免受氧化损伤。但是过高水平的 Glu 通过作用于受体引发神经细胞兴奋性中毒和非受体介导的氧化应激,从而诱导神经元凋亡或坏死,发挥神经毒性作用,脑和脊髓中任何引起胞外谷氨酸浓度异常升高的病理变化都会引起兴奋性毒性。Glu 促进 Na^+、Cl^- 及 Ca^{2+} 大幅度内流,导致神经元急剧膨胀,引起细胞损伤。在 AD 晚期,细胞中产生 NFT 和 SP 进一步破坏细胞代谢,最终导致大量神经锥体细胞死亡。与此同时,锥体细胞周围的谷氨酸能传入纤维末梢也发生溃变。Glu 还可以诱发 Ca^{2+} 超载、促进自由基产生等对神经元产生不同程度的损害。说明谷氨酸神经递质系统改变与 AD 病理学改变、发病机制及临床特征等方面密切相关。

【实验设备及耗材】

超净工作台、CO_2 培养箱、恒温箱、酶标仪、高速低温冷冻离心机、三用紫外分析仪、流式细胞仪、96 孔培养板。

【实验试剂】

谷氨酸单钠盐:使用 PBS 配制母液,并使用培养基稀释。实验中常用 L-Glu,且使用其单钠盐以提高溶解度。

【实验步骤】

1. 细胞在 RPMI1640 培养基中培养,其中加以 10% 灭活马血清和 5% 胎牛血清、50U/ml 青霉素、25μg/ml 链霉素。培养瓶中预先铺以 0.2mg/ml 的自制鼠尾胶原,使细胞更好地贴壁生长。

2. 将细胞接种在 96 孔板上,并置于 37℃、5% CO_2 孵育箱中,待细胞至对数生长期时加入不同浓度的 L-Glu,平行操作。分别继续培养 2h、4h、8h、24h、48h 后,检测各项指标以评价造模是否成功。

3. 若使用原代海马神经元,除不同浓度谷氨酸外,还需加入含 10μmol/L 甘氨酸的培养

液,15min 后吸去培养液,更换为新鲜培养液于培养板上,细胞置于 37℃ 恒温箱中继续培养 18h,检测各项指标以评价造模是否成功。

【模型评价】

1. 细胞生长和形态学观察 给予诱导剂组细胞大部分变圆、胞体肿胀,失去原有形态,突起淡化、减少或消失,细胞内可以观察到颗粒;18h 后部分细胞可以观察到细胞崩解,台盼蓝染色结果显示大部分染蓝色。

2. 细胞存活率检测 采用 MTT 法检测细胞存活率,OD 值越低,说明琥珀酸脱氢酶的活性越低,活细胞数越少。

3. 细胞凋亡检测 使用 TUNEL 法检测细胞凋亡程度,细胞核中有棕黄色着色颗粒者,为阳性细胞。着色越深,则细胞凋亡越多。

4. 细胞死亡率检测 以 LDH 的渗出率来表示。OD 值越大则 LDH 活性越低,说明细胞模型损伤严重,漏出的 LDH 越多。

六、基于铝毒性假说建立铝剂诱导细胞损伤的模型

铝元素是地壳中含量最丰富的金属元素。很多研究指出,铝在人体内的逐步蓄积,会引起缓慢而不易察觉的细胞毒性,而一旦发生代谢紊乱的毒性反应,则后果十分严重。铝对神经系统的毒性作用主要表现在学习和记忆功能的损害及日常生活能力的进行性减退,随着受损剂量逐渐增加,最终发展为 AD。铝诱导的神经毒性可引起体内活性氧介导的氧化损伤,进而导致神经元凋亡。同时还可以引起星形胶质细胞抗氧化功能失调,减弱脑组织自我保护机制。

【实验设备及耗材】

超净工作台、CO_2 培养箱、酶标仪、可视相差倒置显微镜、高速低温冷冻离心机、96 孔培养板、0.22μm 过滤器。

【实验试剂】

1. $AlCl_3$ 溶液 $AlCl_3$ 粉末或 $AlCl_3·6H_2O$ 粉末溶于对应培养液中配成母液,混匀后于 –4℃ 储存,待使用时稀释成所需浓度的工作液。

2. 无血清培养液 操作过程需在超净工作台内完成,培养液含量为:1% 青霉素 / 链霉素、1% L- 谷氨酰胺、96% Neurobasal 培养液,现用现配,4℃ 保存。

【实验步骤】

1. 将细胞接种在 96 孔培养板内,培养细胞至第 6d 进行检测。

2. 设置浓度梯度,按照设计好的浓度依次加入不同浓度的 $AlCl_3$ 的无血清培养液。

3. 培养 48h 后,进行细胞存活率的检测,检测造模效果。

【模型评价】

1. Hochest 法检测细胞凋亡的形态 将配制好的 Hochest 溶液加入培养基中,于室温中孵育 10~30min,吸取标记液,用 PBS 冲洗 3 次,使用紫外光激发观察。细胞核内可见浓染致密的蓝色荧光颗粒剂明显的核形态改变。

2. 细胞存活率检测　采用 MTT 法检测细胞存活率,OD 值越低,说明琥珀酸脱氢酶的活性越低,活细胞数越少。

3. 细胞凋亡检测　使用 TUNEL 法检测细胞凋亡程度,细胞核中有棕黄色着色颗粒者,为阳性细胞。着色越深,则细胞凋亡越多。

4. 细胞死亡率检测　以 LDH 的渗出率来表示。OD 值越大则 LDH 活性越低,说明细胞模型损伤严重,漏出的 LDH 越多。

七、神经炎症假说—LPS 激活小胶质细胞

大脑中持续的免疫反应被认为是继 Aβ 沉积及 NFT 形成后的第 3 个核心病理改变。炎症通常可以自行缓解,对损伤后的修复起到至关重要的作用,大脑中抗炎和促炎信号的平衡发生中断时,炎症时间延长,发展为慢性炎症,慢性炎症会过度或持续释放细胞毒性因子,导致促炎反应持续过度激活,这与包括 AD 在内的多种神经退行性疾病相关。

小胶质细胞是中枢神经系统内的常驻免疫细胞。生理条件下,小胶质细胞具有神经保护作用,在吞噬和神经营养释放方面具有重要作用,维持大脑健康环境。在感染、损伤或脑部疾病情况下,小胶质细胞由静止状态转化为活化状态,活化的小胶质细胞可以在神经组织的维持、损伤反应及病原体防御中起到重要作用。在 AD 中,小胶质细胞被促炎介质激活,随后星形胶质细胞获得促炎表型,放大神经元损伤,活化的小胶质细胞可以在相关受体介导下吞噬 Aβ 蛋白,并改变细胞微环境;当 Aβ 积累超过清除能力时,会引发小胶质细胞死亡,积累的 Aβ 会增加炎症细胞因子的释放,加重 Aβ 的积累和胶质的活化,形成有害的正反馈循环。

脂多糖(lipopolysaccharide,LPS)是革兰氏阴性细菌细胞壁外壁的组成成分,是由脂质和多糖构成的物质,是一种重要的巨噬细胞激活剂。常作为激活动物模型或体外模型炎症反应的诱导剂。使用 LPS 激活小胶质细胞,可以模拟神经炎症病理状态,是研究 AD 发生时神经炎症的理想体外模型,也可用于小胶质细胞激活抑制剂筛选。

【实验设备及耗材】

超净工作台、CO_2 培养箱、酶标仪、光学显微镜、漩涡混匀器、96 孔培养板。

【实验试剂】

LPS 粉末溶于细胞培养基(1mg/ml),产生混浊淡黄色溶液,溶于盐溶液后经旋涡振荡并加热到 70~80℃可得到一种浓度更高的 LPS 溶液(20mg/ml),根据需求稀释到目标浓度。

【实验步骤】

1. 培养小胶质细胞系 BV-2 细胞或原代小胶质细胞。

2. 将生长状态良好的 BV-2 细胞或原代小胶质细胞以 3×10^4 个 /(200μl 培养液 / 孔)接种于 96 孔培养板中,孵育 4h 使细胞贴壁生长,弃去上清以去除未贴壁细胞,然后加入含有 LPS 的细胞培养液(200μ/ 孔),继续培养 24h,检测相关指标以评价造模效果。

【模型评价】

1. 形态学观察　原代培养的小胶质细胞,在分离纯化前,星形胶质细胞分布在底部,小

胶质细胞则附着在星形胶质细胞上,主要为分散的阿米巴样细胞,胞体圆形,相差显微镜下可见胞体折光不均边缘可见毛刺状突起。纯化分离后的小胶质细胞多在 15~30min 贴壁,形态上多呈圆形,边缘不规则,培养至第 2d 可见细胞胞体回缩,少数细胞伸出突起,多为单极,培养 3~5d 后,多数细胞由活化状态转为静止状态。胞体狭长,可见不对称分支。LPS 激活小胶质细胞后,细胞形态从分支状转变为阿米巴样,并且细胞体积增大,呈活化状态。

2. 活力检测 LPS 在较低浓度时对 BV-2 细胞活力无明显影响,当浓度升高至 5μg/ml 时,可显著抑制其活力。而在此浓度时对原代培养小胶质细胞活力均无明显影响。

3. 炎症因子检测 使用 ELISA 法检测 LPS 诱导 BV-2 细胞产生 TNF-α 随时间延长,分泌水平逐渐增加,具有明显的时间依赖性。但在原代培养的小胶质细胞中,可以观察到 1~5μg/ml 的 LPS 对 TNF-α 分泌的促进作用,但无明显时间依赖性。同时可以采取 RT-PCR 技术检测到 LPS 可以明显上调细胞炎性因子 IL-1、iNOS 和 TNF-α 的 mRNA 水平。

【注意事项】

1. 在造模时,LPS 浓度与文献中报道可能存在不一致的情况,具体实验时需要进行预实验探索合适浓度。

2. 该模型适用于基于免疫炎症学说防治 AD 药物的筛选和评价。

(余虹霓 李东岳 赵艳庭 马 涛)

参考文献

［1］钱保进, 王玉. 和厚朴酚对过氧化氢诱导的人神经母细胞瘤细胞损伤的保护作用及机制研究. 安徽医科大学学报, 2020, 55 (10): 1520-1524.

［2］于蕾, 白雪, 车若梅, 等. 山茱萸新苷对过氧化氢诱导人神经母细胞瘤 SH-SY5Y 细胞损伤的保护作用. 中药药理与临床, 2020, 36 (03): 95-100.

［3］郝雪言, 李刚, 韦瑶, 等. 红花黄色素 B 对冈田酸致 SH-SY5Y 神经元损伤的保护作用. 天然产物研究与开发, 2018, 30 (03): 461-468.

［4］吴雪, 陈义虎, 姜春阳, 等. PBDE-47 对人神经母细胞瘤细胞凋亡和线粒体膜电位及细胞色素 C 蛋白表达的影响. 环境与健康杂志, 2012, 29 (08): 675-678.

［5］黎巍威, 王学美. PC12 细胞作为氧化应激细胞模型的研究进展. 中国中西医结合杂志, 2011, 31 (11): 1575-1580.

［6］陈瑞祺. SERMs 对阿尔兹海默症 Aβ 细胞模型神经保护作用的研究. 华侨大学, 2017.

［7］王亚利, 宋天保, 路明, 等. Aβ 诱导 PC-12 细胞凋亡建立阿尔茨海默病细胞模型. 西安医科大学学报, 2002,(02): 129-132.

［8］韦俊宏, 韦雨琪, 黄与实, 等. 莱菔硫烷对 AlCl_3 诱导 SH-SY5Y 细胞周期和细胞凋亡抑制作用研究. 右江民族医学院学报, 2020, 42 (06): 679-684.

［9］乔巨慧, 赵大庆, 刘美辰, 等. 人参总皂苷对 D- 半乳糖致 PC12 细胞衰老的改善作用及其机制研究. 中国药房, 2020, 31 (24): 2993-2999.

［10］曲良超, 黄佳佳, 范明达, 等. 水苏碱对阿尔茨海默病体外模型 Aβ_(25-35) 诱导 PC12 细胞凋亡的影响. 南方医科大学学报, 2020, 40 (07): 1023-1028.

［11］孙凤芹, 罗红波, 张菲菲, 等. β- 淀粉样蛋白诱导 HT22 细胞建立阿尔茨海默病细胞模型. 中国老年学杂志, 2016, 36 (03): 521-522.

［12］Che H, Zhou M, Zhang T, et al. Comparative study of the effects of phosphatidylcholine rich in DHA and EPA on Alzheimer's disease and the possible mechanisms in CHO-APP/PS1 cells and SAMP8 mice. Food Funct, 2018, 9 (1): 643-654.

［13］Chiu YJ, Hsieh YH, Lin TH, et al. Novel compound VB-037 inhibits Aβ aggregation and promotes neurite outgrowth through enhancement of HSP27 and reduction of P38 and JNK-mediated inflammation in cell models for Alzheimer's disease. Neurochem Int, 2019, 125: 175-186.

［14］Khan M, Ullah R, Rehman SU, et al. 17β-Estradiol Modulates SIRT1 and Halts Oxidative Stress-Mediated Cognitive Impairment in a Male Aging Mouse Model. Cells, 2019, 8 (8): 928.

［15］Yang W, Shi L, Chen L, et al. Protective effects of perindopril on d-galactose and aluminum trichloride induced neurotoxicity via the apoptosis of mitochondria-mediated intrinsic pathway in the hippocampus of mice. Brain Res Bull, 2014, 109: 46-53.

［16］吴长昊, 李红侠, 王静, 等. 白杨素衍生物通过抑制细胞凋亡保护谷氨酸诱导的神经细胞的损伤. 佳木斯大学学报 (自然科学版), 2021, 39 (01): 102-107.

［17］葛渴敏, 王薇, 薛文达, 等. 越鞠丸合甘麦大枣汤加减对谷氨酸诱导的 HT22 细胞损伤模型的神经保护作用. 中国实验方剂学杂志, 2019, 25 (12): 22-27.

［18］李超红, 刘玉珍. dbcAMP 对 NG108-15 细胞中谷氨酸转运体及受体表达的影响. 神经解剖学杂志, 2020, 36 (06): 597-604.

［19］Zhang BB, Hu XL, Wang YY, et al. Neuroprotective Effects of Dammarane-Type Saponins from Panax notoginseng on Glutamate-Induced Cell Damage in PC12 Cells. Planta Med, 2019, 85 (09/10): 692-700.

［20］张薇, 刘会, 张亚岚, 等. 炎症在阿尔茨海默病中作用机制的研究进展. 生命科学研究, 2021, 25 (02): 144-150.

［21］黄贞伟, 张庆, 黄莉莉, 等. 片仔癀通过抑制 TLR4/MAPK 信号通路减轻 LPS 诱导的 BV2 小胶质细胞神经炎症损伤研究. 康复学报, 2021, 31 (01): 44-51.

［22］孟雪莲, 苏书杰, 冯琳琳, 等. 铝与阿尔茨海默病发生间关系的研究进展. 辽宁大学学报 (自然科学版), 2020, 47 (02): 156-166.

［23］司徒镇强, 吴军正. 细胞培养. 西安: 世界图书出版公司, 2004.

［24］郑志竑, 林玲. 神经细胞培养理论与实践. 北京: 科学出版社, 2002.

［25］王廷华, 冯忠堂. 神经细胞培养理论与技术. 北京: 科学出版社, 2009.

［26］魏伟, 吴希美, 李元建. 药理实验方法学. 北京: 人民卫生出版社, 2010.

第四节　基因技术相关模型

一、转染外源基因

（一）过表达 APP 的转基因细胞模型

β 淀粉样蛋白前体蛋白是 Aβ 的前体蛋白, 其 mRNA 经不同剪接方式编码获得 695~770 个氨基酸多肽, 其主要形式为 APP695、APP751 和 APP770, 其中人神经细胞中主要表达 APP695。在病理状态下, APP 代谢紊乱, 形成一系列具有细胞毒性的 Aβ 聚集体, 影响神经元的正常功能。在 AD 的基因遗传学研究中, *APP* 突变的个体表现出对于 AD 发病的易感性,其基因的错义突变是家族性和早发性 AD 的危险因素之一。目前 *APP* 转基因小鼠是国际上公认的 AD 模型生物,而体外模型可以采用转基因技术构建过表达 APP 的 AD 细胞模型。正常的脂质体转染方法构建稳定过表达 APP 的 AD 细胞模型较为困难,现已用慢病毒载体技术构建 AD 细胞模型。

慢病毒载体是一种复制缺陷型逆转录病毒载体,以 HIV-1 为基础发展而来,具有宿主广、容纳外源性基因片段较大、目的基因表达持久、免疫原性好等优点。有研究使用慢病毒载体技术构建了 APP695 过表达载体,感染至人神经母细胞瘤细胞(SH-SY5Y)中,构建稳定高表达的 APP695 神经细胞株作为 AD 的细胞模型。

【实验设备及耗材】

CO_2 培养箱、超净工作台、光学显微镜、漩涡混匀器、96 孔培养板、PCR 扩增仪、离心机、6 孔板、$0.45\mu m$ PVDF 滤器、移液器、慢病毒包装试剂盒、小量质粒抽提试剂盒、Qiagen 大规模质粒抽提试剂盒、琼脂糖凝胶回收试剂盒。

【实验试剂】

PBS 溶液、0.25% 胰蛋白酶、293T 细胞、SH-SY5Y 细胞、含有 10% 血清的 DMEM 培养基、8mg/L polybrene 完全培养基、限制性内切酶 Mlu 1、限制性内切酶 XbaI、0.22 注射针头滤器用于筛选的抗生素。

【实验步骤】

1. 以 NCBI/Genebank 中人 APP 序列为参照设计引物,上游引物在起始密码子之前导入限制性内切酶 I 酶切位点,下游引物在终止密码子之后导入限制性内切酶 II 酶切位点。

2. PCR 法扩增目标基因,提取目标细胞的总 RNA,反转录成 cDNA,以 1 中基因引物为特异性引物,以获得的 cDNA 为模板进行 PCR 扩增。

3. 将 APP 的 PCR 扩增产物进行切胶回收后,连接到目标质粒载体上。

4. 将含有目的基因 APP695 的重组质粒导入 293T 细胞。转染前 1d,准备传代细胞:用 0.25% 胰蛋白酶消化 293T 细胞,以含有 10% 血清的 DMEM 培养基调整细胞密度后,置于 37℃、5% CO_2 培养箱培养,待细胞密度生长到 80%~90% 时即可用于转染。

5. 按照慢病毒包装试剂盒说明书将慢病毒重组质粒感染 293T 细胞。第 3、4、5d 分别更换新鲜的完全培养基,并收集上清液,第 5d 上清液与第 1d 上清液混合,1 000r/min 离心 5min,弃去细胞碎片,以 $0.45\mu m$ PVDF 滤器过滤至 50ml 圆底离心管中。4℃、50 000g 高速离心 2h,小心弃去上清,晾干,PBS 重悬病毒沉淀,室温静置 2h 后,使用移液器吹匀,室温放置 30min,按每次使用的病毒量分装在洁净的 EP 管中,-80℃保存。

6. SH-SY5Y 细胞长至 80%~90% 时,消化细胞并计数,按 5×10^5 个 / 孔细胞密度接种至 6 孔板中;第 2d 换带有 8mg/L polybrene 的完全培养基并以 MOI=10 加入构建的慢病毒;第 3d 更换为完全培养基,48h 后消化细胞并以 1:2 传代,细胞贴壁后进行抗生素筛选,选择出稳定转染的细胞,并筛选出在 10~14d 内使细胞全部死亡的最低抗生素浓度,进行下一步筛选实验。根据细胞培养基的颜色和细胞生长情况,每 3~5d 更换一次筛选培养基。当有大量细胞死亡时,将筛选抗生素浓度减半。筛选 10~14d 以后,可见有抗性的克隆出现,停药培养,待其逐渐扩大。挑选单克隆制备细胞悬液,并进行细胞计数,使用培养基稀释并逐渐扩大培养。将扩大培养后的细胞再次进行筛选,建立稳定表达的细胞株。

【模型评价】

1. 细胞形态学观察,转入该基因应该对细胞形态无明显影响。

2. 在对目的基因进行克隆、重组质粒构建及其酶切结果鉴定时,PCR 结果需要获得大小正确的特异性目标条带或与目标序列相同的条带。基因稳定表达的细胞株可以使用实时荧光定量 PCR 鉴定细胞株中 APP mRNA 的表达。

3. 以 Western-blotting 法鉴定 APP 蛋白及 Aβ 的表达,其表达量均需要显著提升。

【注意事项】

该模型显著提高了 APP 及 Aβ 表达量,用于研究 Aβ 表达增加的机制,是寻找相应的拮抗或抑制其生成的药物的理想细胞模型。较直接给予 Aβ 蛋白作为诱导剂造模,可以更好地模拟细胞产生病理产物及发病的过程,同时可以作为在不同层次上研究 Aβ 蛋白产生途径的良好体外模型。

(二)*APP/PSN1* 双转基因模型

1995 年,St.Georgehyslop 等在第 14 号染色体上找到导致 EOAD 的致病基因早老素(presenilin 1,PS1)基因 *PSN1* 和早老素 2(presenilin2,PS2)基因 *PSN2*。其中 *PSN1* 基因的突变占 EOAD 家族基因突变的大部分,约 50%。AD 发生时 Aβ 是其重要病理产物,而以上大多数基因突变都与 Aβ 的形成有直接关系。*APP* 和 *PSN1* 的基因突变可以影响 α、β 和 γ分泌酶的活性,从而导致异常 APP 的加工产生过量 Aβ。

【实验设备及耗材】

CO_2 培养箱、超净工作台、光学显微镜、漩涡混匀器、PCR 扩增仪、慢病毒包装试剂盒、离心机、移液器、聚丙乙烯试管、MiniMac 层析柱、PCI-neo 质粒、96 孔培养板、6 孔培养板、0.45μm PVDF 滤器。

【实验试剂】

Lipo-fectamine 2000、OptiMEM 培养基、EDTA 溶液、DPBS 溶液、抗转铁蛋白受体单克隆抗体溶液、羊抗鼠磁性液、层析柱缓冲液、50% 条件培养液、50% 常规培养液。

【实验步骤】

1. 将含有人 *PSN1* 编码的 cDNA 可通过人胎盘基因文库(Clontch)进行 PCR 获得。突变型 *PSN1*($M_{148}L$)cDNA 也通过 PCR 从野生型 *PSN1*cDNA 中产生。然后将野生型和突变型 *PSN1* 基因亚克隆到哺乳动物表达载体 PCI-neo,该载体中的新霉素基因被 SV40 启动子驱动的转铁蛋白受体基因所取代。

2. 按照 *APP* 转基因细胞建立突变型 *APP* 过表达中国仓鼠卵巢细胞(Chinese Hamster Ovary Cell,CHO)细胞系。采用脂质体转染法,将含有野生型和突变型 *PSN1* 基因的 PCI-neo 质粒在 Lipo-fectamine 2000 作用下共转染至 *APP* 转染的 CHO 细胞系中。

3. 预备转换的细胞在培养皿中生长至 60%~70% 时融合。每一次转染时均需要将 10μl Lipofectamine 2000 与 90μl OptiMEM 培养基在聚丙乙烯试管中混合。在另一支聚丙乙烯试管中将 3μg 质粒 DNA 和 100μl OptiMEM 混匀。然后将 Lipofectamine 2000 溶液加入到 DNA 溶液中,轻轻混匀,室温孵育 15~30min,使其中形成脂质体 /DNA 复合物。将培养细胞中的培养基全部去除,加入脂质体 /DNA 复合物溶液后接着加入 OptiMEM 于 60mm 培养皿中。将细胞在 37℃孵育 3h,更换正常培养基培养 24h。

4. 用 1.5ml EDTA 溶液去贴壁,室温作用 5min 将转染细胞从培养皿壁上脱离出来并使用 DPBS 溶液洗 2 次。低速离心以后,将细胞重悬于 1ml 抗转铁蛋白受体单克隆抗体溶液。细胞在摇床上低温孵育 1h。用 DPBS 溶液温和清洗 3 次。洗后细胞重悬于 100μl 第二抗体溶液(80μl DPBS 和 20μl 羊抗鼠磁性液),在冷室中孵育 30min 后,细胞用 DPBS 洗 3 次,重悬于 500ml 层析柱缓冲液。

5. 准备 MiniMac 层析柱。用 500μl 层析柱缓冲液平衡后,加入已准备好的细胞悬液。表达转铁蛋白受体的细胞被吸附在磁性柱上。用 1ml 层析柱缓冲液洗柱以后,层析柱与磁铁脱离,用 1ml 层析柱缓冲液洗脱转铁蛋白表达细胞。

6. 在 50% 条件培养液和 50% 常规培养液中培养过夜。然后以每孔 0.7 个集落细胞的浓度将细胞分装到 96 孔板中,在含有选择性抗生素的培养液中生长。

【模型评价】

1. 荧光实时定量 PCR 鉴定 *APP* 和 *PSN1* 的 mRNA 表达,用 Western-blotting 技术鉴定 APP 和 PS1 的蛋白表达。转染成功细胞各项表达均应显著增加。

2. 采用 ELISA 法检测 Aβ 的分泌量。分泌形成的 Aβ 释放到培养液中可被免疫共沉淀或 ELISA 测定所检测到。

【注意事项】

APP/PS1 稳定转染细胞系可用于大规模防治 AD 药物的快速稀释和评价。

(三) BACE1 转基因细胞的构建

脑组织中大多数 APP 经非 Aβ 途径于细胞膜上先被 α- 分泌酶切割,产生可溶片段 APPα(Soluble amyloid precursor protein alpha,sAPPα)和膜结合的 C 端残基,该片段可进一步被降解产生具有神经保护作用的小分子。仅有小部分 APP 经 Aβ 途径降解,β- 淀粉样前体蛋白裂解酶(β-amyloid precursor protein cleavage enzyme,BACE1)是 β- 分泌酶途径的起始环节,催化裂解 APP 生成可溶性 APP 片段 APPβ(sAPPβ)和膜结合的 CTF99,后者经 γ- 分泌酶切割生成 APP 胞内结构域(APP intracellular domain,AICD)和 Aβ,BACE1 也是该途径的关键限速酶。而多种细胞系中 BACE1 过表达均可导致 Aβ 生成增加。

【实验设备及耗材】

CO_2 培养箱、超净工作台、光学显微镜、漩涡混匀器、PCR 扩增仪、离心机、移液器、慢病毒包装试剂盒、小量质粒抽提试剂盒、Qiagen 大规模质粒抽提试剂盒、琼脂糖凝胶回收试剂盒、96 孔培养板、6 孔培养板、EP 管、0.45μm PVDF 滤器。

【实验试剂】

人神经母细胞瘤细胞(SH-SY5Y)、293T 细胞、0.25% 胰蛋白酶、用于筛选的抗生素、PBS

溶液、限制性内切酶 BamH I、8mg/L polybrene 完全培养基、含有 10% 血清的 DMEM 培养基。

【实验步骤】

1. 以 NCBI/Gene bank 中人 BACE1 序列为参照设计引物,上游引物起始密码子之前导入限制性酶 I 酶切位点,下游引物在终止密码子之后引入限制性内切酶 II 酶切位点。

2. 提取人神经母细胞瘤细胞(SH-SY5Y)的总 RNA,反转录成 cDNA,以步骤 1 中引物为特异性引物,以所反转录的 cDNA 为模板进行 PCR 扩增。

3. 将 *BACE1* 的 PCR 产物进行切胶回收后,用 BamH I 进行酶切,并将基因连接到目标质粒载体上。

4. 将含有目的基因 *BACE1* 的重组质粒导入 293T 细胞。转染前 1d,准备传代细胞:用 0.25% 胰蛋白酶消化 293T 细胞,以含有 10% 血清的 DMEM 培养基调整细胞密度后,置于 37℃、5% CO_2 培养箱培养,待细胞密度生长到 80%~90% 时即可用于转染。

5. 按照慢病毒包装试剂盒说明书将慢病毒重组质粒感染 293T 细胞。第 3、4、5d 分别更换新鲜的完全培养基,并收集上清液,第 5d 上清液与第 1d 上清液混合,1 000r/min 离心 5min,弃去细胞碎片,以 0.45μm PVDF 滤器过滤至 50ml 圆底离心管中。4℃、50 000g 高速离心 2h,小心弃去上清,晾干,PBS 重悬病毒沉淀,室温静置 2h 后,使用移液器吹匀,室温放置 30min,按每次使用的病毒量分装在洁净的 EP 管中,−80℃保存。

6. 待 SH-SY5Y 细胞长至 80%~90% 时,消化细胞并计数,按 5×10^5 个 / 孔细胞密度接种至 6 孔板中;第 2d 换成带有 8mg/L polybrene 的完全培养基并以 MOI=10 加入构建的慢病毒;第 3d 更换为完全培养基,48h 后消化细胞并以 1∶2 传代,细胞贴壁后进行抗生素筛选,选择稳定转染的细胞,并筛选使细胞在 10~14d 内全部死亡的最低浓度进行下一步筛选实验。根据细胞培养基的颜色和细胞生长情况,每 3~5d 更换一次筛选培养基。当有大量细胞死亡时,将筛选抗生素浓度减半。筛选 10~14d 以后,可见有抗性的克隆出现,停药培养,待其逐渐扩大。挑选单克隆制备细胞悬液,并进行细胞计数,使用培养基稀释并逐渐扩大培养。将扩大培养后的细胞再次进行筛选,建立稳定表达的细胞株。

【模型评价】

1. 细胞形态学观察,转入该基因应该对细胞形态无明显影响。

2. 在对目的基因进行克隆、重组质粒构建及其酶切结果鉴定时,PCR 结果需要获得大小正确的特异性目标条带或与目标序列相同的条带。基因稳定表达的细胞株可以使用实时荧光定量 PCR 鉴定细胞株中 BACE1mRNA 的表达。

3. 重组体的酶切鉴定和 PCR 鉴定条带大小正确,测序结果须和目标测序一致。

4. 荧光定量实时 PCR 鉴定细胞株中 BACE1 的 mRNA 表达和 Western-blotting 鉴定 BACE1 蛋白的表达皆需显著增加。

【注意事项】

该模型可用于 β- 分泌酶抑制剂的研究和相关药物的筛选。

二、APP/PS1 双转基因 AD 小鼠神经元原代培养

采用 APP/PS1 双转基因 AD 小鼠模型是以 C57BL/6J 小鼠为背景,通过过表达人 APP 突变基因和人源早老素 1(PS1)突变位点基因建立而成。该小鼠在 3 月龄左右开始出现学习和记忆能力下降等行为学改变,4 月龄时出现淀粉样沉淀,6 月龄时在小鼠大脑皮层和海马可形成明显的老年斑,12 月龄出现大量老年斑,具有和 AD 患者相类似的病理结构。在体情况较为复杂,在离体状态下分离培养原代转基因小鼠神经元,是研究 AD 发病机制及药物作用的理想模型。

【实验设备及耗材】

CO_2 培养箱、超净工作台、光学显微镜、漩涡混匀器、PCR 扩增仪、离心机、移液器、细胞培养板、手术器械、96 孔培养板。

【实验动物及试剂】

APP/PS1 转基因 AD 模型小鼠(购买孕鼠,使用胎鼠)、0.1% 多聚赖氨酸溶液、神经元种植液(DMEM-F12 培养基 +10% 牛血清 +1% B27 神经培养添加物 +0.5% 青、链霉素抗生素)、神经元培养液(Neurobasal 培养基 +1% B27 神经培养添加物 +0.5% 青、链霉素抗生素 + 2mol/L 谷氨酰胺)、Hank's 溶液、D-Hank's 溶液、75% 酒精、0.25% 胰蛋白酶、台盼蓝溶液。

【实验步骤】

1. 培养前 24h 内用 0.1% 多聚赖氨酸溶液包被培养板并置于 37℃ 培养箱中过夜。第 2d 取出培养板,吸掉多聚赖氨酸,以 Hank's 液洗涤培养板 3 次,置于无菌操作台上备用。

2. 取怀孕 E15~E16 的 APP/PS1 孕鼠,麻醉后解剖子宫取出胎鼠,使用预冷的 D-Hank's 溶液处理胎鼠使其降温,用 75% 酒精消毒全身,断头处死,保留头部。

3. 在无菌条件下剪开头皮和颅骨(冰上操作),暴露出两侧大脑半球,小心取出全脑,使用提前预冷的 D-Hank's 液清洗 2 次。

4. 以脑中线为起点,分离去除脑干、小脑、丘脑等部位,去除残留微血管和脑膜,剩余组织用预冷的 D-Hank's 溶液清洗 2 次。将组织剪成约 1mm × 1mm × 1mm 的小组织块,并转移至 DMEM-F12 高糖培养液中。

5. 加入等体积的 0.25% 胰蛋白酶,37℃ 培养箱中消化 15~20min,其间数次摇晃,当消化液混浊时,加入等量神经元种植液终止消化。使用 1ml 枪头轻柔吹打混匀至细胞悬液成糊状,收集并转移至 15ml 离心管。

6. 室温,1 000g 离心 5min,弃上清,加入神经元种植液,轻轻吹打重悬细胞。

7. 200/400 目细胞筛过筛细胞,取用少许细胞用台盼蓝溶液快速计数,调整细胞密度为 1×10^5 个 /ml,6 孔板每孔加入 1ml 细胞悬液。水平缓慢地摇动培养板,置于 37℃、5% CO_2 培养箱中培养。

8. 接种后 8h,将神经元培养液全量换成无血清神经元培养液,根据神经元生长情况,每 2~3d 半量换液,并在倒置显微镜下观察神经元生长情况。体外培养 16d 后可以用于实验。

【模型评价】

1. Western-blottiing 法鉴定 APP 蛋白及 Aβ 的表达均需要显著提升。

2. 细胞存活率检测 采用 MTT 法检测细胞存活率。OD 值越低,说明琥珀酸脱氢酶的活性越低,活细胞数越少。

3. 细胞凋亡检测 使用 TUNEL 法检测细胞凋亡程度,细胞核中有棕黄色着色颗粒者,为阳性细胞。着色越深,则细胞凋亡越多。

4. 细胞死亡率检测 以乳酸脱氢酶的渗出率表示。OD 值越大则 LDH 活性越低,说明细胞模型损伤严重,漏出的 LDH 越多。

(李东岳 孙梦捷 马 涛)

参考文献

[1] 王京, 卢思彤, 吴印林, 等. 新生 SD 大鼠大脑皮质神经元的原代培养及鉴定. 中国组织工程研究, 2023, 27 (15): 2344-2349.

[2] 李晓晓, 陈欣月, 刘丽娜, 等. SD 大鼠乳鼠皮层神经元细胞原代培养模型的建立及鉴定. 现代生物医学进展, 2021, 21 (21): 4001-4005, 4050.

[3] 何伟亮, 田小超, 崔丽丽, 等. 大脑皮质神经元细胞的原代培养模型建立及鉴定. 脑与神经疾病杂志, 2020, 28 (07): 407-409.

[4] 崔理立, 蔡玉洁, 刘根, 等. 慢病毒载体介导的 APP695 过表达 SH-SY5Y 细胞系的构建和鉴定. 广东医学院学报, 2014, 32 (04): 435-438.

[5] 梁平, 潘扬杏, 赵雪梅, 等. 阿尔兹海默病淀粉样前体蛋白 (APP) 和早老素-1 (PS-1) 双重基因稳定转染细胞系的建立. 中国药理学通报, 2004 (05): 508-511.

[6] 邓常青, 朱炳林, 龙艳, 等. 稳定表达人 BACE1 启动子及荧光素酶报告基因 HEK293 细胞株的建立. 重庆医学, 2017, 46 (03): 302-304.

[7] 黄国是, 于震维. 阿尔茨海默病相关分子标志物 APP 和 MAPT 在人脑胶质瘤中的表达及临床意义. 神经疾病与精神卫生, 2022, 22 (12): 849-856.

[8] 龙燕, 柯璇, 洪浩. 半胱氨酰白三烯受体 1 调节 APP/PS1 小鼠原代神经元 β 淀粉样蛋白生成及机制. 中国药理学与毒理学杂志, 2022, 36 (02): 81-89.

[9] 王婉君, 李锐, 廖雪洪, 等. 敲除和过表达 miRNA446 对其靶基因 APP1 的表达模式影响. 四川大学学报 (自然科学版), 2017, 54 (04): 881-887.

[10] 尹晓敏, 陈晨, 黄蕊, 等. 二苯乙烯苷对 APP 可变剪接的调节和干预作用. 神经药理学报, 2017, 7 (02): 46.

[11] 柴娟, 李永玲, 芦晓红, 等. C/EBP β 对 APP 基因的表达调控作用的研究. 中国细胞生物学学报, 2015, 37 (04): 500-507.

[12] 刘梦洁, 陈秋霞, 高丹, 等. APP/PS1 双转基因小鼠 CBS 过表达对 Aβ 代谢及认知功能的影响. 第三军医大学学报, 2015, 37 (17): 1750-1754.

[13] 章建国, Amy Yong Chen Low, 杨武林. APP 蛋白家族胞内段释放与神经干细胞向神经元细胞定向分化的关系研究. 安徽农业科学, 2012, 40 (19): 10147-10148, 10230.

[14] Bychkov ML, Isaev AB, Andreev-Andrievskiy AA, et al. Aβ1-42 Accumulation Accompanies Changed Expression of Ly6/uPAR Proteins, Dysregulation of the Cholinergic System, and Degeneration of Astrocytes in the Cerebellum of Mouse Model of Early Alzheimer Disease. Int J Mol Sci, 2023, 24 (19): 14852.

［15］ Cai W, Wu T, Chen N. The Amyloid-Beta Clearance: From Molecular Targets to Glial and Neural Cells. Biomolecules, 2023, 13 (2): 313.

［16］ Kokjohn TA, Roher AE. Amyloid precursor protein transgenic mouse models and Alzheimer's disease: Understanding the paradigms, limitations, and bentributions. Alzheimers Dement, 2009, 5 (4): 340-347.

［17］ Sasaguri H, Nilsson P, Hashimoto S, et al. APP mouse models for Alzheimer's disease preclinical studies. EMBO J, 2017, 36 (17): 2473-2487.

［18］ Walker ES, Martinez M, Brunkan AL, et al. Presenilin2 familial Alzheimer's disease mutations result in partial loss of function and dramatic changes in Aβ 42/40 ratios. J Neurochem, 2004, 92 (2): 294-330.

第五节　多细胞培养

一、海马神经元 - 小胶质细胞共培养

小胶质细胞是中枢神经系统固有免疫细胞,小胶质细胞在正常脑中表现为静止状态,在脑损伤后开始变得活跃,产生活性氧自由基(reactive oxygen species,ROS)、一氧化氮(nitric oxide,NO)和促炎细胞因子,因此小胶质细胞在病理性损伤的检测和反应中起重要作用。现有证据表明,小胶质细胞活化导致促炎细胞因子的过度产生,在神经退行性疾病中的发生和发展中起到重要作用。聚集的 Aβ 蛋白具有神经毒性,能够引起小胶质细胞与星形胶质细胞的激活和增殖并产生炎症因子,引发神经炎症。炎症反应又进一步促进 Aβ 的沉积,加重炎性斑块的形成,形成恶性循环,推动 AD 的发生。在体外培养时,Aβ 蛋白对海马神经元 - 小胶质细胞共培养体系中的损伤作用较单独神经元培养体系更为明显,说明在体外培养时同样存在小胶质细胞来源的神经炎症对神经元的损伤。

【实验设备及耗材】

CO_2 培养箱、细胞培养板、超净工作台、光学显微镜、漩涡混匀器。

【实验动物及试剂】

孕 18d SD 大鼠、出生 0~1d 的 SD 大鼠、D-Hank's 液、0.25% 胰蛋白酶、多聚赖氨酸溶液、10% 胎牛血清、$Aβ_{1-42}$、DMEM-F12 完全培养基、Neuro-basal/B27 培养基。

【实验步骤】

1. 取孕 18d SD 大鼠,麻醉后剖腹取胚胎,置于 D-Hank's 液中。分离海马组织,加入 0.25% 胰蛋白酶消化 15min 后加入含有 10% 胎牛血清的 DMEM-F12 完全培养基终止消化,细胞计数并按 $1 × 10^6$ 个 /cm^2 细胞接种至多聚赖氨酸预先包被的培养板上,置于 35℃、5% CO_2 培养箱中培养 5h,更换为 Neuro-basal/B27 培养基,培养 4d。

2. 取出生 0~1d 的 SD 大鼠全脑,经 0.25% 胰蛋白酶消化后,将细胞接种于培养瓶中,35℃、5% CO_2 培养箱中培养 11d 后用摇床振荡分离纯化,37℃恒温摇床上以 240r/min 振荡摇匀 2h 后,收集悬浮细胞即为小胶质细胞,将分离纯化后的小胶质细胞加入已培养 4d 的海

马神经元。

3. 神经元和小胶质细胞共同培养 8d。

4. 在海马神经元与小胶质细胞共同培养的第 5d，加入 $A\beta_{1-42}$ 继续培养 72h，于第 8d 可用于后续试验。

【模型评价】

1. 使用 RT-PCR 法检测炎症因子的相对表达水平，若造模成功则均应上升。ELISA 法检测细胞培养液中细胞因子的含量同样上升。

2. 蛋白免疫印迹检测炎症相关蛋白表达水平，应当显著上升。

【注意事项】

$A\beta$ 可以诱导神经炎症的发生发展，刺激小胶质细胞的活化，释放相关促炎因子增加，进而引起抗炎和促炎反应的失衡。较仅使用小胶质细胞，可以更好地模拟 AD 发生炎症时的病理状态。

二、三维细胞培养技术

三维细胞培养技术（three-dimensional cell culture，TDCC）是指具有三维结构不同材料的载体与不同种类的细胞在体外共同培养，使细胞能够在载体的三维立体空间结构中迁移、生长，构成三维的细胞 - 载体复合物。该复合物较传统的平面细胞培养，更大程度地模拟了体内环境。三维细胞培养技术可以模拟正常细胞的生长环境、复制复杂的组织结构和体内形态分化等细胞活动和细胞间反应、预测病程、高通量药物筛选实验、肿瘤球体检测等。在神经元的体外培养中，其优势则主要体现在研究突触、神经元退行性病变等方面。

1. 用 6%（w/v）蚕丝溶液制备孔径为 500~600μm 的蚕丝海绵。将海绵穿成 6mm 的圆盘，在中心打 2mm 的小孔，形成一个圆柱状支架。

2. 对支架进行高压灭菌并涂上粘连蛋白（0.5mg/ml）。将细胞植入多孔支架中，并允许其粘连过夜。

3. 第 2d，用 I 型大鼠尾胶原制作胶原凝胶。该模型在添加 2% B27、0.5mmol/L 谷氨酰胺和 1% 抗生素的神经基础培养基中培养 4 周，每 3d 更换一次培养基。

三、神经网络芯片

在 AD 的发生、发展中，$A\beta$ 的积累与神经元的突触功能障碍和认知功能减退之间关系密切，$A\beta$ 聚集后会导致突触上电压门控通道的开放，促使 Ca^{2+} 大量内流，最终导致轴突运输（如脑源性神经营养因子等物质）的功能障碍。同时影响正常神经元的生物电活动，所以检测和监控神经元的生物电活动及变化可以有效反映神经元状态及病理进程。该技术常结合三维微流体培养系统使用，在模拟体内状态的同时实现实时监测。

微电极阵列（microelectrode array，MEA）能够大量记录跨膜离子传输所产生的细胞外膜动作电位（action potential，AP），已经成为研究神经元网络电生理的新平台，具有时间分辨率高、多通道、高通量、可长时间记录和同步刺激等优点。通过设计制作 MEA 芯片，在修饰芯片表面后培养海马神经元并形成网络，并可以兼容多种体外 AD 模型，是一种新的体外模型研究方法。近年来，随着商业化 MEA 芯片及配套检测仪器的出现，加快了该项技术的推广。

微流控（microfluidics）设备制造。使用标准光刻在 4 英寸（10.16cm）硅片上，绘制一个 10μm 的细胞迁移通道和 100μm 的中央 / 侧腔室。基础剂和固化剂以 10：1 的重量比例混合后，倒在中央室内模具上，在 25℃真空下固化 1h，随后在 80℃烤箱中固化 3h 以上。将固化后的聚二甲基硅氧烷（polydimethylsiloxane，PDMS）复制品从模具上剥离，并为空室打 4mm 的孔。使用 50mW、5cm 的氧气等离子体将 PDMS 和玻片不可逆地组装在一起，持续 30s。粘接后立即将稀释的 BDMatrigel（1：100，BDBiosciences）注入 DMEM-F12 各孔，25℃孵育 2h，促进细胞黏附。

神经前体细胞 3D 细胞培养与分化。AD 突变导致 Aβ 和神经元纤维缠结（neurofibrillary tangles，NFT）p-tau 的过量产生。进行 3D 细胞培养时，将 BD 基质胶与细胞混合（1×10^6 细胞 /ml），使得混合物的最终细胞浓度约为 5×10^4 细胞 /ml（1：5 3D 培养）。然后使用预冷移液枪将 10μl 细胞混合物转移到微流控装置中。在凝胶固化过程中，于 37℃ 孵育 1h，再加入 100μl 分化培养基。分化培养基由 DMEM-F12 添加 2mg 肝素、2%（v/v）B27 神经补充剂、20mg EGF、20mg bFGF 和 1%（v/v）青霉素 / 链霉素 / 双霉素 b 溶液（Lonza）组成。3D 培养细胞分化 4 周，培养基每 3~4d 更换一次。

（李东岳　孙梦捷　马　涛）

参考文献

［1］高凡，高克强，贺川江，等. 基于神经网络芯片的阿尔茨海默病体外病理模型及其实时动态分析. 生物医学工程学杂志, 2019, 36 (06): 893-901, 910.

［2］方小霞，周易，孙高林，等. TGF-β1 对 Aβ_(1-42) 诱导海马神经元- 小胶质细胞共培养体系中细胞因子表达和分泌的影响. 中国应用生理学杂志, 2018, 34 (05): 385-388, 395.

［3］杨盛，何然，张飞燕，等. 细胞共培养模型及其在中枢神经系统疾病研究中的应用. 药学学报, 2016, 51 (03): 338-346.

［4］关冀弛，刘丹，陈艳阁，等. 神经细胞三维培养技术研究进展. 精准医学杂志, 2022, 37 (06): 554-558, 564.

［5］Devarasetty M, Mazzocchi AR, Skardal A. Applications of Bioengineered 3D Tissue and Tumor Organoids in Drug Development and Precision Medicine: Current and Future. BioDrugs, 2018, 32 (1): 53-68.

［6］Liu R, Meng X, Yu X, et al. From 2D to 3D Co-Culture Systems: A Review of Co-Culture Models to Study the Neural Cells Interaction. Int J Mol Sci, 2022, 23 (21): 13116.

［7］Xu S, Liu Y, Yang Y, et al. Recent Progress and Perspectives on Neural Chip Platforms Integrating PDMS-Based Microfluidic Devices and Microelectrode Arrays. Micromachines, 2023, 14 (4): 709.

［8］Pastur-Romay LA, Cedrón F, Pazos A, et al. Deep Artificial Neural Networks and Neuromorphic Chips for Big Data Analysis: Pharmaceutical and Bioinformatics Applications. Int J Mol Sci, 2016, 17 (8): 1313.

［9］Adlakha YK. Human 3D brain organoids: steering the demolecularization of brain and neurological diseases. Cell Death Discov, 2023, 9 (1): 221.

第三章
帕金森病的离体模型

第一节　帕金森病概述

帕金森病（Parkinson's disease，PD）是一种以运动障碍为特征的神经退行性疾病，在临床上主要表现为静止性震颤、运动缓慢、肌肉强直、姿势不稳、步态异常等运动障碍症状。此外，帕金森病患者还会出现多种非运动障碍症状，如便秘、嗅觉障碍、睡眠障碍、痛觉异常、抑郁、焦虑、幻觉、认知障碍甚至痴呆。运动障碍症状的主要原因是中脑黑质中的多巴胺能神经元变性，导致纹状体中神经递质多巴胺的缺乏，而非运动障碍症状的出现通常与其他相关中枢和外周神经元的损伤有关。目前帕金森病的病因机制尚不清楚，但大量研究表明可能与衰老、遗传和环境因素及其相互作用有关。衰老是帕金森病的最大风险因素，大多数帕金森病患者在 60 岁以后发病，且发病率随着年龄的增长而逐渐增加。也有一些科学研究发现，人们接触某些环境危害，如杀虫剂、除草剂和重金属（如铁、铜、铅、铝）会增加帕金森病的患病风险。此外，少数帕金森病患者有家族遗传史，这表明遗传因素在帕金森病的发病机制中发挥着重要作用。迄今为止，已发现多种基因突变与帕金森病的发病机制相关，包括导致常染色体显性突变（SCNA、GBA1、LRRK2 和 VPS32）和常染色体隐性突变（如 PRKN、PINK1 和 DJ-1）。

帕金森病的一个显著特征就是选择性神经元退化，尤其在中脑黑质致密区域的多巴胺神经元变异表现最为明显。当中脑黑质中 60%~70% 的多巴胺能神经元退化时，会导致纹状体中神经递质多巴胺的缺乏，这是帕金森病运动症状的主要原因。除中脑黑质中的多巴胺神经元外，几个皮质下核团也可见细胞丢失，如蓝斑、Meynert 基底核、迷走背核、脑桥核、中缝核、下丘脑和嗅球。这些部位的神经变性会影响各种非多巴胺能神经递质系统，例如胆碱能、腺苷能、谷氨酸、γ- 氨基丁酸（γ-aminobutyric acid，GABA）能、去甲肾上腺素能、血清素能和组胺能能量传输系统。研究发现帕金森患者除了出现大脑、脊髓神经系统和广泛的周围神经系统的神经元和中继系统的损害外，例如颈椎和胸椎的交感神经节，包括胃肠道、子宫、膀胱、皮肤、心血管等神经系统也都存在不同程度的退化和功能障碍。这种黑质纹状体系统外的神经变性被认为与帕金森病的非运动症状有关，但确切的病理机制仍不清楚。帕金森病神经病理学的另一个关键特征是活体神经元中出现被称为路易小体的蛋白质沉积即包涵体的形成，其主要成分 α- 突触核蛋白（α-Synuclein，α-Syn）错误折叠并聚集成纤维。α- 突触核蛋白不仅存在于大脑和脊髓中，而且广泛存在于周围神经系统中。其在中枢和周围神经组织中的广泛分布和病理播散是帕金森病患者中枢和周围神经系统广泛变性以及各种运动和非运动症状的重要原因。

目前认为帕金森病的神经病理机制与线粒体功能障碍、免疫炎症、蛋白质降解系统异常有关。对于患有帕金森病的患者来说，其线粒体的功能紊乱主要是由于复合物 I 的缺失引起的。一种名为 1- 甲基 -4- 苯基 -1,2,3,6- 四氢吡啶（1-methyl-4-phenyl-1,2,3,6-tetrahydropyridine，MPTP）的物质能够阻碍线粒体呼吸链中的复合物 I 的活动，这可能导致人类患上帕金森病。此外，MPTP 和鱼藤酮等能影响线粒体酶复合物 I 的毒性化合物也已经被证实会引发啮齿动物乃至非人灵长类的帕金森病。研究发现除了线粒体功能障碍外，帕金森病患者还表现出溶酶体自噬系统和泛素 - 蛋白酶体系统功能障碍，当这些系统受到抑制或者发生紊乱时都可能导致动物患帕金森病。小胶质细胞和星形胶质细胞也被发现在帕金森病患者的大脑中存在异常，有研究指出引起神经炎症的细菌脂多糖可导致多巴胺能神经元损伤和动物运动功能异常。进一步的研究发现，α- 突触核蛋白的异常修饰和聚集可能是由线粒体功能失调、免疫炎症反应以及蛋白质降解系统的异常引发，而这些系统异常会进一步加重线粒体功能失调、炎症反应以及蛋白质降解系统的异常，最终可能导致神经系统出现异常、功能受损甚至死亡。

帕金森疾病理想的细胞模型是研究帕金森病的病因、病理、诊断和治疗的重要工具。迄今为止，已开发出多种帕金森病实验模型，包括神经毒素模型、免疫炎症模型、病原体蛋白转基因或基因转染模型、α- 突触核蛋白毒性聚集体模型等。这些模型可以在不同的水平上构建，例如细胞水平、器官型脑切片水平以及整个动物水平。本章将重点介绍帕金森细胞模型和器官 - 脑切片模型的准备、优缺点以及应用。

（郑仰民　李　伟　于　顺）

参考文献

［1］ Kouli A, Torsney KM, Kuan WL. Parkinson's Disease: Etiology, Neuropathology, and Pathogenesis ‖ Stoker TB, Greenland JC. Parkinson's Disease Pathogenesis and Clinical Aspects. Brisbane (AU): Codon Publications, 2018.

［2］ Yu S, Chan P. Role of α-synuclein in neurodegeneration: implications for the pathogenesis of Parkinson's disease. Essays Biochem, 2014, 56 (1): 125-135.

［3］ Schulte C, Gasser T. Genetic basis of Parkinson's disease: inheritance, penetrance, and expression. Appl Clin Genet, 2011, 4: 67-80.

［4］ Jagmag SA, Tripathi N, Shukla SD, et al. Evaluation of Models of Parkinson's Disease. Front Neurosci, 2016, 9: 503.

［5］ Kulkarni A, Preeti K, Tryphena KP, et al. Proteostasis in Parkinson's disease: Recent development and possible implication in diagnosis and therapeutics. Ageing Res Rev, 2023, 84: 101816.

［6］ Mani S, Sevanan M, Krishnamoorthy A, et al. A systematic review of molecular approaches that link mitochondrial dysfunction and neuroinflammation in Parkinson's disease. Neurol Sci, 2021, 42 (11): 4459-4469.

［7］ Chia SJ, Tan EK, Chao YX. Historical Perspective: Models of Parkinson's Disease. Int J Mol Sci, 2020, 21

(7): 2464.

［8］ Falkenburger BH, Saridaki T, Dinter E. Cellular models for Parkinson's disease. J Neurochem, 2016, 139: 121-130.

［9］ Tolosa E, Garrido A, Scholz SW, et al. Challenges in the diagnosis of Parkinson's disease. Lancet Neurol, 2021, 20 (5): 385-397.

［10］ Chen Z, Li G, Liu J. Autonomic dysfunction in Parkinson's disease: Implications for pathophysiology, diagnosis, and treatment. Neurobiol Dis, 2020, 134: 104700.

第二节 帕金森细胞模型概述

体外细胞模型是帕金森病研究的基本工具之一,包括细胞和分子水平的实验研究,具有快速、稳定、定量、经济的优点,可用于微观和机制研究。帕金森细胞模型通常是指可以在细胞水平上模拟的帕金森病的病理状态。帕金森病细胞模型可以通过多种方式创建,包括神经毒素,如 6- 羟基多巴、MPTP 和鱼藤酮。神经毒素无法穿过血脑屏障,这使得在动物中模拟在体毒性药物诱导模型变得更加困难,但灵长类动物和啮齿类动物的大脑突触体可以以类似的方式吸收它们,使得这些神经毒素实现了体外神经细胞培养。帕金森病的遗传学研究认为,帕金森病中只有约 10% 是遗传性的,但遗传学研究对于揭示帕金森病的发病机制和治疗非常重要。当前已经确认,家族性帕金森病与 *α-synuclein*、*parkin*、*dj-1*、*lrrk2* 和 *tau* 的基因变异有关。因此,现行的转基因模型包括了 *α-synuclein*、*parkin*、*dj-1* 转基因小鼠。利用这些基因转染神经细胞构建帕金森细胞模型,可以更好地复制遗传因素导致神经元突变死亡的机制,如转染 α- 突触核蛋白基因、α- 突触核蛋白预制纤维、诱导干细胞。但是无论使用何种手段,都需要细胞模型来复制帕金森病的两个主要病理特征:多巴胺神经元损伤和 α- 突触核蛋白聚集体的形成。帕金森病模型的构建涉及到众多细胞系,每个细胞系都有其独特性,并且不同的细胞系会导致不同实验结果。在接下来的部分,我们将介绍一些常见的帕金森病细胞模型来用于研究帕金森氏症的相关机制,如细胞内异常 α- 突触核蛋白聚集体的形成、细胞凋亡、氧化应激损伤和线粒体功能障碍,也可用于筛选帕金森治疗药物。帕金森细胞模型可以在单细胞水平上有效分析基因和蛋白质表达、生化和功能变化,已成为帕金森疾病研究的重要工具。在最近的几年中,帕金森细胞模型已经转变为研究帕金森病的主要手段,并在探索帕金森病的发病原理和治疗方法上起着关键作用。

体外细胞模型快速、经济,其机制易于研究,是新药靶向和药物筛选的良好工具。一个理想的帕金森细胞模型应具备以下特点:①重复性好,可以保证检测结果的稳定性和可靠性;②与帕金森病高度一致,并能模拟帕金森神经元的病理变化,如多巴胺分泌、酪氨酸羟化酶免疫组化检测阳性、可产生路易小体(LB)即嗜酸性包涵体等物质;③可操作性强,易于培养和病理检测。同时,帕金森细胞模型还具有以下优点:①实验周期短、成本低;②易于进行基因和药物干预,实验条件可以很好地控制;③模拟帕金森病理变化时间短,无需伦理论证；④单个细胞之间的差异很小，影响因素也很少。但体外细胞模型也存在一些缺点：①帕金森疾病的大部分特征无法复制；②无法模拟整体层面的病理变化过程；③难以模拟在体模型细胞之间的相互作用，例如神经元和胶质细胞之间的相互作用。因此，选择合适的帕金森细胞模型不仅可以推进帕金森病发病机制的研究，而且对于新药靶点的发现、靶向药物的设计、有效化合物的筛选、预测药物的体内疗效也具有重要意义。

目前，帕金森病的细胞模型主要分为六大类：

一、神经毒素模型

神经毒素模型是帕金森病研究中最早使用的细胞模型，也是早期筛选帕金森治疗药物最常用的方法之一，主要针对多巴胺信号传导，引起黑质多巴胺神经元选择性变性。相较于其他的模式类型来说，这种类型的建模方法具备显著优势——它们的实施过程较为简便且费用较低，因此吸引了众多科研人员的关注。同时它们也在现实的研究环境里得到了大量的运用。现在最为常用的神经毒素种类包括 6- 羟基多巴胺（6-hydroxydopamine，6-OHDA）和 MPP$^+$，还有一些如鱼藤素类的神经毒素也被用于模拟帕金森症状的发生机制。这些神经毒素的作用方式是通过抑制脑中线粒体氧化酶 I 的活性从而引发一系列类似帕金森发生的病变反应，与其他模型相比，该类模型具有明显的优势，以其操作相对简单、成本低廉而受到研究者的青睐，在实际研究中得到广泛应用。

二、遗传模型

遗传因素是家族性或早期帕金森病的重要原因。目前，已发现多种与帕金森病发病相关的风险基因，如 *SNCA*、*PARK7*、*PRKN*、*GBA*、*LRRK2* 等。其中 *SNCA* 基因可编码帕金森病理学关键蛋白 α- 突触核蛋白（α-Synuclein，α-Syn），其基因点突变主要包括 *A53T*、*A30P*、*E46K*。上述风险基因的过度表达或突变是建立帕金森细胞模型的重要方向，并可以通过细胞转染获得稳定遗传的相关细胞系。尽管遗传学方法构建的帕金森细胞模型和使用其他神经毒素制成的模型之间存在某些区别，但其表现出的特性却有所不同：例如，神经毒素如 6- 羟基多巴胺、1,4- 苯基 -1,2,3,6- 四氢吡啶及鱼藤酮等所建立的模型方法简单，无法精确反映出帕金森疾病的典型病变情况。然而，以 α- 突触核蛋白为基础的帕金森细胞模型则能够引发该疾病特有的病理转变，相较于神经毒素模型，它能更准确地再现帕金森病情的变化历程。下文将以 *SNCA* 基因编码过表达 α-Syn 建立模型为例进行介绍。

三、α-Syn 预制原纤维模型

异常的 α-Syn 聚集体是路易小体的主要组成成分，是帕金森病病理结构的主要特征，也是帕金森病病理向神经系统扩散的重要因素。近年来大量研究表明，α-Syn 的特异聚集具备类似于朊病毒的传染特点，可以在神经元细胞内部发生扩散。这种情况会引起大脑内生成更多的 α-Syn 聚合物，并可能引起负责运动区域的神经元死亡，从而引起脑损伤。因此，研究人员将 α-Syn 原纤维接种到原代神经元细胞中，发现诱导出大量包涵体，且其磷酸化水平显著升高。同时，α-Syn 原纤维创建的帕金森病动物模型可诱发大量路易小体形成，与帕金森病患者的病理特征相似。α-Syn 预制原纤维（preformed fibrils，PFFs）是由重组人 α-Syn 在体外通过特定方法制备的纤维。α-Syn 预制原纤维具有破坏神经元的功能，可导致 α-Syn 神经病理学在神经细胞之间传播和扩散。更重要的是，与传统的神经毒性模型和 α-Syn 过表达的转基因模型相比，利用 α-Syn 祖细胞纤维制作的帕金森细胞模型中诱发的内源性 α-Syn 水平更接近人体生理状态下引发的病理变化，更类似于人类疾病。因此，利用 α-Syn 原纤维创建帕金森病模型有望成为研究帕金森病体内类路易小体病理学的通用建模方法以及研究帕金森病神经病理学的重要工具。

四、炎症 - 免疫异常细胞模型

尽管已有大量证据支持神经炎症在帕金森病发生和进展中的关键作用，但是其确切的原理仍未被彻底揭示。帕金森病的炎症现象可能与其炎症路径相关联，这可能是由于衰老和神经元损伤导致的神经胶质细胞激活及相关的免疫变化所致。目前，多项研究已证实神经炎症参与并可驱动帕金森病的发生、发展，这在很大程度上与脑内小胶质细胞的激活、促炎因子的增加以及帕金森病的表达有关。这些相关神经毒性的存在会引起帕金森病患者脑部多巴胺能神经元的大量丧失与减弱，进而使得体内的多巴胺数量显著下降，触发了各种神经炎症的发生。无论是在针对帕金森症的临床研究上还是其基本理论研究方面，构建有效且适宜的细胞模型都具有关键作用。因此，使用小胶质细胞来创建一种炎症 - 免疫异常细胞模型，并观测其细胞形态和功能上的变化，以探索激活后的小胶质细胞如何损害神经元的潜在原理，这对理解帕金森病的免疫机制具有重要意义。

五、诱导多功能干细胞模型

人类诱导多能干细胞（induced pluripottems，iPSCs）自出现以来已广泛应用于疾病研究的各个领域，而患者来源的细胞诱导的 iPSCs 可以建立特定的疾病模型。在构建帕金森病模型的过程中，首先将患者携带的葡萄脑苷酯 *GBA-N370S* 等致病基因的体细胞重新编程为类似于胚胎干细胞的多能干细胞，然后再进一步转化为具有多巴胺能的神经元，目前该细胞模型已成为研究帕金森病分子机制和药物筛选的重要工具。

六、帕金森大脑切片模型

体外培养的器官 - 脑切片模型自 20 世纪 90 年代以来就已出现。该模型保持与体内组织非常相似的细胞结构、调节机制和突触回路，且培养条件和干预方法简单，控制简单。更重要的是，不受血脑脊液屏障的束缚。与细胞培养相比，能够提供更复杂且近乎实体的三维结构和特定的运输和扩散方式，并且器官型脑切片的培养可以维持神经网络连接和稳定的微环境，可以很好地模拟体内环境。目前帕金森脑切片模型已广泛应用于中枢神经系统疾病的发病机制和药物研究。

（郑仰民　李伟　于顺）

参考文献

［1］Orth M, Tabrizi SJ. Models of Parkinson's disease. Mov Disord, 2003, 18 (7): 729-737.

［2］Day JO, Mullin S. The Genetics of Parkinson's Disease and Implications for Clinical Practice. Genes (Basel), 2021, 12 (7): 1006.

［3］Lees AJ, Hardy J, Revesz T. Parkinson's disease. Lancet, 2009, 373 (9680): 2055-2066.

［4］Goldman SM. Environmental toxins and Parkinson's disease. Annu Rev Pharmacol Toxicol, 2014, 54: 141-164.

［5］Ahn EH, Kang SS, Liu X, et al. Initiation of Parkinson's disease from gut to brain by δ-secretase. Cell Res, 2020, 30 (1): 70-87.

［6］Jarbæk Nielsen JJ, Lillethorup TP, Glud AN, et al. The application of iPSCs in Parkinson's disease. Acta Neurobiol Exp (Wars), 2020, 80 (3): 273-285.

［7］Beccano-Kelly DA, Cherubini M, Mousba Y, et al. Calcium dysregulation combined with mitochondrial failure and electrophysiological maturity converge in Parkinson's iPSC-dopamine neurons. iScience, 2023, 26 (7): 107044.

［8］Stoddard-Bennett T, Reijo Pera R. Treatment of Parkinson's Disease through Personalized Medicine and Induced Pluripotent Stem Cells. Cells, 2019, 8 (1): 26.

［9］Bose A, Petsko GA, Studer L. Induced pluripotent stem cells: a tool for modeling Parkinson's disease. Trends Neurosci, 2022, 45 (8): 608-620.

［10］Xie HR, Hu LS, Li GY. SH-SY5Y human neuroblastoma cell line: in vitro cell model of dopaminergic neurons in Parkinson's disease. Chin Med J (Engl), 2010, 123 (8): 1086-1092.

［11］Mustapha M, Mat Taib CN. MPTP-induced mouse model of Parkinson's disease: A promising direction of therapeutic strategies. Bosn J Basic Med Sci, 2021, 21 (4): 422-433.

［12］Xicoy H, Wieringa B, Martens GJ. The SH-SY5Y cell line in Parkinson's disease research: a systematic review. Mol Neurodegener, 2017, 12 (1): 10.

［13］Gómez-Benito M, Granado N, García-Sanz P, et al. Modeling Parkinson's Disease With the Alpha-Synuclein Protein. Front Pharmacol, 2020, 11: 356.

［14］Björklund A, Nilsson F, Mattsson B, et al. A Combined α-Synuclein/Fibril (SynFib) Model of Parkinson-Like Synucleinopathy Targeting the Nigrostriatal Dopamine System. J Parkinsons Dis, 2022, 12 (8): 2307-2320.

［15］Tansey MG, Wallings RL, Houser MC, et al. Inflammation and immune dysfunction in Parkinson disease. Nat Rev Immunol, 2022, 22 (11): 657-673.

［16］李婷婷, 梁迎春. 帕金森病体外细胞模型. 医学综述, 2013, 06: 1003-1006.

［17］陈璐, 张丽慧, 张家凤, 等. 帕金森病细胞模型及实验研究. 健康研究, 2013, 03: 179-183.

第三节　基于神经毒素诱导的帕金森细胞模型

一、6- 羟基多巴胺诱导的帕金森细胞模型

儿茶酚胺能神经毒素 6- 羟基多巴胺（6-hydroxydopamine，6-OHDA）是第一个用于制备

帕金森病模型的药物,在人体与实验环境中都具有神经毒性的特性。它是一个对多巴胺神经元有特异性伤害的多巴胺羟基化模拟物,被称为一种专门针对多巴胺神经元的化学破坏物质。6-OHDA 也常被视为一种生理性内源性神经毒素,它能够通过多巴胺神经元或者其终端膜上的运输蛋白质自主吸收进入细胞内部,并在此过程中由单胺氧化酶或是铁元素引发自发氧化反应或生成神经毒素,例如氢氧自由基、醌类及生物碱等,这些神经毒素主要攻击多巴胺神经元,从而造成黑质 - 纹状体中的多巴胺系统的损害和细胞死亡,进而影响到相关功能,最终表现出类似帕金森病的症状。目前,6-OHDA 在损害中枢神经元中的作用已被明确知晓并广泛应用于帕金森病细胞模型的构建。本节以 6-OHDA 诱导的神经肿瘤细胞系SH-SY5Y 细胞为例,构建帕金森细胞模型。SH-SY5Y 细胞来源于人神经母细胞瘤细胞系SK-N-SH 亚系经过三个克隆(SK-N-SH → SH-SY → SH-SY5 → SH-SY5Y)产生。SH-SY5Y细胞生长迅速,具有多巴胺能神经元的许多特征,包括多巴胺 β- 羟化酶和酪氨酸羟化酶的表达以及多巴胺转运蛋白的活性,可以模拟多巴胺能神经元,SH-SY5Y 细胞本身表达低水平的多巴胺受体,因此 SH-SY5Y 细胞可以评估多巴胺激动剂的神经保护作用。在一定的药物诱导下,SH-SY5Y 细胞可以分化为多巴胺,这是一种更明显的神经元表型,并且一些分化的 SH-SY5Y 细胞与原代中脑神经元相似,SH-SY5Y 细胞具有多巴胺能特性,具有合成酪氨酸羟化酶、多巴胺 β- 羟化酶和多巴胺转运蛋白的能力,广泛应用于帕金森病细胞模型中。此外,该类细胞系在帕金森神经病理学中能够更好地吸收外源毒素并模拟线粒体功能障碍引起的多巴胺神经元损伤,已被广泛用作帕金森病研究的多巴胺能神经元模型细胞。

【实验设备及耗材】

超净工作台、体式显微镜、离心机、恒温水浴锅、细胞计数仪、细胞培养箱、细胞培养板、无菌过滤网(40μm)、巴斯德无菌吸管、手术器械、离心管。

【实验试剂】

SH-SY5Y 细胞、6-OHDA、高糖培养基、胎牛血清、胰蛋白酶、青 - 链霉素(100×)、磷酸盐缓冲液。

【实验步骤】

1. 取 SH-SY5Y 细胞在含有 10% 胎牛血清(100U/ml 氨苄青霉素和 100μg/ml 链霉素)的 DMEM 培养基中于 37℃、5% CO_2 饱和湿度的培养箱中培养。每 2~3d 更换一次细胞培养基,并每 3~4d 传代一次。显微镜下观察到 SH-SY5Y 细胞生长覆盖 75cm² 培养瓶底部约90% 时,弃去培养瓶中的培养基,用 PBS 冲洗细胞,加入约 3ml 的 0.25% 胰蛋白酶消化液,室温消化 2~3min(倒置显微镜观察,可以看到大部分 SH-SY5Y 细胞萎缩,细胞之间出现间隙),轻轻敲击培养瓶,将大团细胞群分成小团。显微镜下观察到细胞分散后,立即加入 3ml含 10% FBS 的完全培养基终止消化。用移液枪沿瓶底吹打细胞,直至细胞完全从培养瓶底部释放,然后转移至 15ml 离心管中,室温下以 1 000r/min 离心 3min 以获得细胞沉淀。弃去上清,加入 2ml 低糖 DMEM-F12 完全培养基至细胞沉淀中,用 1ml 移液枪吸打 6~8 次,然后用吸管加入 8ml 低糖 DMEM-F12 完全培养基继续吸打 15~18 次,制成单细胞悬液。细胞计数后稀释为细胞密度为 5×10^6 个 / 瓶,均匀接种至 2 个或多个新的 75cm² 培养瓶中,加入

DMEM-F12 低糖完全培养基,并置于 5% CO$_2$、37℃培养箱中进行细胞培养。

2. 将生长状态良好的 SH-SY5Y 细胞用无菌 PBS 冲洗两次,胰酶消化并计数细胞,将细胞重悬于 DMEM-F12 完全培养基中,使细胞浓度为 5×10^5 个 /ml。用样品枪将细胞悬液加入 24 孔板中,每孔细胞数为 5×10^4 个。将 24 孔板置于 5% CO$_2$、37℃培养箱中培养 24h。

3. 用 0.2% 维生素 C 溶液溶解 6-OHDA 至浓度为 10mol/ml(100×)。

4. 用 0.2% 维生素 C 溶液将 6-OHDA 稀释成 10、5、2.5、1.25、0.625mol/ml 5 个浓度梯度,将稀释后的 6-OHDA 分别加入 24 孔板中,5ml/ 孔,使 6-OHDA 的终浓度分别为 100、50、25、12.5mol/L,维生素 C(终浓度为 0.002%)与对照组同时空置,最后将 24 孔板放回培养箱中,继续培养。

5. 分别于加药后 0、6、12、24、36、48h 取出细胞,更换新的细胞培养基,培养 48h 后加入 CCK-8 试剂,置于细胞培养箱中继续培养 2h。

6. 将上清液转移至 96 孔板中,每孔 100μl,每个样品做 4 个重复孔。立即使用多功能酶标仪测定 450nm 波长处的吸光度值,并绘制细胞增殖曲线。

7. 将细胞培养基加入 24 孔板中,400μl/ 孔,于倒置显微镜下对细胞进行成像。

二、MPP$^+$ 诱导的帕金森细胞模型

MPP$^+$ 是 1- 甲基 -4- 苯基 -1,2,3,6- 四氢吡啶(1-methyl-4-phenyl-1,2,3,6-tetrahydropyridine,MPTP)的代谢产物之一,它能够穿越血脑屏障,并且在被单胺氧化酶 B 激活后对神经胶质细胞产生效应。当其作用于多巴胺神经元时,会在线粒体内部形成聚合物,从而阻止电子传递过程中 I 型复合物的功能,进而破坏细胞的正常呼吸机制,引发病变或者死亡,最终模拟出类似于帕金森病的病理状况。目前,MPP$^+$ 已广泛应用于诱导帕金森细胞模型的内在发病机制研究和药物筛选。本节以 MPP$^+$ 诱导的非神经元肿瘤系 PC12 细胞建立帕金森病细胞模型为例进行介绍。PC12 细胞是小鼠肾上腺嗜铬细胞瘤细胞系,是 1976 年 Greene 和 Tischler 从小鼠肾上腺髓质瘤移植而来的单克隆细胞系。分化后的 PC12 细胞通常呈圆形并形成小的团块状结构,直径 15~20μm。经神经生长因子(nerve growth factor,NGF)处理后,PC12 细胞分化为神经元样细胞,神经突数量和长度显著增加,从生理、生化角度看,神经生长因子诱导的 PC12 细胞具有神经元形态和功能。目前,PC12 细胞模型已成为抗帕金森药物体外基础研究的理想细胞模型。

【实验设备及耗材】

超净工作台、体式显微镜、台式高速低温离心机、恒温水浴锅、细胞计数仪、细胞培养箱、细胞培养板、无菌过滤网(40μm)、巴斯德无菌吸管、手术器械、离心管,紫外分光光度计。

【实验试剂】

PC12 细胞,1- 甲基 -4- 苯基吡啶(MPP$^+$,于 0.9% 氯化钠溶液中溶化,配成储备液,浓度 10mmol/L,分装后置于 −20℃避光保存),DMEM 高糖培养基,胎牛血清,胰蛋白酶,青 - 链霉素(100x),磷酸盐缓冲液。

【实验步骤】

1. PC12 细胞在含 10% 胎牛血清和 1% 青霉素 - 链霉素双抗体的高糖 DMEM 培养基中置于 37℃、5% CO_2 细胞培养箱中培养。当细胞生长至 70%~80% 时,将细胞培养瓶从培养箱中取出,在外壁喷洒 75% 酒精,放入超净工作台中。打开瓶盖,用移液枪吸出培养基,用 PBS 洗涤细胞 1~2 次,加入约 1ml 0.25% 胰蛋白酶消化,平放培养瓶后轻轻摇动,使胰蛋白酶与内部细胞接触均匀。显微镜下观察细胞,细胞间间隙增大,细胞间无连接,细胞变圆形,即可弃去胰蛋白酶消化液,加入含 10% FBS 的高糖 DMEM 培养基,抑制胰蛋白酶消化液活性使其停止消化。然后用移液器反复吹打细胞培养瓶的底壁,使细胞与底壁完全分离并分散成单细胞悬液,确保吹掉所有的底部和烧瓶边缘的细胞。将细胞悬液转移至离心管中,1 000r/min 离心 2min,弃去上清。加入含 10% 胎牛血清的高糖 DMEM 培养基,用移液管吹打细胞,制成均匀的细胞悬液转移至培养瓶中并置于 37℃、5% CO_2 培养箱中继续培养。待细胞进入对数生长期后,取出生长良好的细胞用于后续实验。

2. MPP^+ 浓度梯度设计,分别设计 0、0.25、0.5、0.75、1、1.25mmol/L MPP^+ 6 种浓度。

3. 将对数生长期的 PC12 细胞接种于 96 孔板中,每孔放置 8 000~10 000 个细胞,移液枪吸取 100μl DMEM 高糖培养基,每组设 4 个重复孔,每板做一组空白,空白组中每孔加入 100μl DMEM 高糖培养基,在 37℃、5% CO_2 的细胞培养箱中培养。

4. 细胞贴壁后,每孔更换 100μl 含不同浓度 MPP^+ 的完全培养基(空白孔用新的完全培养基更换),继续培养 24h。

5. 检测前结束培养,每孔加入 10μl CCK-8 试剂,将 96 孔板放入细胞培养箱中,37℃、5% CO_2 培养 3~4h。

6. 用酶标仪检测 OD 值,检测波长为 450nm。

三、鱼藤酮诱导的帕金森细胞模型

鱼藤酮是一种由醉鱼科植物毛鱼藤的胶状液汁提取出来的具有亲脂性的有机化学物,它是一种传统的植物杀虫剂,日常生活中常用的灭蚊片除虫菊酯中也含有鱼藤酮。鱼藤酮被认为是安全天然化合物,但它会引起神经系统症状,如精神错乱、头晕、头痛甚至颤抖。由于鱼藤酮具有亲脂性,其可以自由穿过血脑屏障,不依赖多巴胺转运蛋白直接进入细胞质,选择性作用于复合物Ⅰ线粒体和细胞微管,诱导脂质过氧化和过量活性氧形成,抑制线粒体对氧的利用,引起线粒体膜去极化、Ca^{2+} 失衡、蛋白质羟基增加和蛋白质变性,最终诱发氧化应激,引起神经细胞损伤和凋亡。研究证实,啮齿动物长期慢性接触鱼藤酮等农药,可导致帕金森样病理和行为改变,包括黑质纹状体多巴胺能神经元减少和 α- 突触核蛋白的形成。因此,鱼藤酮被广泛用于创建帕金森病的细胞模型。

神经毒素诱导的帕金森病细胞模型通常使用 PC12 和 SH-SY5Y 细胞系。尽管这两种神经细胞系在某些功能上与多巴胺能神经元相似,但由于均起源于肿瘤细胞,因此许多生物学特性与多巴胺能神经元明显不同,而直接从胎鼠中脑分离培养的原代神经元最具代表性。通过用外源性神经毒素(例如 6- 羟基多巴胺、MPP^+ 或鱼藤酮)或用内源性细胞因子 / 抗体

(例如帕金森氏血清免疫球蛋白)处理原代神经元,可以实现帕金森氏多巴胺能神经元的模拟。本节以鱼藤酮诱导原代神经元细胞形成帕金森细胞模型为例进行相关介绍。

【实验设备及耗材】

超净工作台、体式显微镜、台式高速低温离心机、恒温水浴锅、细胞计数仪、细胞培养箱、细胞培养板、无菌过滤网(40μm)、巴斯德无菌吸管、手术器械、离心管、紫外分光光度计。

【实验试剂】

多聚赖氨酸、水合氯醛、DMEM-F12 培养基、Neurobasal 培养基、胎牛血清、青链霉素、谷氨酰胺、胰蛋白酶、鱼藤酮、HBSS 缓冲液、种植液:DF12 + 10% FBS + 0.5% 双抗、培养液:NB 培养基 + 0.25% Glu + 0.5% 双抗 + 2% B27。

【实验步骤】

1. 实验开始前用多聚赖氨酸(poly-D-lysine,PDL)(0.1mg/ml)包被 48 孔板,置于 4℃过夜,使用前用 ddH$_2$O 清洗 1~2 次,放入培养箱中干燥。

2. 在超净台外用水合氯醛麻醉 16~18d 孕鼠,将麻醉后的孕鼠放入 75% 酒精中,剪开腹部皮肤,剪取胚胎,置于含有 6~8ml 解剖液的培养皿中。

3. 将含解剖液的培养皿喷酒精后放入另一新的培养皿中。取出胎鼠,剪下脑组织,置于培养皿中。显微镜下分离两侧大脑皮层,小心剥离脑膜,将大脑皮层压碎成小片,置于 0.05% 胰蛋白酶消化液中,37℃消化 3min,消化过程中摇晃数次,使脑组织与胰蛋白酶充分接触。

4. 加入等体积培养液中和胰蛋白酶消化液,用 1ml 移液枪缓慢吹打约 10 次,将脑组织吹至单细胞状态。

5. 将直径 70μm 的尼龙滤膜置于 50ml 离心管中,过滤步骤 4 中的细胞悬液。

6. 900r/min 离心 5min,弃上清,加入适量培养液重悬细胞,以 24 000~36 000 个 /cm^2 密度接种于 48 孔板中,37℃、5% CO$_2$ 条件下培养。

7. 6h 后更换培养基,并全部更换为完全培养基,根据细胞状态每 2~3d 更换一次培养基,直至细胞密度达到 80%~90%。

8. 配制鱼藤酮母液 称取鱼藤酮粉末溶解于 DMSO 中,配制成浓度为 100μmol/L 的鱼藤酮母液,并根据工作液浓度以 1:100 的比例用无血清细胞培养基稀释母液至 100nmol/L。分配阴性组时,应使用 DMSO 溶液作为对照。

9. 细胞计数后,按 1×10^4 个 / 孔接种到 96 孔板中,加入稀鱼藤酮工作液替换原培养基,置于 37℃、5% CO$_2$ 培养箱中继续培养。24h 后,弃去鱼藤酮工作液,用 HBSS 溶液洗涤细胞 3 次,加入细胞培养基进行进一步处理或检测实验。

【注意事项】

1. 构建神经毒素模型的细胞类型可选自原代神经元或细胞系如 SH-SY5Y,并根据实验设计综合考虑。

2. 为避免 DMSO 溶剂引起的细胞毒性,工作液中 DMSO 的浓度不应超过 0.1%。

3. 预实验阶段应根据实验要求、处理细胞类型等选择合适的神经毒素处理浓度和处理时间，以达到最佳的模型构建效果。

四、神经毒素诱导的帕金森细胞模型评价

（一）细胞形态、数量和活性试验

观察细胞形态验证建模效果。不含神经毒素的细胞，黏附能力强，细胞体积较大，神经突更长、更清晰；经神经毒素处理后，细胞体积变小，突起减少、缩短，细胞黏附能力减弱。而随着神经毒素浓度的增加和工作时间的延长，细胞变小、变圆，凸起减少甚至消失；测定细胞活力以验证造模效果，测定单位面积细胞数的变化，并通过还原实验二苯基四唑溴化盐［3-（4,5-Dimethylthiazol-2-yl)-2,5-diphenyltetrazolium bromide，MTT］鉴定细胞活力和细胞乳酸脱氢酶释放试验检测细胞损伤，可以观察神经毒素和药物的保护作用。

（二）细胞凋亡坏死

TUNEL（TdT-mediated dUTPnick end labeling）技术的主要原理是通过脱氧核糖核苷酸末端转移酶（terminal deoxynucleotidyl transferase，TdT）介导带有荧光的 dUTP 连接到凋亡细胞或凋亡小体中，由核酸内切酶切断 DNA 的 3'-末端，从而进行培养细胞的凋亡检测，是凋亡检测常用的和特异性方法。

（三）帕金森疾病相关分子检测

采用 RT-PCR 方法检测细胞内 α-突触核蛋白表达变化，采用 Western blotting 和免疫细胞化学染色检测蛋白产物的表达和分布。与正常细胞相比，经神经毒素处理的细胞胞浆呈棕色，1 个或多个 α-突触核蛋白阳性颗粒呈圆形、椭圆形或不规则形，大多位于细胞核周围。观察细胞包涵体形成情况，光镜下可见神经毒素处理组细胞质中出现嗜酸性路易体样包涵体，细胞突起较少，细胞体和细胞核增大，细胞质疏松。

（郑仰民　李伟　于顺）

参考文献

［1］ Alrashidi H, Eaton S, Heales S. Biochemical characterization of proliferative and differentiated SH-SY5Y cell line as a model for Parkinson's disease. Neurochem Int, 2021, 145: 105009.

［2］ Betarbet R, Sherer TB, MacKenzie G, et al. Chronic systemic pesticide exposure reproduces features of Parkinson's disease. Nat Neurosci, 2000, 3 (12): 1301-1306.

［3］ Wongtrakul J, Thongtan T, Kumrapich B, et al. Neuroprotective effects of *Withania somnifera* in the SH-SY5Y Parkinson cell model. Heliyon, 2021, 7 (10): e08172.

［4］ Chen CH, Hsu PC, Hsu SW, et al. Protective Effects of Jujubosides on 6-OHDA-Induced Neurotoxicity in SH-SY5Y and SK-N-SH Cells. Molecules, 2022, 27 (13): 4106.

［5］ Rehfeldt SCH, Silva J, Alves C, et al. Neuroprotective Effect of Luteolin-7-O-Glucoside against 6-OHDA-Induced Damage in Undifferentiated and RA-Differentiated SH-SY5Y Cells. Int J Mol Sci, 2022, 23 (6): 2914.

［6］ Zhuang XX, Wang SF, Tan Y, et al. Pharmacological enhancement of TFEB-mediated autophagy alleviated neuronal death in oxidative stress-induced Parkinson's disease models. Cell Death Dis, 2020, 11 (2): 128.

［7］ Liu L, Yang S, Wang H. α-Lipoic acid alleviates ferroptosis in the MPP$^+$-induced PC12 cells via activating the PI3K/Akt/Nrf2 pathway. Cell Biol Int, 2021, 45 (2): 422-431.

［8］ Zhang L, Ding W, Sun H, et al. Salidroside protects PC12 cells from MPP⁺-induced apoptosis via activation of the PI3K/Akt pathway. Food Chem Toxicol, 2012, 50 (8): 2591-2597.

［9］ Cheng B, Yang X, Chen C, et al. D-beta-hydroxybutyrate prevents MPP⁺-induced neurotoxicity in PC12 cells. Neurochem Res, 2010, 35 (3): 444-451.

［10］ Zhou F, Ju J, Fang Y, et al. Salidroside protected against MPP⁺-induced Parkinson's disease in PC12 cells by inhibiting inflammation, oxidative stress and cell apoptosis. Biotechnol Appl Biochem, 2019, 66 (2): 247-253.

［11］ Zhao Z, Ning J, Bao XQ, et al. Fecal microbiota transplantation protects rotenone-induced Parkinson's disease mice via suppressing inflammation mediated by the lipopolysaccharide-TLR4 signaling pathway through the microbiota-gut-brain axis. Microbiome, 2021, 9 (1): 226.

［12］ Radad K, Al-Shraim M, Al-Emam A, et al. Rotenone: from modelling to implication in Parkinson's disease. Folia Neuropathol, 2019, 57 (4): 317-326.

［13］ Van Laar VS, Arnold B, Berman SB. Primary Embryonic Rat Cortical Neuronal Culture and Chronic Rotenone Treatment in Microfluidic Culture Devices. Bio Protoc, 2019, 9 (6): e3192.

［14］ Zhang Q, Chen S, Yu S, et al. Neuroprotective effects of pyrroloquinoline quinone against rotenone injury in primary cultured midbrain neurons and in a rat model of Parkinson's disease. Neuropharmacology, 2016, 108: 238-251.

［15］ Meinel J, Radad K, Rausch WD, et al. Cabergoline protects dopaminergic neurons against rotenone-induced cell death in primary mesencephalic cell culture. Folia Neuropathol, 2015, 53 (1): 29-40.

［16］ 刘佳慧. 辣椒素对 6OHDA 诱导的 SHSY5Y 帕金森细胞模型具有减轻细胞凋亡作用的机制研究. 山东大学, 2022.

第四节　α-Syn 过表达遗传的帕金森细胞模型

　　帕金森病的病理诊断依据为神经元内出现标志性的 α- 突触核蛋白聚集形成的细胞内包涵体,即路易小体。聚集的 α-Syn 与多巴胺降低间存在相互作用,且这种相互作用可导致多巴胺神经元的选择性死亡。由于 α- 突触核蛋白是路易体的主要组成成分,α-Syn 参与了帕金森病的发生。近年来,已有大量研究利用 α-Syn 的异位表达、过表达建立遗传的帕金森细胞模型。

【实验设备及耗材】

　　超净工作台、体式显微镜、离心机、恒温水浴锅、细胞计数仪、细胞培养箱、细胞培养板、无菌过滤网(40μm)、巴斯德无菌吸管、手术器械、离心管。

【实验试剂】

　　α-Syn 过表达慢病毒、Neurobasal 培养基、DMEM 培养基、胎牛血清、B27、谷氨酰胺、青链霉素双抗、胰蛋白酶、Hank's 平衡缓冲液、水合氯醛。

【实验步骤】

　　1. 培养大鼠原代神经元

　　(1)培养基配制(表 3-4-1、表 3-4-2)

表 3-4-1 种植培养基配制

种植培养基	
DMEM 培养基	89ml
FBS	10ml
青链霉素双抗(100 ×)	1ml

表 3-4-2 生长培养基配制

生长培养基	
Neurobasal 培养基	96ml
B27	2ml
谷氨酰胺(50mmol/L)	1ml
青链霉素双抗(100 ×)	1ml

(2)取孕 18d 左右的 Sprague-Dawley 品系大鼠称重后,用 6% 水合氯醛腹腔注射,使用剂量为 0.6ml/100g。

(3)待大鼠完全麻醉后,使用剪刀暴露大鼠腹腔获取乳鼠,使用预冷的含双抗 HBSS 清洗,放置于体式显微镜下。使用手术镊分离皮层,去除脑膜、血管,将分离后的皮层脑组织放置于种植培养基的小皿中。

(4)用剪刀将脑组织剪成 2~3mm 的组织块,然后转移至 15ml 离心管中,添加胰蛋白酶至终浓度为 0.25%,于 37℃培养箱消化 20~30min。消化结束后,吸弃胰酶消化液,添加足量种植培养基。

(5)室温静置直至组织沉底后更换新鲜种植培养基,用巴斯德滴管将皮层脑组织反复吹打至乳糜状。用无菌过滤网(40μm)过滤乳糜状组织至离心管中制备单细胞悬液。

(6)制备后的细胞悬液,于 1 000r/min 离心 5min 后弃上清,更换新鲜种植培养基重悬细胞。

(7)使用细胞计数仪进行计数,接种于细胞培养皿中。接种密度分别为: 0.4×10^5 个 /96 孔板每孔, 2×10^5 个 /24 孔板每孔, 1×10^6 个 /6 孔板每孔。置于 37℃、5% CO_2 培养箱中培养 4h。待细胞完全贴壁后,更换为原代神经生长培养基。根据细胞生长情况,大约 3d 更换半量新鲜培养基,培养至 7d 观察神经元成熟状态,以进行后续实验。

2. 感染 α-Syn 过表达慢病毒

(1)观察原代神经元培养情况,约 7d 后使用 α-Syn 过表达慢病毒进行细胞感染。

(2)参照所构建慢病毒的滴度制备相应的工作液,初次实验时可设置不同梯度。将含有慢病毒的工作液替换原有培养基,置于 37℃、5% CO_2 培养箱中继续培养 24h。

(3)细胞培养 24h 后,使用生长培养基替换含有病毒的培养基,置于 37℃、5% CO_2 培养箱中继续培养。

(4)若使用的慢病毒携带荧光蛋白如 *GFP* 基因表达,一般在感染后 48h 可见明显荧光表达,在 72h 后慢病毒感染及过表达效果达到高峰。

【模型评价】

基因过表达细胞模型的构建过程较为简单,实验具有较强的重复性和稳定性。帕金森病的风险基因,包括编码 α-Syn、LRRK2 等的 *SNCA* 基因,或风险突变,如 *SNCA* 基因中的 A53T 和 A30P 点突变,在该病的发病机制和分子机制中发挥重要作用。应用这些基因转染神经细胞的帕金森细胞模型可以更好地复制遗传因素导致神经元突变死亡的机制。然而,细胞模型成功的关键是该基因是否过度表达。因此,可以采用 RT-PCR 方法测量细胞内 *α-synuclein* 基因表达的变化,也可以采用 Western blotting 和免疫细胞化学染色检测 *α-synuclein* 产物的表达和分布来评估模型。

在细胞选择方面,与细胞系相比,原代神经元培养物在形态和生理上更接近在体神经元。由于很难从成年或老年动物中分离出原代神经元,因此通常从小鼠胚胎中培养原代神经元。由于大鼠的种族易感性并不像小鼠那样明确,为了创建更敏感的帕金森病实验细胞模型,最好选择小鼠胚胎中脑多巴胺能神经元的原代培养物。但胚胎小鼠(怀孕 13~15d)原代培养的操作过程并不像新生小鼠或大鼠胚胎小鼠那么简单,因此小鼠中脑细胞的原代培养实际上并不是很常见。近年来,大鼠胚胎中脑的原代细胞培养经常被用来创建帕金森病细胞模型。

【注意事项】

1. 吹散细胞用的巴斯德滴管事先用酒精灯轻轻烤一下,使管口抛光,这样处理可以减少在吹打细胞时造成的细胞损伤。

2. 病毒稀释比例应严格参照病毒滴度进行预实验,稀释比例过低将难以达到较好的过表达效果,而稀释比例过高将产生额外的细胞毒性。

3. 在病毒感染过程中,可适当加入病毒增强液例如 polybrene,以增加病毒感染效率,但是使用过程中应注意增强剂的细胞毒性。

(郑仰民)

参考文献

[1] Darbinyan A, Kaminski R, White MK, et al. Isolation and propagation of primary human and rodent embryonic neural progenitor cells and cortical neurons. Methods Mol Biol, 2013, 1078: 45-54.

[2] Xu SY, Wu YM, Ji Z, et al. A modified technique for culturing primary fetal rat cortical neurons. J Biomed Biotechnol, 2012, 2012: 803930.

[3] Volpicelli-Daley LA, Luk KC, Patel TP, et al. Exogenous α-synuclein fibrils induce Lewy body pathology leading to synaptic dysfunction and neuron death. Neuron, 2011, 72 (1): 57-71.

[4] Tu HY, Yuan BS, Hou XO, et al. α-synuclein suppresses microglial autophagy and promotes neurodegeneration in a mouse model of Parkinson's disease. Aging Cell, 2021, 20 (12): e13522.

[5] Danzer KM, Krebs SK, Wolff M, et al. Seeding induced by alpha-synuclein oligomers provides evidence for spreading of alpha-synuclein pathology. J Neurochem, 2009, 111 (1): 192-203.

[6] Reyes JF, Olsson TT, Lamberts JT, et al. A cell culture model for monitoring α-synuclein cell-to-cell transfer. Neurobiol Dis, 2015, 77: 266-275.

［7］Wersinger C, Jeannotte A, Sidhu A. Attenuation of the norepinephrine transporter activity and trafficking via interactions with alpha-synuclein. Eur J Neurosci, 2006, 24 (11): 3141-3152.

第五节　α-Syn 预制原纤维帕金森细胞模型

在帕金森病的病理过程中,α-突触核蛋白病理性沉积在神经元的细胞质中,这种病理性沉积的 α-突触核蛋白会逐渐损害线粒体、脂质调节系统、泛素-蛋白酶体系统、自噬-溶酶体系统等,导致神经功能异常和细胞死亡,最终引起帕金森病。因此,许多处理手段可能会通过其他机制导致中脑黑质的多巴胺能神经元丧失,从而模拟出类似于帕金森病的临床行为表现。然而,如果这些处理手段无法在时间和空间上重现 α-突触核蛋白异常沉积的病理特征,就无法完全解释帕金森病的发病机制。细胞质中纤维化聚集和 α-突触核蛋白异常沉积被证明是 α-突触核蛋白原纤维的多聚体形式,因此细胞内异常沉积的多聚化 α-突触核蛋白纤维被认为是帕金森病中最主要的发病机制和呈现形式。同时,α-突触核蛋白的自我聚集能力使其区别于其他功能蛋白,也是帕金森病等突触核蛋白疾病的病理基础。对 α-突触核蛋白自聚集的研究非常重要,α-突触核蛋白单体在体外通过搅动、振荡可以自聚集形成病理纤维,因此这种纤维化模型可以用来研究蛋白质自身聚集机制和抗纤维化药物筛选。

【实验设备及耗材】

多功能振荡孵育器、蛋白纯化系统(包括不同层析柱)、细菌培养皿、恒温孵育器、超声波细胞粉碎仪、1.5ml 微量离心管、0.22μm 过滤器。

【实验试剂】

人源 α-Syn 质粒、感受态大肠埃希菌、PBS 缓冲液、细菌培养及蛋白纯化相关试剂。

【实验步骤】

1. 重组人源 α-Syn 蛋白的纯化

(1)将人源 α-Syn 质粒转化至 BL21 感受态大肠埃希菌,通过 IPTG 诱导大肠埃希菌的 α-Syn 表达,于 6 000g 下离心 10min 获取细菌沉淀。

(2)在高盐缓冲液(750mmol/L NaCl、10mmol/L Tris、pH 7.6、1mmol/L EDTA)中用蛋白酶抑制剂和 1mmol/L 的 PMSF 重悬细菌沉淀。经超声处理后煮沸蛋白溶液,6 000g 离心 20min 取上清,用缓冲液(10mmol/L Tris、pH 7.6、50mmol/L NaCl、1mmol/L EDTA)稀释。

(3)使用 0.22μm 过滤器过滤蛋白溶液后,依次通过 Superdex 200 疏水层析柱、HiTrap Q HP 阴离子交换柱,最后用缓冲液(10mmol/L Tris、pH 7.6、50mmol/L NaCl)进行透析。

(4)通过聚丙烯酰胺凝胶电泳和考马斯蓝染色对蛋白纯度进行鉴定,BCA 法测定蛋白浓度后保存于 −80℃。

2. α-Syn 预制前体纤维的制备

(1)取纯化后的 α-Syn 蛋白于室温融化后在 4℃、100 000g 离心 1h,去除沉淀取上清以用于制备 PFFs。

(2)将上清用 PBS 稀释为终浓度为 5mg/ml,取 500μl 置于 1.5ml 微量离心管中,于 37℃恒温振荡孵育器中 10 000r/min 反应 7d。

(3)孵育 7d 后管内出现轻微混浊,将其等份分装至无菌微量离心管中,保存于 –80℃冰箱中。

3. α-Syn PFFs 处理原代神经元

(1)原代神经元的获取与培养同上,待原代神经元生长至第 7d 后进行 α-Syn PFFs 处理。

(2)室温融化分装后的 α-Syn PFFs,用无菌 PBS 稀释为终浓度 0.1mg/ml。经超声处理后将其添加至神经元培养基中,置于 37℃、5% CO_2 培养箱中继续培养。根据后续实验目的选择不同培养时间。

【模型评价】

α-Syn PFFs 制备的细胞模型是研究神经元或神经胶质细胞病理性 α-Syn 传递的分子机制及相关干预的较好模型。在体外研究中,α- 突触核蛋白不需要额外的生物环境作为介质(无细胞环境,无其他蛋白质相互作用),它可以在纯无机环境中由可溶性单体自我聚集,形成不溶性病理纤维。即一定浓度的 α- 突触核蛋白单体溶液在 EP 管、96 孔板等容器中,置于 37℃下连续摇动并搅拌 7d,即可自发形成大量病理纤维。而将这些病理性纤维重新引入生物体内(例如,添加到体外培养的原代细胞培养基中)时,能够再现中枢神经系统突触核蛋白疾病性状的各种动物病理和行为特征,这些现象表明体外构建的纤维化模型具有精确的生物模拟能力。因此,这种大大简化的蛋白质病理聚集模型极大地促进了对原始 α- 突触核蛋白自聚集机制的研究。蛋白质病理聚集模型突出了影响单体纤维化过程的各种外部因素,在该研究领域主要涉及 α-Syn 胞吞和胞吐的机制,同时可以进行病理扩散、α-Syn 药物筛选、抗体治疗等研究。然而 α-Syn PFFs 的合成受多种因素的影响,因此具有批次效应,在一定程度上降低了该细胞模型的可重复性。

【注意事项】

(1)α-Syn PFFs 制备后可通过透射电镜、ThT 检测等方法进行体外验证。

(2)由于 α-Syn PFFs 在保存过程中可出现不同程度的降解,因此制备后应尽快使用,且要注意在使用过程中避免反复冻融。

(郑仰民)

参考文献

[1] Volpicelli-Daley LA, Luk KC, Lee VM. Addition of exogenous α-synuclein preformed fibrils to primary neuronal cultures to seed recruitment of endogenous α-synuclein to Lewy body and Lewy neurite-like aggregates. Nat Protoc, 2014, 9 (9): 2135-2146.

[2] Verma DK, Seo BA, Ghosh A, et al. Alpha-Synuclein Preformed Fibrils Induce Cellular Senescence in Parkinson's Disease Models. Cells. 2021, 10 (7): 1694.

[3] Kam TI, Park H, Chou SC, et al. Amelioration of pathologic α-synuclein-induced Parkinson's disease by irisin. Proc Natl Acad Sci U S A, 2022, 119 (36): e2204835119.

［4］Howe JW, Sortwell CE, Duffy MF, et al. Preformed fibrils generated from mouse alpha-synuclein produce more inclusion pathology in rats than fibrils generated from rat alpha-synuclein. Parkinsonism Relat Disord, 2021, 89: 41-47.

［5］Patterson JR, Polinski NK, Duffy MF, et al. Generation of Alpha-Synuclein Preformed Fibrils from Monomers and Use In Vivo. J Vis Exp, 2019 (148): 10. 3791/59758.

［6］Dauer Née Joppe K, Tatenhorst L, Caldi Gomes L, et al. Brain iron enrichment attenuates α-synuclein spreading after injection of preformed fibrils. J Neurochem, 2021, 159 (3): 554-573.

第六节　炎症 - 免疫异常帕金森细胞模型

在帕金森病患者的大脑中,死亡的多巴胺能神经元周围有异常激活的小胶质细胞,研究发现黑质致密部多巴胺能神经元的损伤可能与异常小胶质细胞的持续激活有关,但具体机制尚不清楚。神经元的损伤、修复和再生与细胞因子和炎症反应的发生密切相关,小胶质细胞一旦被激活,就可以分泌多种细胞因子,如肿瘤坏死因子 α、干扰素 γ、白细胞介素 1α、白细胞介素 1β、白细胞介素 6 等,这些细胞因子在参与神经元损伤的炎症反应过程中发挥着重要作用。目前,多项研究已证实神经炎症参与并可促进帕金森病的发生、发展,这很大程度上与脑内小胶质细胞的激活、促炎因子的增加有关,这些神经毒素细胞因子会导致帕金森病患者大脑中多巴胺能神经元的丢失和耗竭,引起体内多巴胺含量显著减少,并诱发一系列神经体征和症状。无论是对帕金森病的临床研究还是基础研究,建立成功、合适的细胞模型都是机制研究的基础,同时对于研究帕金森病治疗相关的药物作用靶点和特性,药物的研发以及药效评价与药物治疗方案的最优选择都具有重要意义。因此,建立炎症免疫异常细胞模型将为研究帕金森免疫炎症提供细胞分子水平的研究平台。

【实验设备及耗材】

超净工作台、体式显微镜、台式高速低温离心机、恒温水浴锅、细胞计数仪、细胞培养箱、细胞培养板、无菌过滤网(40μm)、巴斯德无菌吸管、眼科剪、镊子、手术剪、离心管,紫外分光光度计。

【实验试剂】

DMEM-F12 培养基、胎牛血清、青链霉素、谷氨酰胺、胰蛋白酶、鱼藤酮、HBSS 缓冲液、多聚 -D- 赖氨酸。

【实验步骤】

1. 先将多聚赖氨酸(0.1mg/ml)涂于 48 孔板上,4℃ 过夜,使用前用 ddH₂O 清洗 1~2 次,然后放入培养箱中干燥,将 15ml 胶质细胞培养基和 3ml 胰蛋白酶溶液预热至 37℃、35ml HBSS 缓冲液预冷至 4℃。

2. 将出生 1~5d 的 SD 大鼠水合氯醛麻醉,然后将麻醉后的大鼠置于 75% 酒精中,立即用手术剪剪取头部,将 60mm 无菌培养皿的盖子倒置。然后在前嗅球和小脑部做一个切口,将脑组织与颅底分开,沿颅骨中线切开骨瓣并将其旋转至两侧,用无菌眼科钳小心地取出整个大脑并转移至含有 5ml HBSS 的细胞培养皿中。

3. 除前嗅球和小脑后部外,将大脑半球之间的海马和丘脑剥离去除。将大脑皮层转移至第二个含有 HBSS 的培养皿中,置于冰上,小心剥离脑膜,将大脑皮层压碎成小片,移至 0.05% 胰蛋白酶消化液中,37℃作用 3min,其间摇晃数次,使脑组织与胰蛋白酶消化液充分接触。

4. 加入等体积含胎牛血清的细胞培养基中和胰蛋白酶消化液,使用移液枪缓慢移液吹打 10 次,将脑组织吹至单细胞状态。

5. 将步骤 4 中的细胞悬液通过直径 70μm 的尼龙滤膜过滤,置于 50ml 离心管中待用。

6. 900r/min,离心 5min,弃去上清,向沉淀中加入适量细胞培养液重悬细胞,以 24 000~36 000 个 /cm^2 细胞密度接种于预先包被多聚赖氨酸的 48 孔板中,于 37℃、5% CO_2 培养箱培养。

7. 12h 后,观察待混合后的胶质细胞充分贴壁生长,用 PBS 洗涤细胞 3 次,除去培养基中的死细胞和杂质,然后立即加入 5ml 新鲜完全培养基,置于培养箱中继续培养。此后,直到收获小胶质细胞再更换培养基。

8. 待细胞培养至第 4d,星形胶质细胞层已完全融合,大量小胶质细胞从星形胶质细胞层表面脱落,但仍有部分细胞残留在星形胶质细胞层上表面。然后在超净工作台内固定 60mm 培养皿的盖子和培养皿,沿培养皿中心轴顺时针旋转 1min,然后逆时针旋转 1min。整个摇动过程中,保持培养皿靠近超净工作台台面;用尽量大的力量和速度摇动培养基,同时确保培养基不会溢出到盖子的内外表面。

9. 将含有小胶质细胞的培养基转移至 15ml 离心管中,4℃、300g 离心 5min,用 1ml 移液器小心吸取上清,然后将小胶质细胞沉淀重悬于 1ml 新鲜培养基中,并使用血细胞计数器计数。

10. 脂多糖处理 将小胶质细胞接种于 96 孔板中,接种密度为 2×10^5 个 /ml,加入 LPS 刺激 24h,采用 CCK-8 法检测小胶质细胞活性。经 LPS 刺激后,向每孔中加入 10μl CCK-8 试剂,注意不要产生气泡,然后将细胞板放入培养箱中孵育 15min,取出细胞板,在定轨摇床上轻轻搅拌至均匀。于酶标仪上读取 450nm 波长处的细胞吸光度值。

【模型评价】

在正常生理情况下,大脑中的小胶质细胞处于静息状态,但在帕金森病的病理发展过程中,小胶质细胞异常激活,除了吞噬和清除变性、死亡的神经元外,小胶质细胞还能够分泌促炎因子和神经营养因子参与炎症反应和神经修复再生,利用 LPS 作为工具药物激活小胶质细胞,模拟帕金森病发病过程中小胶质细胞的炎性激活,是常用的炎症 - 免疫异常帕金森细胞模型,对研究小胶质细胞在帕金森病发病过程中的作用具有重要意义。此外,可利用 ELISA 检测细胞培养上清液中 TNF-α 等神经炎性细胞因子含量,为深入研究帕金森病筛查和用药的发病机制奠定了基础。

(郑仰民)

参考文献

［1］Tansey MG, Wallings RL, Houser MC, et al. Inflammation and immune dysfunction in Parkinson disease. Nat Rev Immunol, 2022, 22 (11): 657-673.

［2］Ho MS. Microglia in Parkinson's Disease. Adv Exp Med Biol, 2019, 1175: 335-353.

［3］Zhang YN, Fan JK, Gu L, et al. Metabotropic glutamate receptor 5 inhibits α-synuclein-induced microglia inflammation to protect from neurotoxicity in Parkinson's disease. J Neuroinflammation, 2021, 18 (1): 23.

［4］Rui WJ, Li S, Yang L, et al. Microglial AIM2 alleviates antiviral-related neuro-inflammation in mouse models of Parkinson's disease. Glia, 2022, 70 (12): 2409-2425.

［5］Cheng J, Liao Y, Dong Y, et al. Microglial autophagy defect causes parkinson disease-like symptoms by accelerating inflammasome activation in mice. Autophagy, 2020, 16 (12): 2193-2205.

［6］Badanjak K, Fixemer S, Smajić S, et al. The Contribution of Microglia to Neuroinflammation in Parkinson's Disease. Int J Mol Sci, 2021, 22 (9): 4676.

［7］Cheng J, Zhang R, Xu Z, et al. Early glycolytic reprogramming controls microglial inflammatory activation. J Neuroinflammation, 2021, 18 (1): 129.

第七节　诱导多潜能干细胞帕金森细胞模型

诱导多潜能干细胞,是经过特殊化学物质处理或引入特定基因至终末分化细胞所形成,例如人类表皮成纤维细胞(即将终末分化的人表皮细胞诱导成为多潜能干细胞)。诱导多潜能干细胞在形态、增殖能力、多潜能标记物、基因表达、表观遗传状态、端粒酶活性等,与胚胎干细胞相似。帕金森病的主要病理症状包括中脑黑质基质多巴胺能神经元的丢失及存活神经元中异常蛋白沉积路易小体的形成。来源于帕金森病患者的诱导多潜能干细胞,具有患者的遗传特性,而且能够分化成多巴胺能神经元,可能成为一种非常有效的细胞模型。

【实验设备及耗材】

超净工作台、离心机、细胞计数仪、细胞培养箱、细胞培养板、离心管、40μm 细胞过滤器、48 孔板。

【实验试剂】

脑源性神经营养因子(brain-derived neurotrophic factor,BDNF)、人源诱导多功能干细胞(induced pluripotent stem cells,iPSCs)细胞、非必需氨基酸溶液、谷氨酰胺、KBM 神经干细胞培养基、β- 巯基乙醇、血清、二丁基 cAMP、抗坏血酸、碱性成纤维细胞生长因子(basic fibroblast growth factor,bFGF)、青链霉素、SB431542、dorsomorphin、CHIR99021、PBS 缓冲液、人源 iPSCs 分离液、Y-27632、B27、purmorphamine、多聚鸟嘌呤、神经胶质细胞源性神经生长因子(glial derived nerve factor,GDNF)、转化生长因子 β3(transforming growth factor,TGF-β3)、DMEM-F12 培养基、DAPT、fibronectin。

【实验步骤】

1. 培养基配制（表 3-7-1~3-7-3）

表 3-7-1 iPSCs 培养基配制

iPSCs 培养基	
DMEM-F12 培养基	77ml
β- 巯基乙醇	1ml
谷氨酰胺（50 mmol/L）	2ml
非必需氨基酸溶液	1ml
血清替代物（knockout serum replacement，KSR）	20ml
bFGF	4ng/ml
青链霉素双抗（100 ×）	1ml

表 3-7-2 神经干细胞培养基配制

神经干细胞培养基	
KBM-B27 培养基	99ml
青链霉素双抗（100 ×）	1ml

表 3-7-3 神经元培养基配制

神经元培养基	
神经干细胞培养基	100ml
BDNF	10ng/ml
GDNF	10ng/ml
二丁基 cAMP	1mmol/L
抗坏血酸	200μmol/L
TGF-β3	1ng/ml
DAPT	10μmol/L

2. iPSCs 细胞增殖培养　复苏 iPSCs 细胞，于 37℃ 解冻后将细胞悬液转移至 iPSCs 培养基中，200g 离心 5min，弃去上清，将细胞沉淀重悬后接种至培养皿中，观察大部分细胞贴壁后，置于 37℃、5% CO_2 培养箱培养，24h 后换液，细胞培养 3~7d 后可传代。

3. iPSCs 细胞向多巴胺能神经前体细胞诱导

（1）取生长状态良好的 iPSCs 细胞接种至 6 孔板中，用含有 3μmol/L SB431542、dorsomorphin、CHIR99021 的 iPSCs 培养基培养 iPSCs 细胞 5d，每天更换培养基。

（2）培养 5d 后去除培养基，用 PBS 洗涤细胞 2 次，加入 iPSCs 分离液处理细胞并于 37℃ 孵育 3min，然后用 PBS 洗涤细胞。

（3）加入 2ml iPSCs 培养液重悬 iPSCs 细胞，离心去除上清，加入 1ml TrypLE Select 并在 37℃水浴中孵育 5min，反复吹打制备单细胞悬液。

（4）加入 1ml 胰蛋白酶抑制剂，用 40μm 细胞滤网过滤，然后用 7ml 神经干细胞培养基清洗细胞滤网，200g 离心 5min，并吸出上清液。

（5）于 1ml 神经干细胞培养基中复苏细胞，加入 10μmol/L Y-27632，计数活细胞。在 37℃、5% CO_2 培养箱中，加入含有 20ng/ml bFGF、2μmol/L SB431542 和 10μmol/L Y-27632 的神经干细胞培养基。

（6）培养 3d 后向神经干细胞培养基中加入 3μmol/L CHIR99021、2μmol/L purmorphamine，继续孵育 10d。然后将细胞形成集落的球体，称为原代神经干细胞，收集在 50ml 试管中。以 200g 离心 5min，去除上清液，加入含有 20ng/ml bFGF、2μmol/L SB431542、10μmol/L Y-27632、3μmol/L CHIR99021、2μmol/L purmorphamine 的神经干细胞培养基重悬细胞后继续培养。

4. 细胞向多巴胺能神经元分化

（1）在 48 孔板中放置盖玻片，并在盖玻片上滴加 15μg/ml 的多聚鸟嘌呤，去除多聚鸟嘌呤后于盖玻片上滴加 15μg/ml 的 fibronectin 过夜处理。

（2）最终诱导成多巴胺能神经元过程同 3 中步骤（6）。

（3）去除 48 孔板中的盖玻片涂层溶液，加入 500μl 含有 3μmol/L CHIR99021 的神经元培养基，每 3d 更换一半的神经元培养基，持续 14d。

【模型评价】

通过人源 iPSCs 诱导的多巴胺能神经元与原代神经元、不同细胞系比较，具有自我更新的能力，且具有向多种类型细胞分化的潜力。该方法可以对特殊疾病个体进行针对性建模，适用于帕金森病发病机制、帕金森神经保护药研发以及靶向细胞移植治疗研究等。但是，iPSCs 存在成本高、批次差异大、重复性低等缺点，限制了其应用。

【注意事项】

1. 需根据实验需求调节所添加因子的浓度及种类，以期达到最佳培养效果。

2. 根据实验目的，神经元诱导期可适当延长，可以对更加成熟的神经元进行分析。

（郑仰民）

参考文献

［1］Ishikawa KI, Nonaka R, Akamatsu W. Differentiation of Midbrain Dopaminergic Neurons from Human iPS Cells. Methods Mol Biol, 2021, 2322: 73-80.

［2］Hartfield EM, Yamasaki-Mann M, Ribeiro Fernandes HJ, et al. Physiological characterisation of human iPS-derived dopaminergic neurons. PLoS One, 2014, 9 (2): e87388.

［3］Jarbæk Nielsen JJ, Lillethorup TP, Glud AN, et al. The application of iPSCs in Parkinson's disease. Acta Neurobiol Exp (Wars), 2020, 80 (3): 273-285.

［4］Schweitzer JS, Song B, Herrington TM, et al. Personalized iPSC-Derived Dopamine Progenitor Cells for Parkinson's Disease. N Engl J Med, 2020, 382 (20): 1926-1932.

［5］ Avazzadeh S, Baena JM, Keighron C, et al. Modelling Parkinson's Disease: iPSCs towards Better Understanding of Human Pathology. Brain Sci, 2021, 11 (3): 373.

［6］ Okano H, Morimoto S. iPSC-based disease modeling and drug discovery in cardinal neurodegenerative disorders. Cell Stem Cell, 2022, 29 (2): 189-208.

［7］ Doi D, Magotani H, Kikuchi T, et al. Pre-clinical study of induced pluripotent stem cell-derived dopaminergic progenitor cells for Parkinson's disease. Nat Commun, 2020, 11 (1): 3369.

［8］ Song B, Cha Y, Ko S, et al. Human autologous iPSC-derived dopaminergic progenitors restore motor function in Parkinson's disease models. J Clin Invest, 2020, 130 (2): 904-920.

［9］ Sen T, Thummer RP. CRISPR and iPSCs: Recent Developments and Future Perspectives in Neurodegenerative Disease Modelling, Research, and Therapeutics. Neurotox Res, 2022, 40 (5): 1597-1623.

第八节　帕金森脑片模型

脑切片培养是近年来发展起来的一种介于细胞与动物模型之间的器官培养方法,体外培养的脑切片含有与体内脑组织相同的细胞类型和三维细胞结构,保留了正常完整的突触回路、受体分布、递质传输等生理功能。相较于细胞模型,此种方法能较大程度地维持身体内部组织架构及其生态环境的特点,并能模拟出真实的生理状态,从而能够更准确地观察到特定细胞群落周边的环境状况,进而制定合适的实验条件。脑切片培养避免了血脑屏障的破坏,使用人工脑脊液或添加某些药物可以控制标本的环境,使得药物可以直接作用于组织,可以观察药物对某些神经元的影响。因此,脑切片培养技术在神经外科、生理学、药理学、毒理学等多学科研究中发挥着重要作用。此外,制作脑切片的实验条件相对简单,同时实验观察条件也相对简单,使其成为重要的建模工具。帕金森病的重要病理变化之一是中脑黑质多巴胺能神经元的变性,成年大鼠黑质中脑的研究表明中脑作为体外模型可以成为帕金森病研究的理想对象。往往体内实验很容易受到多种复杂因素的干扰,而脑切片培养可以满足体外实验了解多巴胺细胞的生理特性和损伤机制的需要,同时具有更接近体内实验的优势。例如,神经胶质细胞支持神经元分化,由其分泌的因子可以维持和延长神经细胞的生长。因此,与接近体内的细胞模型相比,脑切片模型可以满足体外实验了解多巴胺能神经元的生理特征和损伤机制的需要,并具有更贴合体内环境和组织的优势。

脑片模型的优点:

1. 允许脑组织在三维条件下生长,保留脑细胞的三维结构组成,相对于细胞模型,能够在离体条件下研究不同脑区神经元之间的联系(例如,在帕金森病的研究中最常用的纹状体-黑质系统脑片模型,该模型对开展研究病理条件下黑质和纹状体之间的神经元联系是否受到影响具有明显优势)。

2. 可以在细胞模型和整体动物模型间建立新药开发和评估的技术桥梁。

脑片模型的缺点:

1. 虽然脑片模型相对于细胞模型可以更好地在三维条件下研究不同神经元之间的联

系,但与整体动物模型相比,受体外模型的限制,仍然无法模拟出整体动物水平的生理和病理环境。

2. 制备和培养难度较高。

一、脑片的制备

【实验设备及耗材】

组织切片机、CO_2 培养箱、超净台、恒温水浴锅、手术器械、六孔细胞培养板、培养皿、Millicell-CM 嵌膜培养孔。

【实验试剂】

MEM 培养基、血清、青链霉素双抗、PBS 缓冲液、HBSS 缓冲液、HEPES 缓冲液、L- 谷氨酰胺、青链霉素双抗、D- 葡萄糖、75% 酒精。

【实验步骤】

1. 配制脑片培养基 脑片培养基中含有 MEM 培养基(50%)、HBSS 缓冲液(19%)、HEPES 缓冲液(1%)、两性霉素 B(1%)、谷氨酰胺补充剂(0.5%)、L- 谷氨酰胺(1%)、青链霉素双抗(1%)、25mmol/L 的 D- 葡萄糖(1.5%)、灭活马血清(25%)。

2. 取脑切片 选取新生 6~8d 的 SD 大鼠数只,75% 酒精消毒全身后经吸入异氟烷麻醉处死,在无菌条件下取全脑组织,用预冷的 HBSS 缓冲液清洗数次。解剖分离出中脑组织,并在解剖显微镜下剥除脑膜。用组织切片机将脑组织切成 400μm 的横切面,然后将切好的脑片置于 HBSS 中清洗,并仔细分离出完整切片。

3. 脑片培养 在冰浴的缓冲液中,用软毛刷子将脑片小心地拨开分离,根据脑图谱选取黑质中脑脑片,并用缓冲液漂洗数次,然后将切好的脑片置于培养孔中,每孔 4 片左右,放置于六孔板中。在培养孔的外侧添加 1ml 脑片培养基,置于 37℃、5% CO_2 培养箱中培养,并于 1h 后换液。每两天换液 1 次,观察脑片生长状态。

【注意事项】

1. 供体动物的年龄、培养基的组成、组织切片的制备速度、无菌培养环境等多种因素均会影响脑片中神经细胞的存活,需根据实验设计进行适当调整。

2. 可通过细胞活力荧光染料等对脑片中细胞的活力进行鉴定,以及通过检测 TH 表达阳性神经元判断多巴胺能神经元的存活情况,以为后续实验提供依据。

二、神经毒素脑片模型

【实验设备及耗材】

组织切片机、CO_2 培养箱、超净工作台、恒温水浴锅、手术器械、六孔细胞培养板、培养皿、Millicell-CM 嵌膜培养孔。

【实验试剂】

6-OHDA、MEM 培养基、血清、青链霉素双抗、PBS 缓冲液、HBSS 缓冲液、HEPES 缓冲液、L- 谷氨酰胺、青链霉素双抗、D- 葡萄糖、75% 酒精。

【实验步骤】

1. 脑片制备同上。

2. 6-OHDA 处理脑片　脑片离体培养 2d 后，将普通培养基更换为含有高浓度 1 000μmol/L、低浓度 200μmol/L 6-OHDA 的培养基。将脑片暴露于含有 6-OHDA 毒素的培养基中离体培养 6d 后对其进行检测分析。

【模型评价】

给予脑片神经毒素如 6-OHDA、鱼藤酮、MPP⁺ 等刺激，可导致多巴胺神经元变性及胞浆内路易小体的形成。在单个细胞系模型中，较难真实反映细胞间的相互作用，由神经毒素刺激构建的脑片模型则更接近载体状态。此外，相对于给予动物神经毒素构建帕金森病模型，脑片模型避免了肝脏的药物代谢及血脑屏障对药物作用的影响，使实验结构更加精准可靠。

1. 脑片形态学观察　在倒置显微镜下观察脑片在培养过程中的变化，了解存活和生长状况如边缘是否清晰、结构是否明显。

2. 细胞凋亡坏死　采用碘化丙啶（propidiumiodide，PI）染色法定性评估，将 PI 溶液直接加入脑片培养液中，终浓度为 2μg/ml，37℃继续培养 30min 之后用解剖缓冲液清洗脑片 2 次，然后置于荧光显微镜下观察，死亡和凋亡细胞的细胞核将发出红色荧光。

3. 帕金森病疾病相关分子检测　采用 RT-PCR 法测定 α- 突触核蛋白在细胞的表达改变，以 Western blotting 和免疫细胞化学染色检测蛋白产物的表达与分布，与正常细胞相比，经神经毒素处理的细胞胞浆中会出现一个或数个棕色的圆形、椭圆形或者不规则形 α-synuclein 染色阳性颗粒，多位于胞核周边。细胞包涵体形成观察，光镜下可见神经毒素处理组胞质内出现边界清楚的嗜伊红的类路易小体样包涵体，细胞突起较少，胞体和胞核增大，胞质疏松。

【注意事项】

1. 脑片的质量与模型制备是否成功具有密切关系，在实验前期需要对脑片的培养条件等进行探索。

2. 6-OHDA 的处理时间和剂量可根据实验设计进行调节。

三、突触核蛋白处理帕金森脑片模型

【实验设备及耗材】

组织切片机、CO_2 培养箱、超净工作台、恒温水浴锅、手术器械、六孔细胞培养板、培养皿、Millicell-CM 嵌膜培养孔。

【实验试剂】

α- 突触核蛋白（α-Syn）、MEM 培养基、DMEM 培养基、血清、青链霉素双抗、PBS 缓冲液、HBSS 缓冲液、HEPES 缓冲液、L- 谷氨酰胺、青链霉素双抗、D- 葡萄糖、75% 酒精。

【实验步骤】

1. 脑片制备同上。

2. 配制无血清培养基　为避免血清的干扰，在细胞给予 α-Syn 处理前将脑片置于无血清培养基中平衡,该培养基(pH 7.4)含有 DMEM-F12 培养基(69%)、B27 补充剂(0.5%)、HBSS 缓冲液(25%)、HEPES 缓冲液(1%)、L- 谷氨酰胺(1%)、25mmol/L D- 葡萄糖(1.5%)、两性霉素 B(1%)、青链霉素双抗(1%)。

3. α-Syn 处理脑片:脑片在体外培养 14d 后,将培养基更换为无血清培养基。使用前,将无血清培养基置于 37℃、5% CO_2 培养箱中预热平衡 3h。培养 72h 后,将脑片转移至含有无血清培养基的六孔培养板中,添加 2.5μmol/L α-Syn 或 500nmol/L α-Syn PFFs(PFFs 制备见本章第五节),48h 更换含上述 α-Syn 的培养基。

【模型评价】

在脑片中持续给予外源性 α-Syn 处理会出现与细胞模型、动物模型以及帕金森病患者脑组织内观察到的一致的病理变化。此外,在合适的培养条件下,该脑片模型可用于长期实验,以有效模拟病理发展中的动态变化过程。

【注意事项】

α-Syn 的处理时间和剂量可根据实验设计进行调节,其内 α-Syn 纤维体的形成可通过 ThT 等方法检测。

(郑仰民　李　伟　于　顺)

参考文献

[1] Stoppini L, Bushs PA, Muller D. A simple method for organotypic cultures of nervous tissue. Neurosci Methods, 1991, 37 (2): 173-182.

[2] Humpel C. Organotypic brain slice cultures: A review. Neuroscience, 2015, 305: 86-98.

[3] Stahl K, Skare Ø, Torp R. Organotypic cultures as a model of Parkinson s disease. A twist to an old model. ScientificWorldJournal, 2009, 9: 811-821.

[4] Dal Ben M, Bongiovanni R, Tuniz S, et al. Earliest Mechanisms of Dopaminergic Neurons Sufferance in a Novel Slow Progressing Ex Vivo Model of Parkinson Disease in Rat Organotypic Cultures of Substantia Nigra. Int J Mol Sci, 2019, 20 (9): 2224.

[5] Moudio S, Rodin F, Albargothy NJ, et al. Exposure of α-Synuclein Aggregates to Organotypic Slice Cultures Recapitulates Key Molecular Features of Parkinson's Disease. Front Neurol, 2022, 13: 826102.

[6] McCaughey-Chapman A, Connor B. Rat brain sagittal organotypic slice cultures as an ex vivo dopamine cell loss system. J Neurosci Methods, 2017, 277: 83-87.

[7] Wu Q, Shaikh MA, Meymand ES, et al. Neuronal activity modulates alpha-synuclein aggregation and spreading in organotypic brain slice cultures and in vivo. Acta Neuropathol, 2020, 140 (6): 831-849.

[8] Kamikubo Y, Wakisaka K, Imai Y, et al. Midbrain Slice Culture as an Ex Vivo Analysis Platform for Parkinson's Disease. Methods Mol Biol, 2021, 2322: 111-117.

[9] Hori Y, Tsutsumi R, Nasu K, et al. Aromatic-Turmerone Analogs Protect Dopaminergic Neurons in Midbrain Slice Cultures through Their Neuroprotective Activities. Cells, 2021, 10 (5): 1090.

[10] Michinaga S, Hisatsune A, Isohama Y, et al. An anti-Parkinson drug ropinirole depletes orexin from rat hypothalamic slice culture. Neurosci Res, 2010, 68 (4): 315-321.

[11] Croft CL, Futch HS, Moore BD, et al. Organotypic brain slice cultures to model neurodegenerative proteinopathies. Mol Neurodegener, 2019, 14 (1): 45.

第四章

癫痫的离体模型

第一节　癫痫概述

　　癫痫是一种常见的慢性非传染性神经系统疾病,以反复痫性发作为主要特征。癫痫发作是由于脑部过度异常或同步神经元活动所引起,可导致短暂的意识丧失、肢体抽搐、感官异常、情感或认知障碍等症状。此外,癫痫还可引发严重的社会心理问题,增加患者患焦虑、抑郁和精神疾病等风险。2019 年,据世界卫生组织统计,全球近 7 000 万人受到癫痫的影响,而且这一疾病不分年龄和性别,给家庭和社会都带来了巨大的负担。因此,几十年来,探索癫痫的发病机制和神经网络机制一直是神经科学领域的一项挑战。

　　癫痫是一种由神经元过度活动引起的大脑疾病。研究人员通常使用体内或离体模型,结合电生理学技术,来研究抗癫痫药物或分子在受体和通道水平上的作用机制。其中,离体模型由简单的生物系统组成,可以排除血脑屏障的干扰,这有助于研究药物从宏观敏感状态向药物耐药状态转变过程中涉及的细胞和分子机制。癫痫离体模型通常使用哺乳动物脑组织,进行体外切片或脑细胞(神经元、胶质细胞)的分离和培养。研究人员应用化学物质或电刺激等方式诱发癫痫样放电,并结合电生理、光学成像、分子和细胞生物学等技术,来探索癫痫的发病机制及研发、筛选新的抗癫痫药物。

　　本章节的目的是全面回顾目前广泛使用的癫痫离体模型,包括脑片模型和细胞模型。不同类型的模型各具特点,在癫痫研究中有不同的应用场景。具体细节将在后续章节中详细阐述。

(郭鑫霞　朱君明)

第二节　脑片模型

一、脑片模型简介

脑片模型通常采用哺乳动物(如大鼠、小鼠、豚鼠、兔子和人等)的脑组织作为模型材料,包括急性脑片模型和器官型脑片模型。急性脑片模型是指对动物或人类脑组织进行取样后,立即制备的薄层切片模型,这种类型的脑片模型适用于需要在数小时内完成的短期实验,具有良好的机械稳定性和条件可控性。相较于急性脑片模型,器官型脑片模型的取材必须源自新生期啮齿动物,并且能够在体外存活数周。器官型脑片模型保留了脑组织结构的关键特征,包括完整的突触通路、神经元之间的连接以及胶质细胞与神经元之间的复杂相互作用。此外,器官型脑片模型中的细胞发育和成熟过程类似于体内过程。据报道,器官型海马脑片模型能够产生类似于体内的癫痫样放电活动,包括对抗癫痫药物的敏感性和随时间增加的癫痫发作频率。因此,器官型脑片模型在研究癫痫发生机制以及筛选潜在抗癫痫药物方面,已经被证明是一种有效的实验模型。目前,可以使用多种脑组织来培养器官型脑片,包括海马、皮质、丘脑、下丘脑、小脑等。

脑片模型很大程度上保留了原有组织结构、神经元功能和局部神经回路的完整性。同时,它允许精确控制细胞外环境,提供了良好的实验接口。近年来,脑片模型已经在神经科学研究、药理学研究和毒理学研究等领域得到广泛应用。

二、急性脑片模型制作

【实验设备及耗材】

超净工作台、振荡切片机(Leica VT1200S)、光学显微镜、水浴加热器、制冰机、电子分析天平、场电位采集和记录系统、多通道记录系统、95% O_2、5% CO_2 混合气瓶、冰箱、酸度计、502 胶水、烧杯、移液管、滤纸、一次性培养皿、眼科剪、手术刀、镊子、咬骨钳、琼脂块、冰块等。

【实验试剂】

$CaCl_2$、KCl、NaCl、NaH_2PO_4、$NaHCO_3$、$MgCl_2$、葡萄糖(D-glucose)、丙酮酸钠(na-pyruvate)、抗坏血酸钠(na-ascorbate)、n-乙酰半胱氨酸(n-acetyl cysteine)、硫脲(thiourea)、牛磺酸(taurine)、肌醇(myo-inositol)、蔗糖(sucrose)、Milli-Q 去离子超纯水、75% 乙醇、异氟烷等。

【实验步骤】

1. 将实验器具和器材进行灭菌消毒处理,以避免可能的细菌感染。

2. 配制人工脑脊液(artificial cerebrospinal fluid,ACSF)(以毫摩尔 millimolar,mmol/L 为单位)

(1)切片液 1:使用 MILLI-Q 去离子超纯水配制,取 50mM sucrose,87mM NaCl,2.5mM KCl,10mM D-glucose,1.25mM NaH_2PO_4,26mM $NaHCO_3$,2mM na-pyruvate,3mM myo-inositol,2mM na-ascorbate,0.5mM $CaCl_2$,3mM $MgCl_2$,混合均匀,调 pH 至 7.4,渗透压约为 290~300mOsmol。

(2)切片液 2:使用 MILLI-Q 去离子超纯水配制,取 171mM sucrose,2.5mM KCl,10mM $MgCl_2$,25mM $NaHCO_3$,1.25mM NaH_2PO_4,10mM D-glucose,0.5mM $CaCl_2$,1mM N-acetyl cysteine,1mM Taurine,20mM Na-pyruvate,同时可加入以下抗炎与抗氧化剂:45μm 吲哚美辛,300μm 抗坏血酸,400μm 尿酸,混合均匀,调 pH 至 7.4,渗透压约为 290~300mOsmol。

（3）记录液 1：使用 MILLI-Q 去离子超纯水配制，取 125mM NaCl，2.5mM KCl，26mM NaHCO$_3$，1mM NaH$_2$PO$_4$，10mM D-glucose，2mM na-pyruvate，3mM myo-inositol，2mM na-ascorbate，2mM CaCl$_2$，and 1mM MgCl$_2$，混合均匀，调 pH 值至 7.4，渗透压约为 290~300mOsmol。

（4）记录液 2：使用 MILLI-Q 去离子超纯水配制，取 124mM NaC1，4mM KCl，26mM NaHCO$_3$，10mM D-glucose，2mM CaCl$_2$，2mM MgCl$_2$，混合均匀，调 pH 值至 7.4，渗透压约为 290~~300mOsmol。

以上 ACSF 均用 95% O$_2$ 和 5% CO$_2$ 混合气体充气 15~20min，并将 pH 值稳定在 7.3~7.4。制作完成后均保存于 4℃冰箱内。

3. 实验标本的选择

（1）健康小鼠，4~12 周龄。

（2）人类脑组织标本：一般选用难治性内侧颞叶癫痫伴海马硬化患者行标准颞叶切除术切除的脑组织（患者给予书面知情同意，方案由国家伦理咨询委员会批准）。

4. 制备脑片

（1）小鼠脑片

1）获取脑组织：用 75% 乙醇消毒小鼠，将清洁小鼠进行异氟烷吸入麻醉后，快速断头并从颅腔中取出全脑，放置于预先用 95% O$_2$、5% CO$_2$ 混合气体饱和的 0~4℃的切片液 1 中（时间控制在 1min 内）。

2）取材：全脑冷却 1min 后取材。对于海马区，去除小脑以及前额皮质的一小部分来修整大脑，整个过程确保大脑都浸泡在冰冷的切片液 1 中，并持续充入 95% O$_2$、5% CO$_2$ 混合气体。随后用 502 胶水将大脑（小脑侧面）安装在振荡切片机的标本底座上，调整样品角度令皮质面向切割刀片。在大脑后方远离振荡切片机一侧处添加支撑的琼脂块，用于切片过程中提供结构支撑。

3）设置振荡切片机：将标本底座固定于盛有冰水混合切片液的标本槽内，并在周围加入冰块。设置所需厚度（350~450μm）并将切割速度调整至所需设置。为了优化切片质量并最小化整个过程的持续时间，建议当刀片不在任何感兴趣的区域时，将切片机的速度调整为中等（比如：Leica VT1200S 的 0.12~0.16mm/s），当刀片在海马体或感兴趣的区域时，将切片机的速度调整为低等（比如：Leica VT1200S 的 0.08~0.1mm/s）。

4）脑组织切片：在 0~4℃和 95% O$_2$、5% CO$_2$ 混合气体条件下，使用"up"按钮将标本盘移动到大脑表面刀片正下方，并使切片方向垂直于海马长轴，开始切割脑片。切片过程尽量不要超过 15min。

5）孵育脑片：用移液管将含有感兴趣脑区的切片移至预先盛有 35℃切片液 1 的孵育槽中孵育 30min。之后用移液管将该切片转移到室温（22~25℃）下盛有记录液 1 的孵育槽中，孵育 1h（让脑组织从切片的机械冲击中恢复）待用。培养和记录过程中持续充入 95% O$_2$、5% CO$_2$ 混合气体。

(2)人脑组织脑片

1)获取人脑组织:手术期间,神经外科医生将海马的头部和体部一起解剖下来,并立即放入装有冷切片液 2(4℃)的密闭运送装置中,装置确保持续充入 95% O_2、5% CO_2 混合气体。尽量在 30~40min 内送达实验室。解剖的海马组织的最终大小因情况而异,但通常截面尺寸的范围约为长 15~20mm,宽 10~15mm。

2)脑组织切片:脑组织修块,确定相应的组织方向和主要标志,并用 502 胶水将标本的后侧面或前侧面迅速粘在振荡切片机的标本底座上。同时将琼脂块粘在标本旁边,以避免因刀片推进而向后倾斜。然后将固定于盛有冰水混合切片液 2 的标本槽内,并在周围加入冰块。然后使用振荡切片机切片,切片厚度为 500μm。切片机的推进速度设置为 0.20mm/s,振动幅度为 1.25mm。当切片过程中观察到组织标本的畸变时,使用较慢的推进速度(0.05~0.10mm/s)和较高的振动幅度(高达 1.50mm)。切片过程中持续充入 95% O_2、5% CO_2 混合气体。

3)孵育脑片:将切割好的脑片用移液管转移并浸泡在盛有记录液 2 的孵育槽中至少 1h,温度保持在 30~31℃,让组织从药物、麻醉、手术、制备所致的损伤中得到最大程度的恢复。培养过程中给予持续充入 95% O_2、5% CO_2 混合气体。

5. 电生理实验准备 多通道记录系统(MEA1060,Multichannel Systems,Germany)由微电极阵列(microelectrode array,MEA)、灌流系统和记录系统构成,以获取神经元电活动产生的信号。多通道记录系统位于倒置显微镜,脑切片在 MEA 上的位置由数字图像捕获系统记录。

将孵育箱中的脑片快速转移到多通道记录系统的 MEA 区域,并用自制尼龙网固定使其与记录电极紧密接触,用记录液 2 以 6ml/min 的速度灌流脑片至少 10min,再改用建立癫痫模型所需的试剂。记录过程中温度保持在 32~34℃,并持续充入 95% O_2、5% CO_2 混合气体。

6. 局部场电位检测 应用电刺激测试切片的活性。可使用由扭曲的镍铬丝制成的外部双极电极(直径 50μm),给予持续时间为 100μs 的双相电流。刺激方案是可使用 MC Stimulus 编程并预先加载到刺激发生器中。数据以每个通道 10kHz 的频率采样并记录。

7. 建立癫痫模型

(1)低镁/无镁癫痫模型:降低 ACSF 中 Mg^{2+} 浓度至<0.9mmol/L 或去除 ACSF 中的 Mg^{2+},产生癫痫样放电。

(2)高钾癫痫模型:升高 ACSF 中 K^+ 浓度至 5.0~6.0mmol/L,产生癫痫样放电。

(3)4-氨基吡啶癫痫模型(4-aminopyridine,4-AP):4-AP 可以阻断电压门控钾通道 Kv1.1、Kv1.2 和 Kv1.4。应用 50 或 100μm 的 4-AP 40min 可诱发癫痫样放电。

(4)低钙癫痫模型:降低 ACSF 中 Ca^{2+} 浓度至 0.2mmol/L,产生癫痫样放电。

(5)已有不少研究证明在啮齿动物切片中非常可靠的诱导癫痫的方法在人体组织中无效。但有研究证明在含有 10~12mmol/L K^+(高钾)的 ACSF 灌流时同时予海马 hilar 区连续的刺激(0.067Hz)可诱导持续稳定的癫痫样活动。同时,也有研究报道称将 4-AP(100μmol/L)加入高钾(8mmol/L)、低镁(0.25mmol/L)的 ACSF 中,成功记录到了持续、重复的癫痫样活动。

8. 记录实验结果 根据实验目的与需求,建立相应的癫痫模型,待改变的 ACSF 灌流诱发癫痫样放电,使用 60 通道的 MEA 同时对脑片中不同子区域的神经元电信号进行记录及数据分析和处理。

【模型评价】

1. 制备脑片的各个方面都影响着脑片的生存情况,通常取决于动物的种类和年龄以及所选择的大脑区域。脑片模型最常用的实验对象是大鼠的脑组织,但有研究表明在小鼠的海马切片中诱发癫痫样活动比在大鼠或人类的海马切片中诱发癫痫样活动要容易得多。

2. 动物的年龄与诱导癫痫样活动事件的难易程度有明显的关联。有研究证明在大鼠海马切片模型中,使用高钾诱导癫痫发作时,在出生 5d 以上的脑切片中才会诱发癫痫。其中,在出生 12d 时最容易诱发癫痫样活动,在超过 21d 的动物脑组织中难以产生癫痫样活动。这种复杂性的出现是因为与年龄相关的兴奋性和癫痫倾向的差异是由多种机制控制的。因此,建议在实验时应正确随机化实验组动物的年龄,并充分将年龄效应纳入研究统计中。早期的研究使用与记录液相同的 ACSF 来切片和孵育脑片。为了从幼年和青少年动物中制备出健康的脑片,在过去的二十年中,开发了各种具有保护性的切片液,即用等渗的蔗糖溶液代替氯化钠,主要是为了降低甚至避免在切割和孵育过程中因钠离子和氯离子的流入以及细胞肿胀而导致的神经元存活率降低。此后,一些优化方案也随之被研发出来,比如改良的蔗糖切片 ACSF 方案、混合 NaCl/ 蔗糖或用胆碱替代钠的 ACSF。最近,在制备成熟和老年啮齿动物的脑组织切片时,在切片和孵育期间采用葡甲胺(N-Methyl-D-Glucamine,NMDG)作为钠替代品的 ACSF 已经得到了广泛普及。总的来说,目前国内外研究者在脑片模型研究中使用的 ACSF 缺乏统一的标准,较多的研究已开始在切片和培养过程中使用不同的 ACSF 配方。

3. 在离体脑片研究中,有两种主要类型的灌流系统:膜界面培养和液面下培养。膜界面培养是将脑片放置在介于记录液和湿化气体的界面上。这种方法的优点是脑片能够得到均匀的灌流和良好的氧气供应。这意味着相对较慢的灌流速率(1~2ml/min)足以维持脑片的神经元活性。一个明显的缺点是,用于视觉定位膜片钳记录所必需的水浸物镜不能与界面室同时使用,将它们的使用限制在测量局部场电位的和使用盲法膜片钳或微电极进行的细胞内记录。液面下培养通常使脑片靠在腔室底部,在灌流液中浸泡。在这种情况下,需要相对较高的灌流速度(至少 4~5ml/min)确保脑片获得充分的氧气和营养成分。此外,应尽量减少脑片上方的液体量来改善氧合,有助于提高组织的生存能力。在这些情况下,应考虑使用双灌流系统,优化实验方案。

4. 低镁 / 无镁癫痫模型制作简单,该模型包括了癫痫发作的发生、发展及停止过程,可用于研究癫痫的机制、新药物的筛选以及评估抗癫痫药物的疗效。

5. 4-AP 癫痫模型是通过阻断钾离子通道来诱发癫痫样活动。因此,4-AP 能够诱导产生可重复的癫痫样放电活动,能诱发间歇性发放和持续性发放的癫痫样活动,是揭示癫痫发作机制和评估抗癫痫药物疗效的有效模型。但 4-AP 的剂量选择对模型的有效性具有重要影响,剂量过高可能导致严重的神经元毒性效应,剂量过低可能无法产生充分的癫痫样活动。同时值得注意的是不同物种的脑片模型对 4-AP 的反应存在差异。

6. 高钾癫痫模型是一种常用的实验模型,通过增加外部培养液中的钾离子浓度来诱发癫痫样活动。高钾癫痫模型能够可靠地诱发癫痫样放电活动,并能在多个实验中得到重复。但该模型只模拟了癫痫发作时神经元兴奋性增加的情况,无法涵盖癫痫发作的所有方面,如局部神经元网络的异常连接和神经递质紊乱等。

7. 低钙癫痫模型是通过降低外部培养液中的钙离子浓度来诱发癫痫样活动。有研究表明,在癫痫发作期间对灵长类动物进行体内记录时显示细胞外 Ca^{2+} 浓度降至 100μmol/L,并且影响了突触传递。因此,低钙癫痫模型还为研究癫痫传播的非突触机制提供了一个有用的实验模型。

【注意事项】

1. 所有 ACSF 溶液应使用 Milli-Q 去离子超纯水配制。蒸馏水或自来水中的微量金属离子会通过各种促氧化作用导致切片质量不佳。

2. 在培养和记录过程中需持续充入 95% O_2、5% CO_2 混合气体,以确保 pH 值稳定在 7.3~7.4,渗透压保持在 290~310mOsm。可通过减少 / 增加蔗糖的量来降低 / 增加渗透压,以避免改变其他离子的浓度。同时需经常检测 pH 值与渗透压,这两者常会因外界环境影响而变化,特别是温度变化的影响(建议在实验当天配制新鲜的溶液)。建议在孵育时加入 20mmol/L HEPES,其可在生理范围内有效提供更强的 pH 缓冲,防止过度水肿。

3. 所有用于含有 ACSF 的玻璃器皿都应通过高压灭菌器循环或用稀释(0.1mol/L)硝酸和大量 Milli-Q 去离子超纯水冲洗彻底清洁。

4. 使用挥发性麻醉剂(例如异氟烷)结合蒸发器是进行动物实验首选的麻醉方法。相比其他麻醉剂,该方法无需对动物进行限制,且可在断头前精确控制麻醉深度,确保动物处于无痛苦状态。此外,由于挥发性麻醉剂的低溶解度和高挥发性,切除的脑组织中挥发性麻醉剂的活性浓度可能会更快地下降,减少了对下游分析的影响。但需要注意的是,长时间深度异氟烷麻醉可能会导致血脑屏障的开放,因此需要谨慎控制麻醉时间和深度。断头与取脑的时间最好控制在 2min 内,时间越短,脑片状态越好。同时需注意在取脑时应尽可能减小对脑的挤压与损坏。

5. 人脑组织的运送必须确保温度、pH 值、渗透压的稳定,避免影响脑组织活性。

6. 实验结果的准确性是评估实验结果的关键,应使用可靠的数据记录设备。

三、器官型脑片模型制作

【实验设备及耗材】

超净工作台、组织切片机、光学显微镜、解剖显微镜、倒置显微镜、水浴加热器、冰箱、电子分析天平、插入式培养皿、95% O_2、5% CO_2 混合气瓶、活组织切片机、6 孔培养板、CO_2 培养箱、酸度计、502 胶水、烧杯、移液管、滤纸、一次性培养皿、眼科剪、手术刀、镊子、咬骨钳、琼脂块、冰块等。

【实验试剂】

CaCl$_2$、KCl、KH$_2$PO$_4$、NaCl、NaH$_2$PO$_4$、NaHCO$_3$、MgCl$_2$、MgSO$_4$、D-glucose、MEM、马血清（horse serum，HS）、HBSS、双蒸水、75% 乙醇、碘酒、异氟烷、青霉素、链霉素等。

【实验步骤】

1. 实验器具和器材耗材在实验前必须进行严格灭菌消毒处理，以避免可能的细菌感染。

2. 主要溶液配制（以 mmol/L 为单位）

(1) 含糖 Hanks' 平衡盐溶液：向 500ml Hanks' 平衡盐溶液中加入 12.88g 葡萄糖，充分溶解后经 0.22μm 微孔滤膜过滤除菌，分装后于 −20℃ 保存。

(2) MS 培养液：取 MEM 100ml、灭活补体的 HS 50ml、含糖 Hanks' 平衡盐溶液 50ml 充分混匀，利用 pH 测量仪测定 pH 值，调 pH 值至 7.22~7.26。

(3) Gey's 平衡盐溶液（Gey's balanced salt solution，GBSS）：称取 CaCl$_2$ 0.17g、KCl 0.37g、KH$_2$PO$_4$ 0.03g、MgCl$_2$ 0.10g、MgSO$_4$ 0.03g、NaCl 7.00g、NaHCO$_3$ 2.27g、Na$_2$HPO$_4$ 0.12g 及 D-glucose 1.0g，用 1 000ml 双蒸水充分溶解后，经 0.22μm 微孔滤膜过滤除菌，分装后于 4℃ 保存。

3. 实验标本的选择　健康幼鼠，出生 3~9d。

4. 脑片制备

(1) 脑组织取材：取鼠仔进行麻醉后用 75% 乙醇消毒，在无菌条件下快速断头取小鼠脑组织（具体取脑过程参考急性脑片制备过程），取出后立即转移至 4℃ GBSS 中。

(2) 脑组织切片：在无菌条件下，通过解剖显微镜剥除脑表面软脑膜后，将海马区连同内嗅皮层（EC）和外嗅皮层（PC）解剖出来。随后用活组织切片机将海马切成 350μm 厚的切片。

5. 脑片培养　首先在 6 孔培养板内每孔放入 1ml MS 培养液、25mmol/L D-glucose、青霉素（100U/ml）和链霉素（100U/ml），并插入插入式培养皿，之后用玻璃吸管将完好的、质量合适的脑片转移至培养皿上，放入 CO$_2$ 培养箱，条件为 37℃，5% CO$_2$+95% 空气，湿度为 99%，每周更换培养液 2 次，培养 2 周。

6. 局部场电位检测　采用膜界面培养法进行场电位记录。在培养 14d 后，将脑片转移到膜界面室内，温度保持在 36℃，持续充入 5% CO$_2$、95% O$_2$，并以 2ml/min 的速率循环灌流 20min。每个切片都需经过目视检查，确保切片和组织结构的完整性。之后用外部微电极在 CA1、CA3 和齿状回（DG）上进行约 30~40min 的自发场电位记录及分析。记录结束后，进一步检查没有活动或仅有间歇性活动的脑片的存活能力和突触响应。分别以 ±30μA 的双相电流脉冲刺激 Schaffer 侧支、透明层和前穿质通路，在 CA1、CA3 和齿状回（DG）区诱发细胞外场电位。只选择在每个区域兴奋性突触后电位幅度 >500μV 的切片进行数据分析。（多通道记录系统 MEA 详见急性脑片制备过程）

7. 建立癫痫模型　参考急性脑片的制备过程。

8. 记录实验结果　根据实验目的与需求，根据建立的癫痫模型进行观察和记录神经元的活动及响应情况，并进行数据分析和处理。

【模型评价】

与癫痫动物模型相比，器官型脑片模型的癫痫发作时间更短，可提高实验效率，有助于癫痫机制的深入研究和抗癫痫药物的研发。器官型脑片模型经历了与人体内癫痫发作类似的突触和胶质细胞的变化,因此器官型脑片模型的自发性癫痫可能更准确地反映人类癫痫的发病情况。

然而,需要注意的是,器官型脑片模型对培养环境和培养天数的变化非常敏感。举例来说,不同批次的马血清可能会对培养物内产生的活性物质的质量有相当大的影响。因此,研究者需要严格控制实验条件和环境,以确保实验的可重复性和准确性。

【注意事项】

1. 器官型脑片应从出生 3~9d 的大鼠或小鼠中制备。该年龄段大鼠或小鼠的脑组织具有高度的可塑性,并且在切片制备过程中具有抗机械创伤的特性。

2. GBSS 平衡盐及培养液 MS 的配制需在无菌环境中进行。

3. 每次更换培养液前均应充分准备,严格消毒灭菌以免污染。换液过程中应注意观察脑片的生长情况,及时清理污染及生长不良的脑片。

(郭鑫霞　朱君明)

参考文献

［1］ Raimondo JV, Heinemann U, de Curtis M, et al. Methodological standards for in vitro models of epilepsy and epileptic seizures. A TASK1-WG4 report of the AES/ILAE Translational Task Force of the ILAE. Epilepsia, 2017, 58: 40-52.

［2］ Cho S, Liu D, Fairman D, et al. Spatiotemporal evidence of apoptosis-mediated ischemic injury in organotypic hippocampal slice cultures. Neurochem Int, 2004, 45 (1): 117-127.

［3］ Cho S, Wood A, Bowlby MR. Brain slices as models for neurodegenerative disease and screening platforms to identify novel therapeutics. Curr Neuropharmacol, 2007, 5 (1): 19-33.

［4］ Ray AM, Owen DE, Evans ML, et al. Caspase inhibitors are functionally neuroprotective against oxygen glucose deprivation induced CA1 death in rat organotypic hippocampal slices. Brain Res, 2000, 867 (1-2): 62-69.

［5］ Jones RS, da Silva AB, Whittaker RG, Woodhall GL, Cunningham MO. Human brain slices for epilepsy research: Pitfalls, solutions and future challenges. J Neurosci Methods, 2016, 260: 221-232.

［6］ Pavón Arocas O, Branco T. Preparation of acute midbrain slices containing the superior colliculus and peri-aqueductal Gray for patch-clamp recordings. PLoS ONE, 2022, 17 (8): e0271832.

［7］ Papouin T, Haydon PG. Obtaining Acute Brain Slices. Bio Protoc, 2018, 8 (2): e2699.

［8］ Hsiao MC, Yu PN, Song D, et al. An in vitro seizure model from human hippocampal slices using multi-electrode arrays. J Neurosci Methods, 2015, 244: 154-163.

［9］ Mohammed JS, Caicedo HH, Fall CP, et al. Microfluidic add-on for standard electrophysiology chambers. Lab Chip, 2008, 8 (7): 1048-1055.

［10］ Bruckner C, Heinemann U. Effects of standard anticonvulsant drugs on different patterns of epileptiform discharges induced by 4-aminopyridine in combined entorhinal cortex-hippocampal slices. Brain Res, 2000, 859 (1): 15-20.

［11］ Gonzalez-Sulser A, Wang J, Motamedi GK, et al. The 4-aminopyridine in vitro epilepsy model analyzed with a perforated multi-electrode array. Neuropharmacology, 2011, 60 (7-8): 1142-1153.

［12］ Huberfeld G, Menendez de la Prida L, Pallud J, et al. Glutamatergic pre-ictal discharges emerge at the transition to seizure in human epilepsy. Nat Neurosci, 2011, 14 (5): 627-634.

[13] Wahab A, Albus K, Gabriel S, et al. In search of models of pharmacoresistant epilepsy. Epilepsia, 2010, 51: 154-159.

[14] Dulla CG, Janigro D, Jiruska P, et al. How do we use in vitro models to understand epileptiform and ictal activity？ A report of the TASK1-WG4 group of the ILAE/AES Joint Translational Task Force. Epilepsia Open, 2018, 3 (4): 460-473.

[15] Jandova K, Pasler D, Antonio LL, et al. Carbamazepine-resistance in the epileptic dentate gyrus of human hippocampal slices. Brain, 2006, 129 (Pt 12): 3290-3306.

[16] Ting JT, Daigle TL, Chen Q, et al. Acute brain slice methods for adult and aging animals: application of targeted patch clamp analysis and optogenetics. Methods in molecular biology, 2014, 1183: 221-242.

[17] Rivera C, Voipio J, Kaila K. Two developmental switches in GABAergic signalling: the K+-Cl- cotrans-porter KCC2 and carbonic anhydrase CAVII. J Physiol, 2005, 562 (Pt 1): 27-36.

[18] Schuchmann S, Meierkord H, Stenkamp K, et al. Synaptic and nonsynaptic ictogenesis occurs at different temperatures in submerged and interface rat brain slices. J Neurophysiol, 2002, 87 (6): 2929-2935.

[19] Feng Z, Durand DM. Low-calcium epileptiform activity in the hippocampus in vivo. J Neurophysiol, 2003, 90 (4): 2253-2260.

[20] Pumain R, Menini C, Heinemann U, et al. Chemical synaptic transmission is not necessary for epileptic seizures to persist in the baboon Papio papio. Exp Neurol, 1985, 89 (1): 250-258.

[21] Grainger AI, King MC, Nagel DA, et al. In vitro Models for Seizure-Liability Testing Using Induced Pluripotent Stem Cells. Front Neurosci, 2018, 12: 590.

[22] Li Q, Han X, Wang J. Organotypic Hippocampal Slices as Models for Stroke and Traumatic Brain Injury. Mol Neurobiol, 2016, 53 (6): 4226-4237.

[23] Magalhaes DM, Pereira N, Rombo DM, et al. Ex vivo model of epilepsy in organotypic slices-a new tool for drug screening. J Neuroinflammation, 2018, 15 (1): 203.

[24] 左晓洁. 大鼠器官型脑片的培养 [硕士], 河北医科大学, 2011.

第三节 细胞模型

一、细胞模型简介

细胞培养模型在研究癫痫发生机制中扮演着重要的角色。目前常见的癫痫细胞培养模型主要包括以下两种类型：单细胞培养模型和共培养模型。

单细胞培养模型主要包括原代胶质细胞、海马神经元细胞、星形胶质细胞等。这些模型允许单独培养特定类型的细胞，从而更深入地研究其在癫痫发生过程中的角色作用。共培养模型包括星形胶质细胞 - 小胶质细胞共培养炎症模型、神经元 - 星形胶质细胞共培养模型等。通过将不同类型的细胞共同培养，模拟更复杂的细胞相互作用和病理过程，有助于更全面地了解癫痫的发生机制。

二、单细胞培养模型制作

【实验设备及耗材】

小鼠 BV2 小胶质细胞、超净工作台、解剖显微镜、CO_2 细胞培养箱、酶标仪、荧光倒置显微镜、高速冷冻离心机、超纯水仪、细胞培养瓶和细胞培养孔板、眼科剪、手术刀、镊子等。

【实验试剂】

Neurobasal-A 培养基、DMEM-F12 培养基、B27 营养因子、0.25% 胰蛋白酶（含 0.02% EDTA）、胎牛血清、L- 多聚赖氨酸、L- 谷氨酰胺、4% 多聚甲醛（paraformaldehyde，PFA）、青霉素 - 链霉素溶液（100×）、兔抗鼠神经元特异性烯醇化酶（neuronspecific enolase，NSE）、免疫组化抗体稀释液、兔抗大鼠胶质纤维酸性蛋白（Rabbit Anti-GFAP）、二抗 FITC 标记的羊抗兔 IgG、抗荧光淬灭封片液、D-Hanks 液。

【实验步骤】

1. 海马神经元原代细胞培养

（1）主要溶剂的配制

1）0.01% L- 多聚赖氨酸溶液的配制：称取 10mg L- 多聚赖氨酸，溶于 100ml 灭菌去离子水中，0.22μm 正压滤器过滤分装，–20℃保存。

2）接种液配制：按 1∶10 体积比混合胎牛血清与 DMEM-F12 培养液，在无菌条件下加入 1% 体积分数的双抗贮存液（青霉素 + 链霉素），使青霉素和链霉素的终浓度为 100U/ml，置于 4℃冰箱保存。

3）神经细胞维持型（无血清）培养液：Neurobasal-A 培养基、B-27、L- 谷氨酰胺以及双抗，按 96∶2∶1∶1 体积比配制。

4）PBS 溶液：称取 PBS 粉末 10g 溶解于 1L 超纯水中，30min 高压灭菌备用。

5）D-Hanks 液：不含钙、镁的 Hanks 平衡盐溶液用 10mmol/L HEPES 缓冲并调 pH 值至 7.3。

（2）分离培养方法

1）取出生 24h 的新生小鼠，用 75% 乙醇浸泡消毒 5min，在无菌超净操作台上断头取出脑组织并置于 pH 7.3 D-Hanks 液中，在解剖显微镜下用眼科镊将大脑剥开，选取海马，将被膜和血管完全剥离，并尽量保证海马的完整性。最后将剔除干净的海马组织放在预冷的 D-Hanks 液中。

2）将取下的海马组织剪碎至 1mm³ 大小，静置 2min 弃去上清液，加入接种液 3ml，用巴氏吸管吹打 20 次后，静置 2min，吸取上清液，重复该步骤。将所取上清液放入离心机中 850r/min，离心 5min，然后将上层液体去掉，加入 0.125% 胰蛋白酶，37℃消化 20min，每隔 5min 摇晃培养皿，使其充分消化，在显微镜下观察组织块上无细胞后，加入等体积的胎牛血清终止消化，在此过程中轻轻吹打数次，200 目筛网过滤，放入离心机中 850r/min，离心 5min，将上层液体去掉，制成单细胞悬液加入接种液。

3）以 2.0×10^8 个 /L 的浓度将细胞接种到预先用 L- 多聚赖氨酸包被的 96 孔培养板中，

置于 37℃、5% CO$_2$ 培养箱培育 4~8h,倒掉接种液,用 PBS 清洗 3 次后换成无血清培养液继续培养,每隔 2d 换液 1 次。

(3)免疫荧光

1)细胞爬片:取 3 片玻璃片于预先用 L- 多聚赖氨酸包被的 24 孔板中,细胞悬液以 (1~5)×10^8 个 /L 的浓度接种到其中,放入培养箱培养 5d。

2)固定:细胞爬片后,吸出培养液,用 PBS 洗 3 次,加入 4% PFA 于 4℃固定 30min。用 PBS 洗 3×5min/ 次。放 4℃过夜。

3)鉴定细胞:使用 NSE 免疫组化染色试剂盒鉴定海马神经细胞的纯度,随机选取显微镜的视野,重复 8 次计算 100 个细胞中海马神经细胞的数量,取其平均值,海马神经元纯度为阳性百分率。

2. 星形胶质细胞的分离培养

(1)取出生 24h 的新生鼠,用 75% 乙醇浸泡消毒 5min,在无菌超净操作台上断头取出脑组织置于预冷的接种液中,解剖显微镜下沿正中切开两侧大脑半球,去除中脑及海马,钝性分离皮层,并仔细剔除血膜,用眼科剪剪成 1mm^3 小块,然后用 0.125% 含 EDTA 的胰蛋白酶 15ml 于 37℃消化 15min 后加入接种液终止消化,1 000r/min,离心 10min,然后弃去上清,加入适量 DMEM-F12 种植培养液重悬。经 75μm 筛网过滤,收集滤液,1 000r/min,离心 10min,收集沉淀并用接种液重悬。调整细胞密度至 1.0×10^6 个 /ml,种植于 75cm^2 培养瓶中,经 1h 差速黏附去除成纤维细胞后,将细胞悬液重新转移到一个新的 75cm^2 培养瓶中并于 37℃、5% CO$_2$ 培养箱继续培养,2d 换液 1 次。7~12d 后将培养瓶放入水平摇床(37℃、260r/min、2h),换液弃除小胶质细胞并放入培养箱平衡 1h,重新置于水平摇床振摇 18h 后换液弃除少突胶质细胞。加入适量的 0.125% 胰蛋白酶消化 2min 后加入接种液终止消化,用巴氏吸管反复吹洗,将其收集至离心管中,以 1 000r/min,离心 5min,重悬后接种至新的培养瓶内,计数后调整细胞密度至 1.0×10^6 个 / 孔并接种于 6 孔培养板中,稳定 24h 后可用于后续实验。

(2)免疫荧光鉴定及纯度检测:待细胞生长至单层时,进行免疫荧光鉴定,星形胶质细胞一般采用 GFAP-FITC 免疫荧光结合 DAPI 染色进行星形胶质细胞的纯度鉴定。

取星形胶质细胞爬片 2 张,用 PBS 冲洗 2 次,4% 多聚甲醛室温固定 20min。然后用 PBS 漂洗 3 次 ×5min、10% 牛血清白蛋白及 0.25%Triton X-100 封闭 15min。加一抗,于 4℃孵育过夜。次日爬片经复温 1h 后用 0.01mol/L PBS 洗 5min×3 次。加入 FITC 标记二抗,37℃避光反应 0.5~1h。然后再用 0.01mol/L PBS 洗 5min×3 次,蒸馏水洗 1 次,DAPI 染色 5min 后继续用 0.01mol/L PBS 漂洗 5min×3 次。脱水后用荧光抗淬灭剂封片,荧光显微镜观察。高倍镜下随机选择 5 个视野拍照,星形胶质细胞表现为 GFAP 阳性细胞,DAPI 所染细胞核总数为细胞总数,当 GFAP 阳性细胞占细胞总数 95% 以上时,可用于后续实验。

3. 建立癫痫模型

(1)无镁癫痫模型:镁离子可拮抗兴奋性氨基酸,无镁细胞外液抵消了镁离子的拮抗作用,导致细胞兴奋性增加。去除细胞培养模型培养基后,用无镁细胞外液培养[145mmol/L

NaCl,0.001mmol/L 甘氨酸,2mmol/L CaCl$_2$,10mmol/L D-glucose,2.5mmol/L KCl,10mmol/L HEPES,调 pH 值至 7.3 左右,用蔗糖调整渗透压至约 325mOsm/(kg·H$_2$O)]3h 后,可诱发自发反复性癫痫样放电的神经元模型,采用膜片钳系统对神经元细胞进行全细胞模式的电流钳记录。

（2）谷氨酸癫痫模型：谷氨酸诱导的癫痫细胞模型,可用于研究卒中后癫痫的相关机制。在培养至第 11~12d 时,用培养基替换为生理记录液（145mmol/L NaCl,2.5mmol/L KCl,10mmol/L HEPES,10mmol/L glucose,2mmol/L CaCl$_2$,1mmol/L MgCl$_2$,2μmol/L 甘氨酸,调 pH 值至 7.3）并添加 20μmol/L 谷氨酸溶液,浸泡 10min。

（3）红藻氨酸（kainic acid,KA）癫痫模型：KA 是兴奋性神经递质谷氨酸的激动剂,具有神经毒性,作用于 AMPA 和红藻氨酸受体,引起细胞内 Ca^{2+} 超载,导致神经元损伤,从而产生致痫作用。在培养 3d 后（约 60% 细胞密度）,在 37℃下将海马神经元细胞暴露于 KA（1.25nmol/L~125μmol/L）中,持续培养 3d。

【模型评价】

单细胞培养方式是一种相对简单的实验方法,其主要特点是专注于研究单一类型的细胞。这种方法具有以下特点和局限性：

优点：

1. 简便易行　单细胞培养方法相对简单,易于操作,研究人员可以专注于研究特定类型的细胞。

2. 可视化分析　该方法允许研究人员直观地观察和记录细胞在外部刺激下的行为,包括活力、增殖、形态变化和细胞因子分泌等反应情况。

3. 病理生理研究　通过单细胞培养,可以直接证明在某种刺激条件下该类型细胞的病理、生理变化,这对于疾病研究和药物开发具有重要意义。

局限性：

1. 体内环境失落　单细胞培养将细胞完全分离出体内细胞组织环境,因此无法考虑细胞与周围细胞和基质之间的相互作用。

2. 失去组织结构　细胞在体内通常以组织结构的形式存在,而单细胞培养无法模拟这种组织级别的复杂相互作用。

3. 缺乏细胞间相互应答　在体内,不同类型的细胞之间常常相互影响、协同工作,但在单细胞培养中,这种相互应答很难模拟。

4. 环境差异　单细胞的培养条件与体内条件存在差异,包括温度、氧气浓度和养分供应等,这可能导致在体外得到的结果与实际体内情况不完全相符。

综上所述,单细胞培养方式是一种有用的实验工具,特别适用于研究单一类型细胞的基本特性和反应。然而,在使用这种方法时,研究人员应谨记其局限性,并在可能的情况下结合其他实验方法,以更全面地理解细胞行为和生理过程。

【注意事项】

1. 在制备细胞模型时,尽量选取新生 3d 内的大小鼠,注意选材新鲜（不超过 24h）。

2. 需特别注意初始种植密度,否则会严重影响轴突和树突的伸展。

3. 取材过程尽可能保证无菌,需注意海马组织上被膜和血管的剔除。

4. 组织需多次分步消化,吹打细胞时不可用力过大。

5. 应严格掌握好酶的消化浓度和消化时间。

6. 通过免疫化学染色或分离技术,验证细胞类型并确保纯度。确保使用单一细胞类型的纯化培养物,以减少可能的干扰和杂交效应。

三、共培养模型制作

【实验设备及耗材】

见上述。

【实验试剂】

见上述。

【实验步骤】

1. 海马神经元与新生鼠星形胶质细胞混合共培养

(1)按上述单细胞培养模型方法分离培养获得海马神经元细胞和星形胶质细胞。

(2)使用插入式培养皿进行共培养。将经胰酶消化并纯化的第 3 代星形胶质细胞制成细胞悬液,并接种于插入式培养皿中,将上述培养的海马神经元制成细胞悬液,接种于 6 孔板中的盖玻片上,4h 后将接种有星形胶质细胞的插入式培养皿插入接种有神经元爬片的 6 孔板中。以后每隔 3.5d 换液 1 次,取共培养体系中培养 10d 的细胞进行神经元及星形胶质细胞免疫荧光纯度鉴定。共培养 12~13d 的细胞应用于实验。

2. 星形胶质细胞 - 小胶质细胞共培养炎症模型

(1)星形胶质细胞培养同上。

(2)BV2 小胶质细胞培养:将冻存的 BV2 小胶质细胞,迅速放入 37℃ 水浴锅中,边摇晃边观察,直至细胞株完全融化,然后将其移至离心管中,加入接种液,1 000r/min,离心 5min,弃上清,沉淀重悬后接种至接种液中,在 37℃、5% CO_2 培养箱中培养,待细胞长满至 80% 以上时,进行传达培养。进行细胞传代时,先吸去培养皿中的培养基,用不含钙、镁离子的 PBS润洗细胞 1~2 次。随后,加入 1ml 0.125% 含 EDTA 的胰蛋白酶消化 1~2min,镜下观察到大部分细胞变圆、突起收缩后,加入适量接种液终止消化,用巴氏吸管反复吹洗后将其收集至离心管中,以 1 000r/min,离心 5min,弃去上清液,重置后接种至新的培养基中,放置在 37℃、5% CO_2 培养箱中继续培养。实验前将其按所需密度接种至 6 孔板中,以备后续实验。

(3)细胞共培养:将培养好的 BV2 小胶质细胞接种到有星形胶质细胞的 6 孔板中,培养24h 后用于实验。

3. 癫痫模型的建立参考上述。

【模型评价】

1. 共培养模型是一种重要的实验方法,它有助于克服单细胞培养模型的一些局限性,更真实地模拟细胞在体环境,使细胞最大程度地维持其体内结构功能,从而使研究更加有代表性和可靠性。

2. 临床和实验表明,癫痫活动伴随着由胶质细胞、神经元、血脑屏障内的内皮细胞和外周免疫细胞产生的分子炎症介质。星形胶质细胞是中枢神经系统中主要的胶质细胞群体,它们参与支持神经网络的功能,同时维持神经递质和离子的稳态。已有研究报告指出,特定的星形胶质细胞膜通道蛋白,如钾通道 KIR4.1、水通道蛋白 AQP4 和谷氨酸转运体等与癫痫的病理、生理有关。

3. 小胶质细胞是中枢神经系统的主要免疫细胞。在病理条件下,小胶质细胞被激活,包括细胞增殖、免疫分子的表达和炎症介质的释放。因此,星形胶质细胞 - 小胶质细胞共培养炎症模型能以更具区别性的方式进行研究在药物作用下细胞内发生的炎症反应和细胞因子的表达情况。

4. 神经元原代培养是体外研究神经系统疾病的重要手段之一,也是对神经系统损伤进行细胞分子水平研究的基础。建立神经元和星形胶质细胞共培养模型对研究神经系统疾病,特别是星形胶质细胞在神经元发育、损伤和修复中的作用尤为重要。

综上所述,共培养模型是一种强大的实验工具,可模拟细胞在体内复杂环境中的相互作用,有助于深入研究癫痫的病理、生理过程。

【注意事项】

1. BV2 细胞易出现分化现象,分化后的细胞贴壁更牢,极难消化,因此应尽量缩短消化时间,预防细胞分化。

2. BV2 细胞在培养过程中,在换液及传代时应将细胞悬液收集,降低圆形细胞的损失。

3. BV2 细胞对培养条件较敏感,当培养基出现过酸或者过碱的情况时都会出现脱壁现象。因此在培养过程中需关注细胞培养基的酸碱度,当培养基 pH 值偏高时,需及时收集培养皿中的悬浮细胞,进行离心换液,更换为新鲜的培养基。若使用的是培养瓶,应注意瓶口是否为透气瓶口,同时避免开封时间过长。

4. 余详见单细胞培养模型。

总结

近年来,研究者开始积极应用癫痫离体模型来深入研究癫痫的发病机制以及研发抗癫痫药物。虽然离体模型在癫痫研究中具有一些独特的优势,但同时也伴随着一定的限制。因此,在设计实验时需要综合考虑离体模型的优点和缺点,结合其他模型和方法进行综合分析。以下总结癫痫离体模型的优点与缺点。

癫痫离体模型的优点:

1. 排除了体内癫痫模型的个体差异性、不稳定的药物疗效以及体内血脑屏障的干扰。

2. 可以更精确地控制实验条件,例如温度、化学物质的浓度和添加方式等,以便更深入地研究癫痫的发作机制。

3. 允许重复实验,增强了实验结果的可靠性,降低了研究成本。

4. 能够研究不同类型的癫痫,从而更全面地理解癫痫的发病机制和治疗方法。

5. 与体内模型相比,离体模型使用的动物数量较少,从而减少了动物的使用和降低了研究成本。

6. 可以直接观察和记录神经元活动、突触传递等电生理指标的变化,提供更直观、详细的信息。

癫痫离体模型的缺点:

1. 相比于体内模型,离体模型缺乏整体调节,例如神经调节和循环系统的参与,这可能与体内情况存在差异,导致某些机制无法完全再现。

2. 离体模型只能模拟部分神经网络,无法完全还原整个神经网络,从而可能忽略一些重要的生理或病理机制。

3. 在获取过程中,离体模型可能会受到机械或化学损伤的影响,从而可能对研究结果产生不利影响。

综上所述,虽然离体模型具有研究上的优势,但也伴随着一些限制。研究人员需要根据具体的研究目的选择适合的实验模型,同时在综合分析中充分考虑模型的优点和不足之处。

(郭鑫霞　朱君明)

参考文献

［1］Jablonski J, Hoffmann L, Blumcke I, et al. Experimental Epileptogenesis in a Cell Culture Model of Primary Neurons from Rat Brain: A Temporal Multi-Scale Study. Cells, 2021, 10 (11): 3004.

［2］Kiese K, Jablonski J, Hackenbracht J, et al. Epigenetic control of epilepsy target genes contributes to a cellular memory of epileptogenesis in cultured rat hippocampal neurons. Acta Neuropathol Commun, 2017, 5 (1): 79.

［3］Zheng YF, Zhou X, Chang D, et al. A novel tri-culture model for neuroinflammation. J Neurochem, 2021, 156 (2): 249-261.

［4］李硕, 薛国芳. 癫痫细胞模型的建立及应用. 癫痫杂志, 2022, 8 (05): 448-452.

［5］高超, 杜贵琴, 许永劼, 等. 海马神经元原代细胞培养方法的改良. 贵州医科大学学报, 2020, 45 (08): 894-898.

［6］Haghikia A, Ladage K, Hinkerohe D, et al. Implications of antiinflammatory properties of the anticonvulsant drug levetiracetam in astrocytes. J Neurosci Res, 2008, 86 (8): 1781-1788.

［7］王建斌, 冯敏, 廖芸, 等. 恒河猴大脑皮质星形胶质细胞的原代培养及鉴定. 中国细胞生物学学报, 2017, 39 (01): 58-64.

［8］Faustmann TJ, Corvace F, Faustmann PM, et al. Effects of Lamotrigine and Topiramate on Glial Properties in an Astrocyte-Microglia Co-Culture Model of Inflammation. Int J Neuropsychoph, 2022, 25 (3): 185-196.

［9］郭慧, 马娇, 童煜, 等. 三种方法建立神经元与星形胶质细胞共培养模型的对比研究. 中国当代儿科杂志, 2010, 12 (12): 984-987.

第五章

脱髓鞘疾病的离体模型

第一节　炎性脱髓鞘疾病简介

中枢神经系统（central nervous system，CNS）炎性脱髓鞘疾病是包含视神经脊髓炎谱系疾病（neuromyelitis optica spectrum disorders，NMOSDs）、多发性硬化（multiple sclerosis，MS）、急性播散性脑脊髓炎（acute disseminated encephalomyelitis，ADEM）、瘤样脱髓鞘等在内的一大类疾病，是导致中青年非外伤残疾的最常见病因。由于该类疾病迁延、反复，病程不断进展；且该类疾病主要累及不满 18 周岁的青少年或中青年人群，严重影响患者的学习、工作与生活，给家庭、社会带来了沉重的打击和巨大的经济负担。目前临床上对于急性期患者主要采用大剂量（500~1 000mg，连续 5d 静脉滴注）糖皮质激素（甲泼尼龙）冲击对症治疗，缺乏安全有效、靶标明确的对因治疗药物。因此，构建能够模拟炎性脱髓鞘疾病的离体模型，对研究、开发和筛选治疗该类疾病的药物具有重要价值和意义。

视神经脊髓炎（neuromyelitis optica，NMO）及其谱系疾病是一种免疫介导的以视神经和脊髓受累为主的中枢神经系统炎性脱髓鞘疾病，进展较快、预后不良、发病高峰年龄介于 20~45 岁，是导致中青年非外伤残疾、失明的最常见原因。NMOSDs 在西方国家的发病率为 0.037/10 万，在澳大利亚和新西兰的发病率为 0.132/10 万。NMOSDs 在亚裔人群的发病率更高，特别高发于中国、日本、韩国、新加坡等亚洲国家。基于国家卫生健康委员会医院质量监测系统（Hospital Quality Monitoring System，HQMS）数据库，通过对中国大陆地区 33 489 家医院在 2016—2018 年期间被诊断为 NMOSDs 的数据进行分析，我国首次发布 NMOSDs 在成年人的发病率为每年 0.347/10 万，儿童发病率为 0.075/10 万，成人发病率远高于儿童，其中年龄介于 45~65 岁人群的发病率最高，为 0.445/10 万，女：男发病比例为 4.71：1，女性显著高于男性。

多发性硬化是神经科最常见的由免疫介导的、主要引起青年人肢体残疾的慢性、炎性脱髓鞘疾病，全世界约有 250 万患者饱受该疾病的困扰。该病以不定期的复发、缓解为主要特征，最终转化为临床进展型，需要长期给予免疫抑制剂或免疫抑制治疗。最新监测数据显示 MS 在我国的发病率为每年 0.235/10 万。此外，急性播散性脑炎是一种广泛累及脑和脊髓白质的急性炎症性脱髓鞘疾病，通常发生在感染后、出疹后或疫苗接种后，多见于儿童。

由于我国人口基数大,地域发展不平衡,人们普遍对炎性脱髓鞘疾病这一类起病隐匿、症状不典型疾病的认识不足。截至目前,我们对该类疾病的发病机制也知之甚少,离体研究模型较为匮乏。本章旨在为从事神经科学、免疫学研究的同仁提供一些有价值的离体实验模型,助力疾病发生、发展、演变过程的研究与发现。

（徐　芸　尹琳琳）

参考文献

［1］Hor JY, Asgari N, Nakashima I, et al. Epidemiology of Neuromyelitis Optica Spectrum Disorder and Its Prevalence and Incidence Worldwide. Front Neurol, 2020, 11: 501.

［2］Papp V, Magyari M, Aktas O, et al. Worldwide Incidence and Prevalence of Neuromyelitis Optica: A Systematic Review. Neurology, 2021, 96 (2): 59-77.

［3］Tian DC, Li Z, Yuan M, et al. Incidence of neuromyelitis optica spectrum disorder (NMOSD) in China: A national population-based study. The Lancet Regional Health-Western Pacific, 2020, 2: 100021.

［4］Tian DC, Zhang C, Yuan M, et al. Incidence of multiple sclerosis in China: A nationwide hospital-based study. The Lancet Regional Health-Western Pacific, 2020, 1: 100010.

第二节　基于细胞间接免疫荧光染色技术的 AQP4、MOG 抗体体外检测模型

水通道蛋白 4（water channel protein aquaporin 4, AQP4）是大脑中表达最丰富的水通道,高度定位于中枢神经系统星形胶质细胞的足突末端;这些足突与血管内皮细胞、周细胞、基底膜共同构成血脑屏障。AQP4 抗体作为 NMOSDs 的致病性抗体和特异性生物标志物,为揭示其发病机制奠定了基础。人类髓鞘少突胶质细胞糖蛋白（myelin-oligodendrocyte-glycoprotein, MOG）是一种单跨膜蛋白,属于免疫球蛋白超家族,仅表达于中枢神经系统少突胶质细胞质膜上,位于髓鞘最表面,尽管 MOG 蛋白在髓鞘构成中所占比例不足 0.05%,但 MOG 抗体的检出对于 MOG 抗体相关性疾病的诊断十分重要。目前,新诊断标准强调血清中 AQP4、MOG 抗体的检测,提高诊断敏感度而不影响特异性,专家推荐基于细胞转染的间接免疫荧光法或流式细胞术检测技术作为首选。综合主要文献的荟萃分析显示,该类检测技术的平均敏感度为 76.1%,在 MS 患者中假阳性率仅为 0.1%;而基于组织的间接免疫荧光法和 ELISA 的敏感度仅为 63%~64%,ELISA 假阳性率甚至高达 0.5%~1.3%,目前国内多采用细胞转染的间接免疫荧光法（即 CBA 法）,标本须送检到专业实验室并出具检测报告。

【实验设备及耗材】

细胞培养相关耗材、恒温水浴、CO_2 培养箱、离心机、共聚焦显微镜、光学显微镜、增强型化学发光检测系统等。

【实验试剂】

人胚肾细胞(HEK-293T)、胎牛血清、DMSO、Quick clone cDNA、pTargetTM Mammalian 表达载体、转染试剂、荧光素偶联山羊抗人 IgG(MP Biomedicals,Aurora,OH,USA)、PBS 缓冲盐溶液、DMEM 培养基、0.05% 胰酶和 0.1% EDTA 无钙、镁 MEM 培养基、细胞培养瓶、左旋多聚赖氨酸溶液(poly-L-lysine,PLL)、4% 多聚甲醛等。

【实验步骤】

1. 复苏 HEK293T 细胞

(1)取冻存的 HEK293T 细胞在 37℃的水浴锅中左右晃动迅速解冻,约 2min,于超净工作台中转移至 15ml 离心管中,1 200r/min,离心 5min,弃上清,加入 1ml 10% DMEM-FBS,吹打 15 次后再加入 4ml 10% DMEM-FBS 重悬,转移至 25T 培养瓶中,37℃继续培养。

(2)约第 2d 可见细胞基本长满培养瓶,10 倍镜下可见细胞长起突触。

(3)约第 3d 可见细胞完全长满整个培养瓶,可以进行传代及用于后续实验。

2. 细胞培养 / 传代

(1)弃去培养瓶中的旧培养液,可用 PBS 洗涤 1 次。

(2)向每个培养瓶中加入 0.25% 的 trypsin 1ml,于 37℃培养箱中消化 3min,镜下可看到消化的 HEK293T 细胞变圆、突触消失。

(3)待大部分细胞脱落后,加入等量体积的 10% DMEM-FBS 终止消化。

(4)吹打细胞并转移至 15ml 离心管中,1 200r/min,离心 5min,弃上清,加入 1ml 10% DMEM-FBS 吹打 15 次后重悬细胞。根据需要加入 10% DMEM-FBS 转移至 25T 培养瓶中继续培养,一般按 1∶3 传代;或者根据需要铺板,如后续做转染实验则按 1∶5 传代,转染时最好在 24h 内加入转染试剂,待细胞长至 60%~90% 时,转染效果最佳。

3. 细胞质粒转染　① AQP4 M23 质粒(41643-2);② MOG 全长(41723-1)质粒;③阴性对照质粒 CON106(CMV-MCS-3FLAG-SV40-Neomycin)。质粒提取方法按抽提试剂盒操作说明书进行。

(1)待接种于 6 孔板的细胞长满至 70%~90%,更换不含抗生素的培养基。

(2)用 Opti-MEM 稀释 Lipofectamine® 2000 Reagent;用 Opti-MEM 稀释 DNA;稀释的 Lipofectamine® 2000 Reagent 与稀释的 Opti-MEM 按 1∶1 混匀。

(3)将上述混匀的试剂于室温静置 10min 后,加入细胞培养 6 孔板中,左右振摇培养板,于 37℃温箱中继续培养 24~48h,鉴定、检测转染效率。

(4)构建稳定转染 AQP4 或 MOG 蛋白的 HEK293 细胞株用于抗体检测。

药物抗性浓度摸索:细胞抗性筛选药物可以选择新霉素或 G418。首先,将细胞接种于 24 孔板中,待细胞长满至 90% 以上时,加入相应抗性的药物筛选,每 3d 换液 1 次,待孔板中细胞完全死亡,约 1 个月左右,为合适的抗性药物浓度。

于 6 孔细胞培养板中接种已转染细胞,加入筛选好的药物浓度;每 3d 换液 1 次,约 1 个月可以筛选得到稳定转染表达 AQP4 或 MOG 蛋白的 HEK293-T 细胞系。应用细胞免疫荧光染色或聚合酶链式反应(polymerase chain reaction,PCR)技术鉴定转染效率,PCR 引物见表 5-2-1。

表 5-2-1　AQP4 和 MOG 蛋白的引物序列

		引物序列(5' → 3')
AQP4(M23)	正向	GAATCCCGCCCGATCCTTT
	反向	CCTGACTCCTGTTGTCCTCCAC
MOG(全长)	正向	AGAAATGGCAAGGACCAAGATG
	反向	CCAGGGCTCACCCAGTAGAAA

进一步将稳定表达 AQP4 或 MOG 蛋白的 HEK293-T 细胞,固定于盖玻片、保存备用。

4. 患者外周血或脑脊液中 AQP4-IgG、MOG-IgG 检测

(1)自冰箱中取出固定于盖玻片上的已稳定表达 AQP4 或 MOG 蛋白的 HEK-293T 细胞,室温复温 10~20min。

(2)将患者外周血清或脑脊液样本按 1∶10~1∶100 稀释,加入待测血清或 CSF(每孔约 300μl)经 PBST 稀释至比例为 1∶10~1∶1 000;室温孵育 30min;使用 PBST 洗涤 5min×3 次;加入 1∶600 稀释的 anti-human 二抗,Alexa Fluor 488 室温孵育 30min;再经 PBST 洗涤 5min×3 次后滴加少许 DAPI 封片剂封片,于镜下观察、判读结果。若 HEK293-T 细胞表面呈现绿色荧光、可见清晰细胞形态者判读为样本 AQP4-IgG 或 MOG-IgG 阳性(图 5-2-1、图 5-2-2)。

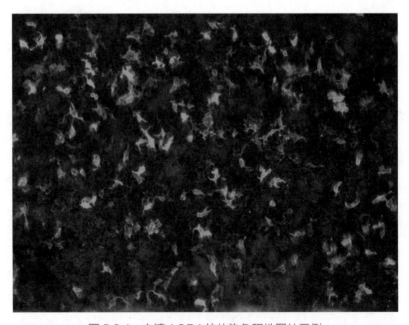

图 5-2-1　血清 AQP4 抗体染色阳性图片示例

图 5-2-2　血清 AQP4 抗体染色阴性图片示例

【模型评价】

本模型中所应用的细胞间接免疫荧光染色技术是最新版 NMOSD 诊疗指南推荐的患者外周血或脑脊液中责任抗体的检测方法,同时也是检查患者致病性抗体敏感、直观、有效的技术手段,广泛应用于临床检测,是临床疾病诊断的重要参考。由于我国缺乏应用该技术自主研发的检测试剂,各医院检验科不能常规开展,可以用酶联免疫吸附技术替代,但由于ELISA 检测的是固定于孔板上的线型抗原,不能较好保存 AQP4 或 MOG 蛋白的空间构象,不排除假阳性情况的存在。

【注意事项】

1. 实验操作严格按照细胞生物学、分子生物学实验无菌、无核酸酶的要求,避免污染。

2. 染色、判读结果最好由 2 名实验人员双盲进行,保证染色结果客观、可信、准确。

3. 细胞转染后需要测定转染效率,保证不同批次间细胞爬片的细胞密度、转染效率均一、稳定。

（杜　利　尹琳琳）

参考文献

［1］Nagelhus EA, Ottersen OP. Physiological roles of aquaporin-4 in brain. Physiol Rev, 2013, 93 (4): 1543-1562.

［2］Camassa LM, Lunde LK, Hoddevik EH, et al. Mechanisms underlying AQP4 accumulation in astrocyte endfeet. Glia, 2015, 63: 2073-2091.

［3］Papadopoulos MC, Verkman AS. Aquaporin water channels in the nervous system. Nat Rev Neurosci, 2013, 14: 265-277.

［4］Havla J, Kümpfel T, Schinner R, et al. Myelin-oligodendrocyte-glycoprotein (MOG) autoantibodies as potential markers of severe optic neuritis and subclinical retinal axonal degeneration. J Neurol, 2017, 264 (1): 139-151.

［5］Wingerchuk DM, Banwell B, Bennett JL, et al. International Panel for NMO Diagnosis. International consensus diagnostic criteria for neuromyelitis optica spectrum disorders. Neurology, 2015, 85 (2): 177-189.

［6］Jarius S, Paul F, Aktas O, et al. MOG encephalomyelitis: international recommendations on diagnosis and antibody testing. J Neuroinflammation, 2018, 15 (1): 134.

［7］Waters PJ, Pittock SJ, Bennett JL, et al. Evaluation of aquaporin-4 antibody assays. Clin Exp Neuroimmunol, 2014, 5 (3): 290-303.

第三节　基于组织间接免疫荧光染色技术的 NMO-IgG 体外检测与新致病性抗体发现模型

NMO-IgG 的组织免疫荧光染色模型具有诊断意义,使用猴或小鼠脑制作切片通过免疫荧光染色技术检测血清样本,与基于细胞间接免疫荧光染色结果相佐证。在中枢神经系统中,NMO-IgG 选择性结合微血管、软脑膜、室管膜的外腔面,与视神经脊髓炎病变中免疫复合物沉积的部位一致。在肾髓质中,NMO-IgG 与远端集合小管结合,在胃黏膜中,NMO-IgG 与胃壁上皮细胞的基底外侧膜结合。上述在中枢神经系统以外富含 NMO-IgG 免疫反应性结合位点的自身抗原水通道蛋白 4 的组织分布,为检测、发现视神经脊髓炎生物样本中的致病性抗体提供了初步线索。

【实验设备及耗材】

石蜡或冰冻切片机、荧光显微镜、湿盒、小鼠或猴脑、脊髓组织。

【实验试剂】

免疫组织化学、荧光染色试剂与耗材。

【实验步骤】

1. 实验动物解剖、固定及取材　摘取小鼠或猴大小脑和脊髓,迅速置于固定液与组织体积比为 20∶1 的 10% 中性甲醛溶液中固定至少 48h。取一侧脑组织的额极、前连合、丘脑头端、丘脑尾端、枕叶、小脑和脑干六个切面,切面厚度 3mm,将对侧切片保存在甲醛溶液中以备未来采样。对脊髓的颈段(C1~C4)、胸段(T10~T12)和腰段(L1~L4)进行取材,可采用横切面和倾斜横向面的取材方法,每个脊髓面各修取一个切面。

2. 组织处理、切片及染色　石蜡切片常规脱水程序进行脱水、透明及浸蜡,分别使用 70% 乙醇、80% 乙醇、95% 乙醇浸泡 1.5h × 2 次,100% 乙醇浸泡 1h × 2 次,然后用二甲苯浸泡 0.5h × 2 次,石蜡(温度为 56~58℃)浸泡 1h × 3 次。组织向下包埋,切片时首先修块至一定厚度(通常在 150~200μm 范围内修取 5~10 张 3~5μm 厚连续切片),展片水温 42~44℃,挑选一张无褶皱、气泡和刀痕的切片,经伊红和苏木素染色。摘取大小脑和脊髓,迅速置于固定液与组织体积比为 20∶1 的 10% 中性甲醛溶液中固定至少 48h。组织切片脱蜡水化、抗原修复、用正常羊血清工作液封闭，放置于 37℃ 温箱孵育 60min。

冰冻切片片厚 30μm，用 3% H_2O_2 室温孵育 10min 以去除内源性过氧化物酶活性；0.1% Triton-100 破膜，用 8%~10% 封闭用马、兔或羊血清孵育 30min，以减少非特异性吸附。

3. 滴加患者外周血清或脑脊液（按 1:10~1:100 稀释），4℃ 冰箱孵育过夜，应用含 Triton-100 的 PBST 液清洗 5min×3 次。

4. 滴加山羊抗人荧光素标记的二抗，于 37℃ 温箱避光孵育 60min，用 PBST 洗 5min×3 次。

5. 防淬灭封片剂封片，4℃ 避光保存。

6. 荧光显微镜下观察结果，判读待检样本中 NMO-IgG 抗体的阴阳（图 5-3-1）。

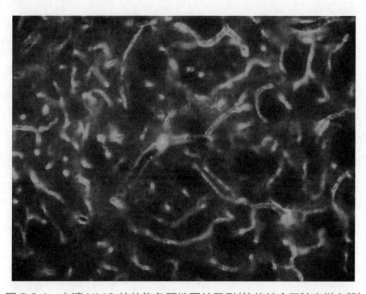

图 5-3-1　血清 NMO 抗体染色阳性图片示例（抗体结合于脑内微血管）

【模型评价】

该离体模型可用于佐证基于细胞间接免疫荧光染色结果，印证靶抗原在不同脑区的表达，并用于新的致病性抗体的研究与发现。特别是应用猴中枢神经组织制备的切片，不仅是研究损伤脑区的重要媒介，更是罕见性、未知致病性抗体研究与发现的重要工具。

【注意事项】

1. 每种染色建议至少做 4 张切片，设置阴性对照组。

2. 染色结果双盲判读，保证检测结果客观、准确。

（杜 利　尹琳琳）

参考文献

［1］Lennon VA, Wingerchuk DM, Kryzer TJ, et al. A serum autoantibody marker of neuromyelitis optica: distinction from multiple sclerosis. Lancet, 2004, 364: 2106-2112.

［2］Lucchinetti CF, Mandler RN, McGavern D, et al. A role for humoral mechanisms in the pathogenesis of

Devic's neuromyelitis optica. Brain, 2002, 125 (Pt 7): 1450-1461.

[3] Pardo ID, Garman RH, Weber K, et al. Technical guide for nervous system sampling of the cynomolgus monkey for general toxicity studies. Toxicol Pathol, 2012, 40 (4): 624-636.

[4] Long Y, Hu X, Peng F, et al. Neuromyelitis optica immunoglobulin G in Chinese patients detected by immu-nofluorescence assay on a monkey brain substrate. Neuroimmunomodulation, 2012, 19 (1): 20-24.

[5] Waters PJ, Pittock SJ, Bennett JL, et al. Evaluation of aquaporin-4 antibody assays. Clin Exp Neuroim-munol, 2014, 5 (3): 290-303.

第四节　原代大鼠星形胶质细胞损伤模型

水通道蛋白 4 主要表达于中枢神经系统星形胶质细胞上,分布在星形胶质细胞的足突。目前,AQP4-IgG 相关的 NMOSD 被认为是一种对星形胶质细胞具有溶解和非溶解作用的免疫性星形细胞病变。研究表明,星形胶质细胞可能在髓鞘的长期维持中起关键作用。因此,建立星形胶质细胞损伤模型对于揭示 NMOSD 脱髓鞘病变机制有重要作用。

【实验设备及耗材】

高压蒸汽锅、细胞 CO_2 培养箱、恒温细胞培养摇床、超净工作台、荧光倒置显微镜、倒置显微镜、超纯水仪、普通摇床、离心机、制冰机、冰盒、超滤管、培养瓶 / 板、离心管、透析袋。

【实验试剂】

胎牛血清、DMEM-F12 培养液、青 / 链霉素(双抗)、0.25% 胰酶、D-Hank's 液、不含钙镁 PBS(pH 7.2)、TBS、多聚赖氨酸、超纯水、甘氨酸溶液、protein G 琼脂糖。

【实验步骤】

1. 原代大鼠星形胶质细胞取材和培养

(1)超净工作台经紫外线照射至少 20min,75% 乙醇浸泡出生 24h 内 Wistar 乳鼠后置于超净工作台中。

(2)剪下乳鼠头部,依次剪开头皮暴露颅骨,剪开颅骨暴露两侧大脑半球,将全脑取出后置于预冷 D-Hank's 液中。

(3)依次取完数只乳鼠脑后在显微镜下尽可能剥离去软脑膜,脑表面的血管和血凝块,分离出大脑皮层(冰上操作)。

(4)将分离好的大脑皮层放入无菌培养皿中,D-Hank's 液冲洗 2 次后将大脑皮层转移至 50ml 离心管中,用移液管反复吹打 20 次直至无明显肉眼可见的组织块。

(5)取(4)中组织液,1 000r/min,离心 5min,弃上清,以 10% DMEM-F12 培养基重悬,70μm 细胞筛过滤后,将细胞悬液接种于多聚赖氨酸提前包被好的 $75cm^2$ 培养瓶中(约 2 只鼠接种 3 个 $75cm^2$ 培养瓶),置于 37℃,5% CO_2、95% 空气的培养箱中培养。

(6)每 3~4d 全量换液一次,培养到第 10d 时细胞基本长满培养瓶底,约在第 14d 时可进行第一次传代。

(7)将培养至 14d 的细胞培养瓶置于 37℃恒温细胞摇床上,150r/min 振摇过夜,去除星形胶质细胞表面的小胶质细胞、少突胶质前体细胞、内皮细胞等,弃去旧培养液,用 PBS 洗涤 2 次,向每个 75cm² 培养瓶中加入 0.25% 胰酶 2~3ml,于 37℃培养箱中消化 2min。倒置显微镜下可见细胞回缩、细胞形态变圆、细胞间隙变大,加入含 10% 胎牛血清的 DMEM-F12 培养液 6ml 终止消化。

(8)轻轻吹打细胞,最后将细胞悬液转移至 15ml 离心管中,1 000r/min,离心 5min。弃上清,加入新培养液重悬细胞并接种于新的 75cm² 培养瓶中,传代后 3d 细胞可铺满培养瓶。

(9)重复步骤(7),将消化的细胞以 8×10^5 个的密度接种于 6 孔板中,继续培养至少 24h。

(10)免疫细胞化学染色(星形胶质细胞标志蛋白: GFAP 染色)对培养的星形胶质细胞进行鉴定,纯度 ≥95%(图 5-4-1)。

(11)将从 NMOSD 患者或健康志愿者外周血中提取的 IgG 以一定浓度与星形胶质细胞于 37℃孵育一定时间(2~48h),借助细胞免疫荧光染色技术观察星形胶质细胞骨架蛋白 GFAP 和表面 AQP4 蛋白的表达和内吞情况(图 5-4-2)。

2. 血清 / 浆 IgG 纯化

(1)透析法

1)透析袋预处理:将透析袋剪成适当长度(约 10~20cm)放入盛有 ddH₂O 的 50ml 离心管中,放入烧杯中 100℃、煮 10min;冷却后,存放于 4℃冰箱备用,必须保持透析袋始终浸没在溶液中。

2)在 50ml 离心管中将血浆或者血清用 1×TBS 稀释 10 倍(注意:血浆置换的外周血可稀释 5 倍),按 1ml 体系加 20μl 的 protein A 或 protein G Agarose beads(相当于 50∶1),随后将上述 50ml 离心管置于 4℃摇床振摇过夜。

3)次日将 2)中血浆或者血清 2 500r/min,4℃,离心 5min,弃上清,加 TBS(原体系体积一半)清洗,并重复 2 次。

4)加入原体积 1/4 的 1×TBS 清洗一次。

5)甘氨酸洗脱:加入原体积 1/5 体积的甘氨酸盐溶液(50mmol/L,pH 2.7)进行洗脱,吹打混匀,先以 1 300r/min,瞬时离心,再以 2 500r/min,离心 5min,收集上清;加入原体积 1/10 的甘氨酸盐溶液,2 500r/min,离心 5min,所得上清就是含有抗体的溶液。

6)将所得抗体溶液置于步骤 1)中提前处理好的透析袋中,两端封闭(可用夹子夹紧两端),将透析袋整体置于 1×TBS 溶液中 4℃透析过夜。

7)将收集的抗体溶液放入超滤管中,3 500r/min,约 40min 将抗体进行浓缩。

8)检测抗体浓度,0.22μm 滤器过滤分装后于 -80℃保存。

(2)吸附柱层析法纯化 IgG

1)将经 0.45μm 滤器过滤的 10ml 结合缓冲溶液加入层析柱中,以 1ml/min 的速度洗涤柱子。

2)血清样品用结合缓冲液按 1∶1 稀释后(稀释后的混合溶液再经 0.45μm 滤器过滤以去除颗粒物质),加入吸附柱中层析分离。

3）用 5~10ml 结合缓冲液再次洗涤柱子，直到流出物中没有任何物质出现。

4）向收集馏分的管中加入 60~200μl 1mol/L Tris-HCl（pH 9.0），随后按照试剂盒说明书用 2~5ml 洗脱液洗脱抗体。

5）用注射器吸取 AQP4-IgG 阳性 NMOSD 患者或健康志愿者外周血清，用截留分子量 10 000 的 Amicon Ultra-4 超滤管浓缩抗体。

6）Amicon®Ultra-4 使用前冲洗：Amicon®Ultra-4 设备中的超滤膜含有微量甘油。该物质可能干扰分析，多在使用前用缓冲液冲洗（注意：一旦弄湿，请勿让 Amicon®Ultra 过滤设备中滤膜变干。如果漂洗后不立即使用设备，请保持膜润湿直至使用）。

7）将不超过 4ml 的样品（如果使用 23° 固定角度转子，则为 3.5ml）加到 Amicon®Ultra 过滤器中。

8）将加盖的过滤器装置放入离心机转子中（最好是摆桶式）；配平，4 000g，离心 40min。

9）为了回收浓缩的溶质，将移液器插入过滤器设备底部，并以左右扫动的方式取出样品，以确保溶质完全回收。

10）检测抗体浓度，分装后保存在 –80℃冰箱备用。

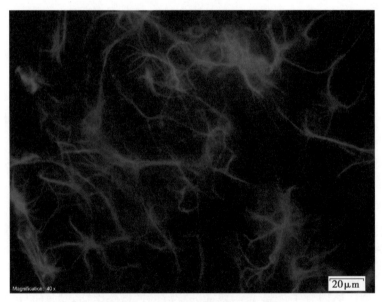

图 5-4-1　原代大鼠星形胶质细胞鉴定

【模型评价】

本模型能够在体外较好模拟并再现 NMO-IgG（主要为 AQP4-IgG）对星形胶质细胞的损伤、攻击，是研究 NMOSD 发病机制的经典、理想模型。除可以应用原代大鼠星形胶质细胞造模，还可以购买商品化的人源星形胶质细胞系（human astrocytes，HA），并借助分子生物学技术手段通过过表达或沉默星形胶质细胞表面的 AQP4 蛋白，深入研究 NMO-IgG 通过与星形胶质细胞表面 AQP4 蛋白的相互作用，诱导 AQP4 蛋白内吞，进而损伤星形胶质细胞、引起 AQP4 蛋白缺失的分子机制。

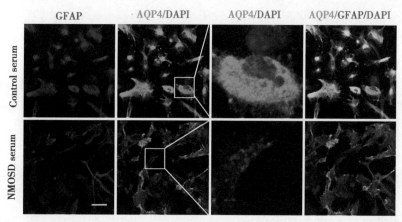

图 5-4-2　AQP4-IgG 阳性 NMOSD 患者血清与原代大鼠星形胶质细胞孵育所致细胞损伤

【注意事项】

1. 原代细胞培养严格遵循无菌操作,谨防细胞污染。

2. 用于原代星形胶质细胞培养的培养瓶最好提前用多聚赖氨酸包被,以利于细胞贴壁生长。

3. 以此种方法获得、保存的 NMO-IgG 抗体,于 −80℃冻存后应尽快使用,最好不超过 2 个月。

4. 造模所需 NMO-IgG 需应用细胞间接免疫荧光及酶联免疫吸附技术检测,判定抗体阴阳及滴度。

5. 使用 CCK-8 法测定细胞活性检测 NMO-IgG(4unit)造模所致星形胶质细胞损伤,未见细胞活力发生明显变化,建议应用细胞间接免疫荧光染色技术判定损伤程度。

(杜利　尹琳琳)

参考文献

[1] Weinshenker BG, Wingerchuk DM. Neuromyelitis Spectrum Disorders. Mayo Clin Proc, 2017, 92: 663-679.

[2] Liedtke W, Edelmann W, Bieri PL, et al. GFAP is necessary for the integrity of CNS white matter architecture and long-term maintenance of myelination. Neuron, 1996, 17: 607-615.

[3] Du L, Chang H, Xu W, et al. Effect of NMO-IgG on the interleukin-6 cascade in astrocytes via activation of the JAK/STAT3 signaling pathway. Life Sci, 2020, 258: 118217.

[4] Takeshita Y, Obermeier B, Cotleur AC, et al. Effects of neuromyelitis optica-IgG at the blood-brain barrier in vitro. Neurol Neuroimmunol Neuroinflamm, 2016, 4 (1): e311.

第五节　体外小胶质细胞极化模型

小胶质细胞在不同的生命阶段、中枢神经系统不同区域以及健康或疾病的背景下表现出截然不同的功能。小胶质细胞可根据不同的激活信号表现出两种截然不同的激活状态,即促炎 M1 状态和抗炎 M2 状态,M1 样小胶质细胞促进血脑屏障的开放,随后白细胞外渗;而 M2 样细胞分泌促血管生成和免疫抑制介质启动损伤修复。现有研究发现小胶质细胞的活化参与缺血性卒中、阿尔茨海默病等许多其他疾病的血脑屏障损伤过程。在视神经脊髓炎谱系疾病中小胶质细胞的不同极化状态可能也参与了疾病的发生、发展过程,通过与星形胶质细胞相互作用促进炎症发展,为深入探索具体作用机制及研究小胶质细胞极化对星形胶质细胞损伤的关系,建立体外小胶质细胞极化模型。

【实验设备及耗材】

超净工作台、细胞培养箱、离心机、−80℃冰箱、培养皿、培养瓶、摇床、移液器、24 孔培养板、酒精、无菌水、显微镜、离心管。

【实验试剂】

0.05% 胰蛋白酶、0.02%EDTA、10% 胎牛血清、1% 青霉素 / 链霉素、2mmol/L L- 谷氨酰胺、脂多糖、IL-4、1% 丙酮酸钠、1%N$_2$ 补充剂。

【实验步骤】

1. 原代小胶质细胞的分离培养

(1)摘取新生 Wistar 大鼠(出生 1~3d 内)脑,剥除脑膜,得到大脑皮质。

(2)将大鼠大脑皮质与胰蛋白酶 /EDTA 溶液(0.05% 胰蛋白酶,0.02% EDTA)在 37℃条件下孵育 15min。

(3)添加含 10% 胎牛血清的 DMEM 培养基终止胰蛋白酶消化。

(4)用玻璃移液管反复吹打,获得细胞悬浮液。1 200r/min,离心 2min,弃上清。

(5)离心后细胞加入 DMEM 培养基重悬沉淀。

(6)在 37℃、5% CO$_2$ 细胞培养箱中继续培养 8~10d,每 3d 更换一次培养基,以促进星形胶质细胞和小胶质细胞的选择性生长。

(7)分离小胶质细胞:将培养瓶在恒温摇床(37℃)上以 250r/min 振摇 1h。

(8)以 1 200r/min 离心 2min,去除上清液,收集含有小胶质细胞的细胞层。

(9)将获得的纯度较高的小胶质细胞重新悬浮于新鲜培养基中并传代。

(10)将培养基重新注入培养瓶中,每隔 3d 重复收集小胶质细胞最多 3 次。后续实验均采用纯化后小胶质细胞进行。

此外,本模型也可以应用小胶质细胞系如 BV2、N9 等进行造模。

2. M1 型小胶质细胞极化模型　将传代小胶质细胞接种于 24 孔板上(约 5 × 10^4 个细胞 / 孔),用 1~10ng/ml 细菌脂多糖与小胶质细胞共同孵育 4~24h,诱导其极化为 M1 型,应用细胞免疫荧光染色技术观察 CD16、iNOS 等 M1 型特异性 marker 在细胞表面的表达。设置空白对照组。

3. M2 型小胶质细胞极化模型　将传代小胶质细胞接种于 24 孔板上(约 5 × 10^4 个细胞 / 孔),用 20~50ng/ml 重组大鼠白细胞介素 -4(IL-4)与小胶质细胞共同孵育 4~24h,使其极化呈 M2 型,应用细胞免疫荧光染色技术观察 CD206、Arg1、Ym-1 等 M2 型特异性 marker 在细胞表面的表达。设置空白对照组。

【模型评价】

小胶质细胞是视神经脊髓炎谱系疾病中介导星形胶质细胞损伤的重要媒介,体外小胶质细胞极化细胞模型是研究小胶质细胞在 NMOSD 损伤中作用与功能的良好工具。应用 M1 型小胶质细胞极化模型可研究急性炎症过程中的细胞毒性及药物干预作用;而 M2 型小胶质细胞极化模型可用于研究疾病发生、发展过程中小胶质细胞对组织碎片的清除、吞噬和保护作用。

【注意事项】

1. 小胶质细胞的任何一种极化状态都不是绝对、孤立存在的,两种极化状态可以动态相互转化;应用细胞免疫荧光染色染 M1 或 M2 型 marker 的同时,还需进行小胶质细胞标志蛋白 Iba-1、细胞核 DAPI 染色。

2. 本模型可以用于研究药物对小胶质细胞极化功能的影响,需在诱导小胶质细胞极化前加入受试药物,并根据药物与小胶质细胞孵育的剂量、时间和预实验结果判定药物是否具有干预作用。

(徐芸　尹琳琳)

参考文献

［1］Stratoulias V, Venero JL, Tremblay MÈ, et al. Microglial subtypes: diversity within the microglial community. EMBO J, 2019, 38 (17): e101997.

［2］Dudvarski Stankovic N, Teodorczyk M. Microglia-blood vessel interactions: a double-edged sword in brain pathologies. Acta Neuropathol, 2016, 131 (3): 347-363.

［3］Su EJ, Cao C, Fredriksson L, et al. Microglial-mediated PDGF-CC activation increases cerebrovascular permeability during ischemic stroke. Acta Neuropathol, 2017, 134 (4): 585-604.

［4］Zlokovic BV. The blood-brain barrier in health and chronic neurodegenerative disorders. Neuron, 2008, 57 (2): 178-201.

［5］Chen T, Lennon VA, Liu YU, et al. Astrocyte-microglia interaction drives evolving neuromyelitis optica lesion. J Clin Invest, 2020, 130 (8): 4025-4038.

［6］Ladwig A, Walter HL, Hucklenbroich J, et al. Osteopontin Augments M2 Microglia Response and Separates M1-and M2-Polarized Microglial Activation in Permanent Focal Cerebral Ischemia. Mediators Inflamm, 2017, 2017: 7189421.

［7］Vay SU, Flitsch LJ, Rabenstein M, et al. The plasticity of primary microglia and their multifaceted effects on endogenous neural stem cells in vitro and in vivo. J Neuroinflammation, 2018, 15 (1): 226.

［8］Qu Z, Zheng N, Wei Y, et al. Effect of cornel iridoid glycoside on microglia activation through suppression of the JAK/STAT signalling pathway. J Neuroimmunol, 2019, 330: 96-107.

第六节　免疫淘选法纯化小鼠少突胶质细胞模型

少突胶质细胞是脊椎动物中枢神经系统的髓鞘构成细胞,介导神经信号的跳跃传导。随着复杂遗传工具的使用,加深了我们对调控少突胶质细胞谱系发育分子机制的理解。由于基础实验越来越依赖小鼠作为研究模型,研究开发小鼠体外少突胶质细胞的培养方法十分必要。在此,我们介绍一种从出生后小鼠皮质中分离处于不同分化阶段的少突胶质细胞(oligodendrocyte)、少突胶质前体细胞(oligodendrocyte progenitor cells,OPC)和/或有丝分裂后的少突胶质细胞实验方法,为后续进行细胞培养或生化分析奠定基础。

【实验设备及耗材】

5% CO_2、95% O_2 培养箱、台式离心机(含 15ml/50ml 锥形管适配器)、无菌离心管(15ml 和 50ml)、烧瓶(175cm^2)、钳子(5 号或 55 号)、加热座、血细胞计数板、层流组织培养罩、单一注射器(无菌)、Nitex 网状过滤纸、培养皿盖(6cm,中心用燃烧的钳子在盖子中心融化一个开口,或者用钻头钻出一个洞;可容纳 0.22μm 的滤纸)、培养皿(6cm,10cm 和 15cm)、组织培养箱(37℃、10%CO_2)、手术刀刀柄、手术刀刀片(#10)、剪刀(大剪刀,用于断头)、剪刀(小剪刀,弯曲的)、注射器滤纸(0.22μm)、组织培养板(塑料)(6 孔或 24 孔,)、37℃恒温水浴。

【实验试剂】

抗 PDGFRa 抗体(例如,鼠抗鼠 CD140A)、山羊抗鼠 IgG^+IgM、羊抗鼠 IgG、含 4%BSA Dulbecco 磷酸盐缓冲液(D-PBS)、DMEM-SATO 基础生长培养基、DNA 酶 I、含酚红 D-PBS、不含 Ca^{2+}/Mg^{2+} D-PBS、Earle's 平衡盐溶液(Earle's balanced salt solution,EBSS)、70% 乙醇、热灭活胎牛血清、高卵类黏蛋白(high-ovo)原液(6×)、抗半乳糖脑苷(GalC)杂交瘤上清(用于所有有丝分裂后[$GalC^+$]少突胶质细胞)、抗 MOG 杂交瘤上清(用于成熟的[MOG^+]少突胶质细胞)、胰岛素储备液(0.5mg/ml)、L- 半胱氨酸、低卵类黏蛋白(low-ovo)原液(10×)、新生小鼠(一只 P7 小鼠的大脑可以产生大约 $0.5×10^6$ 个 OPCs;产生数量随动物年龄的增长而下降。若要纯化有丝分裂后少突胶质细胞,则在 P12~P16 时产量最高)。

OPC 培养基、木瓜蛋白酶、木瓜蛋白酶缓冲液、酚红溶液(0.5%)、磷酸盐缓冲液(PBS)(过滤或高压灭菌)、聚 -D- 赖氨酸(PDL)原液(1mg/ml 溶液为 100 倍原液、使用前在无菌水中稀释至 1 倍)、Tris-HCl(50mm,pH 9.5,过滤或高压灭菌)、台盼蓝、胰蛋白酶原液。

【实验步骤】

1. 试剂与培养皿的准备

(1)在实验前 1d 在平底细胞培养皿底部涂上适当抗体:

1) 对于 OPC($PDGFRa^+$),在 10cm 培养皿中均匀涂 30μl 羊抗鼠 IgG 和 10ml 无菌 50mmol/L Tris-HCl(pH 9.5)。

2)对于成熟的(MOG^+)少突胶质细胞,在 10cm 培养皿中涂 30μl 山羊抗鼠 IgG^+ IgM 和 10ml 无菌 50mmol/L Tris-HCl(pH 9.5)。

3)对于所有有丝分裂后($GalC^+$)少突胶质细胞,用 30μl 山羊抗鼠 IgG^+ IgM 和 10ml 无菌 50mmol/L Tris-HCl(pH 9.5)覆盖 10cm 培养皿皿底。

4)旋转平板,直到表面均匀涂布抗体 -Tris 溶液,4℃孵育过夜。

(2)如果分离细胞后续需要继续培养,请备好培养皿和玻片:

1) 分别在 175cm^2 烧瓶或 10cm 培养皿 /6 孔板 /24 孔板中加入 15ml/5ml/1ml/250μl 1× PDL。

2)旋转以均匀涂覆敷料。

3)室温下孵育 20~60min,或于 4℃孵育过夜。

4)用无菌水冲洗培养皿 3 次,使用前完全风干。

5)用无菌水冲洗经乙醇洗涤过的玻璃盖玻片 3 次。

6)最后一次冲洗后吸走多余的无菌水,并将载玻片、盖玻片分开,使它们不会相互接触;使玻片完全风干。

7)将 100μl 1×PDL 小心地添加到每张盖玻片中心。

8)室温下孵育 30~60min,或于 4℃孵育过夜。

9)用无菌水冲洗玻片 3 次。

10)将盖玻片转移到 24 孔培养板里,每孔放置一片。

11)从孔中吸出任何剩余的无菌水,注意保持盖玻片居中,不要接触孔的两侧 12,使盖玻片完全风干。

(3)将 2ml 4% BSA 储备液添加到 38ml D-PBS 中,制备 40ml 0.2%BSA 溶液,于 4℃储存备用。

(4)制备 DMEM-SATO 基础培养基(或所需的培养基)。

(5)在两个 15cm 培养皿上均匀涂覆 BSL1

1)将 40μl BSL1 稀释到 40ml D-PBS 中。

2)向每个培养皿中加入 20ml BSL1 稀释液,旋转覆盖至整个皿底。

(6)在培养皿上涂主要抗体

1)用 PBS 冲洗每个涂有抗体的培养皿(在步骤 1 中制备)3 次。

2)对于抗 PDGFRa,向步骤(3)制备的 D-PBS 中加入 0.2% 牛血清白蛋白 12ml、步骤(1)中经山羊抗鼠 IgG 包被的培养皿中加入大鼠抗 PDGFRa 40μl,室温静置至使用。

3)对于抗 GalC,将 8ml 0.2% 牛血清白蛋白加入 D-PBS 和 4ml 小鼠抗 GalC 上清液中,加入步骤(1)中经山羊抗鼠 IgG$^+$ IgM 包被的培养皿中,室温静置至使用。

4)对于抗 MOG:向步骤(1)经山羊抗鼠 IgG$^+$ IgM 包被的培养皿中加入 0.2% 牛血清白蛋白 8ml 和小鼠抗 MOG 上清液 4ml,室温静置至使用。

5)旋转以均匀涂覆塑料。

6)室温下孵育 2h 以上。

(7)在 6ml 培养皿中平衡 10ml 木瓜蛋白酶缓冲液

1)用 70% 乙醇喷雾对一个 6cm 带中心孔的培养皿盖进行消毒并使其风干。

2)将含有木瓜蛋白酶缓冲液的 6cm 培养皿置于 34℃加热块上,放进无菌罩内。

3)在 5% CO_2、95% O_2 管路末端放置一个 0.22μm 滤纸,并将滤纸的无菌端穿过灭菌盖上的孔。

4)将供气盖放在加热块中的木瓜蛋白酶缓冲液培养皿上,并提供温和的气流。

(8)将含有 0.5% 酚红的 EBSS 10ml 放入 10% CO_2 培养箱中平衡。

(9)将不含 Ca^{2+}/Mg^{2+} 的 300μl D-PBS 加入 6cm 培养皿(或 6 孔板)中。

（10）准备用于解离、淘洗和胰蛋白酶水解的溶液

1）在 9ml D-PBS 中加入 1ml 10 倍低卵原液制备低卵工作液。

2）在 5ml D-PBS 中加入 1ml 6 倍高卵液制备高卵工作液。

3）将 1.5ml 0.2% 牛血清白蛋白溶液、13.5ml D-PBS 和 150μl 胰岛素原液（500μg/ml）混合制成培养皿缓冲液。

4）将 3ml 热灭活 FBS 加入 7ml D-PBS 中，通过 0.22μm 滤器过滤灭菌。

低浓度和高浓度溶液的酚红颜色应该是橙色（中性 pH 值），而不是红色（偏碱性）或黄色（偏酸性）。如有必要，可使用 1mol/L 氢氧化钠无菌溶液将两种溶液调至中性 pH。

2. 解剖取材

（1）用锋利的剪刀将幼鼠断头。

（2）沿头顶中线切开皮肤并向后剥离，暴露头骨。

（3）使用弯剪打开头骨：将剪刀插入头骨后部的开口，沿着头骨的左右边缘，沿耳朵上方向眼窝上方进行切割。

（4）抬起头盖骨，暴露大脑。

（5）切断大脑前部嗅球，然后移除大脑的其余部分。

（6）将大脑放入不含 Ca^{2+}/Mg^{2+} 的 300μl D-PBS 中，放入实验前 1d 底部已涂有适当抗体的培养皿中（见"1. 试剂与培养皿的准备"）。

（7）用 10# 手术刀将组织切成约 1mm³ 组织块。

3. 组织解离

（1）准备木瓜蛋白酶溶液

1）将制备的平衡木瓜蛋白酶缓冲液移到 15ml 锥形瓶中，并加入 200U 木瓜蛋白酶。

2）将木瓜蛋白酶溶液放入 37℃水浴中孵育 5~15min，使木瓜蛋白酶溶解。

3）称取 2mg/L-半胱氨酸并加入溶液中。

4）待粉末完全溶解后，将木瓜蛋白酶溶液通过 0.22μm 过滤器过滤灭菌。

5）在木瓜蛋白酶溶液中加入 200μl DNase I 原液。

（2）将木瓜蛋白酶溶液直接加入 6cm 培养皿中浸泡脑组织。然后将培养皿放在 34℃空置的加热块上，盖上盖子。

（3）使组织在 5% CO_2、95% O_2 气流下，于 34℃放置 90min，每间隔 15min 轻轻搅拌一次，以确保组织完全消化。

（4）在消化步骤完成之前，将 100μl DNase I 原液加入制备的低卵工作液中。

（5）消化完成后，将木瓜蛋白酶溶液中的组织转移到无菌的 15ml 锥形管中，使组织块沉淀。

（6）从组织中小心地取出尽可能多的木瓜蛋白酶溶液。

（7）向组织中轻轻加入 2ml 含有 DNase I 的低卵溶液，以阻止木瓜蛋白酶的消化。让组织再次沉淀。

（8）从组织中取出并丢弃低卵溶液。

(9)向组织中加入 2ml 含 DNase I 的新鲜低卵溶液。

(10)按如下方式分离脑组织

1)用 5ml 吸管轻轻移液 6~8 次。

2)让组织块沉淀 1~2min。

3)取出 1~1.5ml 细胞悬液,尽量避免含有大块组织块。将收集到的细胞悬液放入一个新的无菌 15ml 锥形瓶中。

4)加入 1ml 含 DNase I 的低卵溶液,重复前述步骤 1)~3)。

5)加入 1ml 含 DNase I 的低卵溶液,然后按照步骤 1)~4)进行操作后用 1ml 移液管尖端研磨组织。重复操作,直到所有组织解离。

(11)如需在此阶段确定细胞存活率和解离效果,取出小等份(50~100μl)细胞悬液进行计数。

(12)室温下,在台式离心机中以 220g 将细胞离心沉淀 15min。

(13)吸出上清液,注意不要干扰细胞沉淀。

(14)将细胞重新悬浮在 6ml 高卵溶液中。

(15)立即在室温下于台式离心机中以 220g 沉淀细胞 15min。

(16)吸出上清液,注意不要干扰细胞沉淀。

(17)将细胞沉淀重悬于 6ml 淘选缓冲液中。

(18)将 2ml 淘选缓冲液过滤到无菌的 50ml 管中预湿无菌 Nitex 网状过滤器。一次过滤 1ml 细胞,然后用剩余的淘选缓冲液冲洗过滤器。

4. 免疫淘选

(1)使用培养皿之前,用 D-PBS 冲洗 3 次。

(2)将步骤(3)~(18)中的细胞悬浮液加入步骤(1)~(5)中准备的第一个漂洗的 BSL1 培养皿中。

(3)在室温条件下孵育 15min,每 5min 间隔搅拌,以确保所有细胞均匀黏附在培养皿表面。

(4)轻轻摇动培养皿以去除未贴壁细胞,并将细胞悬液转移到步骤(1)~(5)准备的第二个冲洗过的 BSL1 培养皿中。

(5)重复步骤(3)。

(6)轻轻摇动培养皿使未黏附的细胞松动,并将细胞悬液转移到步骤(1)~(6)中制备的第一个漂洗的阳性选择皿中(例如,抗 PDGFRa 或抗 GalC)。

(7)在室温下孵育 45min,每 15min 搅拌一次,以确保所有细胞都有机会黏附在板表面。

(8)摇晃培养皿以松开未黏附的细胞。

(9)用 D-PBS 冲洗培养皿 6 次,每次冲洗时摇晃培养板以疏松未黏附的细胞。

(10)对于每个阳性选择板,重复步骤(7)~(9)。

(11)如果需要继续培养细胞,则进入以下步骤 5。

5. 胰蛋白酶消化

（1）应用胰蛋白酶消化前，首先在显微镜下确认未贴壁细胞都已通过漂洗去除。在漂洗步骤结束时，总会有少量（< 0.5%）移位的浮动细胞，特别是在使用抗 PDGFRa 时。

（2）一旦细胞进入最终 D-PBS 漂洗，将制备的平衡 EBSS 4ml 转移到无菌试管中，并加入 400µl 胰蛋白酶原液。

（3）从培养皿中取出 D-PBS，用剩余的 6ml 平衡 EBSS 液冲洗培养皿。

（4）倒掉 EBSS 并添加 4ml 胰蛋白酶 EBSS 溶液。

（5）在 37℃ 培养皿中孵育 6~8min。

（6）将过滤含 30% 胎牛血清的溶液 2ml 加入培养皿中停止胰蛋白酶消化。

（7）用 1ml 吸管将胎牛血清溶液喷在培养皿周边，将细胞从培养皿表面移走。

（8）将细胞悬浮液从培养皿中吸出，放入 15ml 无菌锥形瓶中。

（9）将 5ml 新鲜 30% 胎牛血清放入培养皿中，在显微镜下观察培养皿，以确定培养皿中特定区域是否仍含有贴壁细胞。

（10）重复上述步骤（7）~（8）。

（11）用剩余的 FBS 冲洗培养皿，并将溶液加入收集管中，以收集最终剩余的细胞。

（12）取出 50~100µl 细胞悬液进行计数。

（13）室温下，以 220g 将细胞沉淀离心 15min。

（14）在上述步骤（13）中，将等量的台盼蓝加入到步骤（12）中的细胞悬液中，并在血细胞计数板上计数以确定细胞数量。一个 P6~P8 小鼠大脑，约可以收集 0.5×10^6 个 PDGFRa$^+$OPCs 细胞；一个 P12 小鼠大脑约可以收集 1×10^6 个 GalC$^+$Ols 细胞。

（15）离心后，吸出上清液并将细胞沉淀重悬于少量 DMEM-SATO 基础生长培养基中继续培养。

6. 电镀　OPCs 通常以 10 000~20 000 个 / 盖玻片的密度接种于 24 孔板孔中，每 80cm^2 烧瓶 500 000 个或每 175cm^2 烧瓶 1×10^6 个细胞用于增殖。成熟细胞通常以 40 000~50 000 个 / 盖玻片的密度接种在 24 孔板孔中。

（1）盖玻片

1）调整 DMEM-SATO 基础培养基中细胞悬液的体积，使其达到每孔所需细胞数 /50µl。

2）在单个盖玻片的中心放置一个 50µl 的细胞悬液点。

3）在 37℃ 下孵育 20~45min，让细胞黏附在盖片上。

4）以 500µl/ 孔的速度添加所需溶液。

（2）组织培养板

1）调整 DMEM-SATO 基础培养基中细胞悬液体积，使其达到每板所需的细胞数 /300µl 培养基。

2）将 300µl 细胞悬液移入 10cm PDL 涂层组织培养皿中，并用无菌玻璃涂布器小心地涂抹液体，尽量避免将玻璃涂布器刮到培养皿底部。

3）在 37℃ 下孵育 7min，使细胞黏附于培养皿上。

4)以 10ml/ 皿的速度添加所需培养基。

5)将待培养细胞的数量添加到所需的 10ml 培养基中,并将溶液直接加入涂有 PDL 的 10cm 培养皿中。

这种方法会导致稍低的初始细胞存活率。

(3)配制 OPC 培养基:可以在培养基中添加 PDGF、NT-3 和 / 或 T3 以促进细胞增殖和 / 或分化。

(4)细胞培养:在 37℃、10% CO_2 条件下培养 OPC 细胞,每 2~3d 更换 50% 的新鲜培养基。为得到高密度的 OPCs 培养物,我们建议使用 20ng/ml 的 PDGF(2 倍于正常浓度),以避免不必要的分化;如果去除 PDGF 并添加 T3,将促使 OPCs 分化为成熟的少突胶质细胞。

【模型评价】

该模型方法是目前可以得到不同分化阶段的少突胶质细胞较为成熟的技术手段,应用该技术可以得到纯度较高、活性较好的 OPC 细胞,并于培养数日后可继续传代培养。获得的细胞可以用于研究少突胶质细胞前体细胞 OPC 的分化、OPC 与背根神经节细胞共培养等。此外,还可以利用不同髓鞘抗体 A2B5、O4、O1、NG2、MBP、MAP2 等研究在 OPC 分化发育不同阶段髓鞘蛋白的表达及含量。

【注意事项】

1. 小胶质细胞污染 小胶质细胞污染是由于 BSL1 培养皿对小胶质细胞消耗不足造成的。与圆形 OPCs 或少突胶质细胞相比,小胶质细胞通常较容易在阳性选择培养皿上识别,因为它们具有 "荷包蛋" 外观。为避免污染,可以减少使用的大脑数量或增加 BSL1 的数量或大小。可使用 15cm 培养皿,同时将淘洗缓冲液的体积增加到 15~20ml,也可以添加额外的 BSL1 培养皿。

2. 细胞的最终产量 将组织充分解离、研磨,使用高质量木瓜蛋白酶等都是得到较高细胞产量的保障。此外,还要注意细胞不得过度冲洗、淘选缓冲液由不含 Ca^{2+}/Mg^{2+} 的 D-PBS 制备,淘盘中过多的组织堵塞培养皿,将影响靶细胞接触和黏附在培养皿表面。如果胰蛋白酶溶液太弱,或者胰蛋白酶作用时间太短,很难将细胞从最终的培养皿中收集,都会影响细胞的最终产量。

3. 细胞在接种后第 2 天表现出较差的活性 试着在 4℃ 条件下 PDL 过夜,确保盘子在洗涤和加入细胞之间很好地干燥。否则,细胞可能已被过度或不足胰蛋白酶消化。如果细胞难以从淘洗盘中去除,请尝试增加胰蛋白酶浓度或作用时间。相反,如果细胞非常容易从培养皿中脱落,应试着降低胰蛋白酶的浓度或作用时间。

(徐 芸 尹琳琳)

参考文献

[1] Chen Y, Balasubramaniyan V, Peng J, et al. Isolation and culture of rat and mouse oligodendrocyte precursor cells. Nat Protoc, 2007, 2 (5): 1044-1051.

[2] Dincman TA, Beare JE, Ohri SS, et al. Isolation of cortical mouse oligodendrocyte precursor cells. J

Neurosci Methods, 2012, 209 (1): 219-226.

[3] Chen Y, Stevens B, Chang J, et al. NS21: re-defined and modified supplement B27 for neuronal cultures. J Neurosci Methods, 2008, 171 (2): 239-247.

附录 1：试剂配制

1. 4% BSA 储备液　于 37℃条件下将 8g BSA 溶解于 150ml Dulbecco 磷酸盐缓冲液 D-PBS 中。用 1ml 1mol/L 氢氧化钠调节溶液 pH 值至 7.4 并定容至 200ml，用 0.22μm 滤膜过滤后分装为 1ml 等份储存于 –20℃冰箱。

2. CNTF 储备液（10μg/ml）　用含 0.2% BSA 的无菌 Dulbecco 磷酸盐缓冲盐水（D-PBS）将睫状神经营养因子（ciliary neurotrophic factor，CNTF）稀释至 10μg/ml。分装成 20μl 的等份，在液氮中快速冷冻，并储存于 –80℃冰箱。

3. DMEM-SATO 基础培养基（表 5-6-1）

表 5-6-1　DMEM-SATO 基础培养基配制

试剂	总体积（20ml）	终浓度
Dulbecco 改良 Eagle 培养基	19.5ml	1×
SATO 补充剂（100×）	200μl	1×
谷氨酰胺（200mmol/L）	200μl	2mmol/L
青霉素 - 链霉素	200μl	100U/ml（青霉素），100μg/ml（链霉素）
丙酮酸钠（100mmol/L）	200μl	1mmol/L
胰岛补充剂（0.5mg/ml）	200μl	5μg/ml
N- 乙酰基 -L- 半胱氨酸原液（5mg/ml，在 DMEM 中制备）	20μl	5μg/ml
微量元素 B（1 000×）	20μl	1×
D- 生物素原液（50μg/ml）	4μl	10ng/ml

为提高小鼠 OPCs 和少突胶质细胞活力，可加入 400μl 50× B27（SM1 补充剂或 NS21 补充剂可用于替代 B27）。

4. DNase I 溶液配制　于冰上每毫升冷冻的 Earle's 平衡盐溶液（Earle's balanced salt solution，EBSS）溶解 12 500U 的 DNase I，冰上过滤灭菌，分装成 200μl/ 管，并于 –20℃冻存，长期保存于 –80℃。

5. EBSS 原液配制（10×）（表 5-6-2）

表 5-6-2　EBSS 原液配制（10×）

试剂	剂量（250ml）	终浓度（10×）
NaCl	17g	1.16mol/L
KCl	1g	54mmol/L
$NaH_2PO_4 \cdot H_2O$	0.35g	10mmol/L
葡萄糖	2.5g	1%
酚红（0.5%）	2.5ml	0.01%

6. Forskolin 原液配制（4.2mg/ml） 向含有 50mg Forskolin 的瓶中加入 1ml 无菌二甲基亚砜，上下移动吸管，直到粉末完全悬浮。转移到 15ml 锥形瓶中，再加入 11ml 二甲基亚砜，最终浓度为 4.2mg/ml。以 20μl 和 80μl 等份储存于 –20℃。

7. 高卵粘蛋白原液（6×）

（1）将以下物质溶解在 160~180ml D-PBS 中（表 5-6-3）。

表 5-6-3　高卵粘蛋白原液配制（6X）

试剂	剂量（200ml）	终浓度
BSA	6g	30mg/ml
胰蛋白酶抑制剂	6g	30mg/ml

（2）用 10mol/L NaOH 调 pH 值至 7.4。用 D-PBS 定容至 200ml，过滤灭菌。

（3）分装成 1ml 等份，并储存于 –20℃中。

8. 胰岛素原液（0.5mg/ml） 于 20ml 无菌水中加入 10mg 胰岛素和 100μl 1.0mol/L HCl 并搅拌均匀。0.22μm 滤膜过滤后在 4℃保存 4~6 周。

9. 低卵粘蛋白原液（10×） 将 3g 牛血清白蛋白加入 150ml D-PBS 中并搅拌均匀。然后加入 3g 胰蛋白酶抑制剂，混合溶解。加入 1ml 1mol/L NaOH 调 pH 值至 7.4。用 D-PBS 定容至 200ml。0.22μm 滤膜过滤灭菌后分装成 1.0ml 等份，储存在 –20℃。

添加 0.1~1mg/ml 神经营养因子 -3 原液（neurotrophin-3, NT-3）：将 0.2% BSA 溶解于 D-PBS 中，过滤灭菌；用配制的 0.2% BSA 将 NT-3 母液的等份试样稀释至 1μg/ml，储存于 –80℃冰箱备用。

10. OPC 培养基（表 5-6-4）

表 5-6-4　OPC 培养基配制

试剂	剂量（250ml）	终浓度
EBSS 原液（10×）	25ml	1×
MgSO$_4$（100mmol/L）	2.5ml	1mmol/L
葡萄糖（30%）	3ml	0.46%
EGTA（0.5mol/L）	1ml	2mmol/L
NaHCO$_3$（1mol/L）	6.5ml	26mmol/L

用 ddH$_2$O 定容至 250ml，并过滤灭菌。

备注：要制备完整的 OPC 培养基，需在 DMEM-SATO 基础培养基的基础上添加：20μl Forskolin 原液（4.2mg/ml）、20μl CNTF 原料（10μg/ml），并适当添加生长因子。如要促进 OPC 增殖，则需要添加 20μl PDGF 原液（10μg/ml）；如要促进 OL 差异化，需添加 200μl T$_3$ 原液（4μg/ml）。PDGF 以 0.2% BSA 溶液稀释至 10μg/ml，0.2% BSA 溶液配制方法同上。

11. 聚 -D- 赖氨酸 PDL 原液（1mg/ml）

（1）将 50mg PDL 和 50ml 0.15mol/L 硼酸（pH 8.4）在硼酸盐缓冲液中以 1mg/ml 的浓度重悬聚 -D- 赖氨酸（PDL，分子量 70~150kDa）。

（2）过滤灭菌，然后等分装成 100μl/ 管，储存于 –20℃备用。

12. SATO 补充剂（100×）

（1）通过将 50mg PDL 和 50ml 0.15mol/L 硼酸（pH 8.4）相结合，在硼酸盐缓冲液中以 1mg/ml 的浓度重悬聚 -D- 赖氨酸。

（2）组合以下各项（表 5-6-5）

表 5-6-5　SATO 补充剂配制（100×）

试剂	剂量（200ml）	终浓度（100×）
BSA	2g	10mg/ml
转铁蛋白	2g	10mg/ml
腐胺	320mg	1.6mg/ml
黄体酮原液	50μl	6μg/ml
亚硒酸钠原液	2ml	1%

（3）在 DMEM 中定容至 200ml，然后过滤灭菌。等分并储存在 –20℃。

13. T_3 原液（4μg/ml）

（1）将 4μg 三碘甲状腺原氨酸（triiodothyronine，T_3）溶解在 500μl 1mol/L NaOH 中，制备 0.8μg/100μl 的溶液。

（2）将 75μl T_3 溶液加到 150ml D-PBS 中。

（3）滤液通过过滤 - 灭菌装置并丢弃前 10ml。

（4）分装成 200μl/ 管，储存于 –20℃备用。

第七节　免疫介导的少突胶质细胞损伤体外模型

少突胶质细胞是中枢神经系统的髓鞘形成细胞，是多发性硬化症等炎性脱髓鞘疾病致病性免疫攻击的主要靶细胞。原代培养的人源少突胶质细胞已用于揭示免疫介导的少突胶质细胞的损伤细胞和分子机制研究。本节旨在对人少突胶质细胞系 HOG、MO3.13 和 KG-1C 的形态和生化特性进行比较，为研究免疫介导的少突胶质细胞损伤与疾病关系提供模型。

【实验设备及耗材】

细胞培养箱、超净工作台、扫描、透射电子显微镜、PCR 仪、离心机、水浴等。

【实验试剂】

细胞培养基、胎牛血清、青链霉素、聚 L- 赖氨酸包被的载玻片或孔板、0.05mol/L 戊二醛溶液（pH 7.3）、梯度丙酮溶液、2% 四氧化二钙、2% 醋酸铀酰，其他试剂请详见实验步骤。

【实验步骤】

1. 2 种少突胶质细胞系培养　HOG 细胞、MO3.13 细胞 2 种少突胶质细胞系，在含有 10% 胎牛血清、50U/ml 青霉素和 50μg/ml 链霉素的含 Dulbecco 改良的 Eagle 培养基中，于 37℃，5% CO_2、95% O_2 培养。

2. 少突胶质细胞损伤的诱导　HOG 细胞、MO3.13 细胞培养 1~2d 后，置于含有 0.05% 胎牛血清、30nmol/L 三碘甲状腺原氨酸、30nmol/L 硒、0.5μg/ml 胰岛素、50μg/ml 转铁蛋白以及相同抗生素的分化培养基中进行诱导分化。

为测试其他生长因子对髓鞘特异性 mRNA 表达的影响，在细胞培养基中可添加：① 10ng/ml 血小板衍生生长因子和 10ng/ml 成纤维细胞生长因子；② 10ng/ml PDGF、10ng/ml FGF、30nmol/L T_3、30nmol/L 硒、50ng/ml 胰岛素和 50μg/ml 转铁蛋白；③ 30nmol/L T_3、30nmol/L 硒、50ng/ml 胰岛素和 50μg/ml 转铁蛋白。对于 MO3.13 细胞，在无胎牛血清的 DMEM 中诱导分化，当细胞达到 70% 融合后加入 100nmol/L 4-β- 佛波醇 12- 肉豆蔻 13- 乙酸酯（phorbol 12-myristate 13-acetate，PMA）。

3. 扫描和透射电子显微镜观察少突胶质细胞损伤　HOG 和 MO3.13 细胞在玻片上培养 5d，在 4℃下用 0.05mol/L 戊二醛溶液（pH 7.3）固定过夜，梯度丙酮脱水、干燥、镀金 - 钯，扫描电子显微镜下观察。在透射电子显微镜（transmission electron microscopy，TEM）下，将少突胶质细胞在培养瓶中培养 5d。然后，胰酶消化，离心收集。用 0.05mol/L 戊二醛缓冲液（pH 7.3）在 4℃固定过夜，2% 四氧化二钙固定 1h，用 2% 醋酸铀酰在 10% 丙酮中染色 20min，梯度丙酮脱水。然后将样品包埋在环氧树脂（Araldite）中。半薄切片（0.5μm）用 0.1% 亚甲蓝和硫代巴比妥钠溶液染色，光镜观察。超薄切片（0.06μm）贴在 0.7% 的镀膜网格上，与醋酸铀酰和柠檬酸铅进行对比，并通过 EM208 透射电子显微镜进行观察。

4. PCR 技术检测少突胶质细胞在损伤条件下各种髓鞘蛋白的表达情况　RNA 提取及 cDNA 合成：少突胶质细胞在上述不同条件下培养 5d，胰酶消化离心。收集大约 3×10^6 个细胞，提取总 RNA，用寡核苷酸脱氧核糖核酸引物、AMV 逆转录酶将 RNA 逆转录成单链 cDNA。应用乙酸钠在冰冷乙醇中沉淀 cDNA，悬浮于 50μl 无菌水中。用 MBP、CNPase、MOG 和 GAPDH 等基因特异性引物进行 PCR 扩增，以检测上述免疫介导的损伤对髓鞘蛋白基因表达的影响。

【模型评价】

本模型可以用来评价、研究影响少突胶质细胞损伤、髓鞘脱失的机制，或筛选干预少突胶质细胞损伤的化合物。

【注意事项】

1. 要注意和遵守细胞无菌培养操作流程。

2. 电镜实验和操作须有专业老师指导、操作。

3. PCR 实验注意防止污染,注意手套、气溶胶、DEPC 水等实验试剂污染。

(徐 芸　尹琳琳)

参考文献

Buntinx M, Vanderlocht J, Hellings N, et al. Characterization of three human oligodendroglial cell lines as a model to study oligodendrocyte injury: morphology and oligodendrocyte-specific gene expression. J Neurocytol, 2003, 32 (1): 25-38.

第八节　离体组织模型

视神经脊髓炎谱系疾病及多发性硬化病灶多分布于视神经、脊髓、脑干及大脑。离体模型相对于在整体条件下诱导中枢神经系统内拟 NMOSDs、MS 损伤的优势在于:具有组织相关性,以及在特定条件下提高研究效能,排除其他系统或因素的干扰。体外脊髓切片、海马脑片以及视神经培养等能够再现 NMOSDs 的许多关键病理特征,这为研究致病性抗体对局部的损伤机制以及药物干预等,解决活体模型不便于实现的研究提供了机会和方法。

【实验设备及耗材】

免疫组织化学染色相关实验设备及耗材、实验动物组织取材手术操作相关器械等、实验动物孕鼠、vibratome 振动切片机、膜元件(CM 0.4μm pores,30mm diameter)。

【实验试剂】

IgG 纯化试剂盒、超滤离心管、平衡盐溶液(HBSS,pH 7.2)、脊髓片培养基。

【实验步骤】

1. 大鼠离体脊髓片培养　成年雌性 Sprague-Dawley 孕鼠,取出生第 8d 新生鼠,并以 0.1ml 稀释的啮齿类动物麻醉鸡尾酒(含 0.15ml 100mg/ml 盐酸氯胺酮、0.15ml 20mg/ml 盐酸甲苯噻嗪、0.05ml 10mg/ml 乙酰丙嗪、1.4ml 灭菌生理盐水)麻醉动物,颈椎脱臼处死。小心取出完整脊髓,并置于盛有含 5% d-葡萄糖的 PBS 缓冲液的 100mm 培养皿中。分离脊髓腰段,置于 3% 新鲜琼脂糖溶液中包被成方块型模子。随后,应用组织切片机将其切成 350μm 脊髓片,分隔相邻脊髓片的琼脂糖模块,并将其置于盛有 1ml/ 孔脊髓培养液[50%(v/v)MEM 培养基,含 25mmol/L HEPES 缓冲液;25%(v/v)不含谷氨酸的 HBSS 液;25%(v/v)热灭活马血清,25.5mg/ml d-葡萄糖,1% 谷氨酰胺,1% PSA]的 6 孔板中培养。所有脊髓片均置于 37℃、5% CO_2 培养箱中继续培养 14d,隔天半量更换培养基。

制备拟视神经脊髓炎脊髓切片模型,可应用 CD1 遗传背景的野生型和 AQP4 null 实验小鼠用于制备离体脊髓片。取材步骤如下:

(1)将出生 7d 的小鼠处死、断头,备皮、外科显微手术器械打开锥板、迅速于冰上分离脊髓,并置于预冷的 Hank's 平衡盐溶液(HBSS 液,pH 7.2)中。

(2) 使用 vibratome(VT-1000s)水平振荡切片机,将脊髓颈段切割成 300μm 的冠状脊髓片。

(3) 脊髓片培养基构成: 50% 基础培养基 + 25% HBSS + 25% 马血清 + 1% 青霉素 - 链霉素 + 0.65% 葡萄糖 + 25mmol/L HEPES。

(4) 将单张脊髓切片置于嵌有膜元件(CM 0.4μm 微孔,直径 30mm)的六孔板中,加入 1ml 离体脊髓片培养基,于 37℃、5% CO$_2$ 条件下继续培养 7~10d。

2. 体外拟 NMO 离体脊髓片模型

(1) 血清 / 浆中 NMO-IgG 的分离纯化: 从 NMO-IgG 阳性视神经脊髓炎患者体内分离外周血浆细胞,扩增产生重组单克隆 NMO-IgG 抗体;也可以应用试剂盒纯化 NMO-IgG 抗体阳性的 NMO 患者血清,得到浓度较高的纯化 NMO-IgG。

(2) 孵育: 将 NMO-IgG 重组抗体或对照重组抗体(10μg/ml),或自 NMO 患者或健康志愿者外周血中纯化的 IgG,和 / 或人补体(10% 正常人补体血清)于脊髓片体外培养第 3~7d 加入到培养基中(自多孔膜的下表面或两侧加入),培养基完全浸润脊髓片,将脊髓片继续培养 3d,固定后用于免疫染色。

此外,为研究其他免疫细胞在 NMO-IgG 损伤脊髓组织中的作用,可在嵌有膜元件的组织培养液中加入小胶质细胞、中性粒细胞、NK 细胞或巨噬细胞;为研究其他细胞因子在损伤中的介导或辅助作用,可以在 NMO-IgG 重组抗体和人源补体加入之前,向脊髓组织片培养液中加入 LPS(1μg/ml)、人嗜中性粒细胞弹性蛋白酶(hNE,1μg/ml)、重组小鼠 IL-6(100ng/ml)、重组小鼠 TNF-α(100ng/ml)、重组小鼠 IL-1β(100ng/ml)、重组小鼠 IFN-β(2 000U/ml)、重组 IFN-γ(1 000U/ml)等。

(3) 脊髓切片评分以评价 NMO-IgG 的损伤程度: 免疫组化染色后,应用以下标准对脊髓切片的 AQP4 和 GFAP 进行染色并评分,评分标准如下①0 分: 完整切片,完整的 GFAP 和 AQP4 染色;②1 分: 完整切片中含有一些肿胀的星形胶质细胞,AQP4 染色较弱;③2 分: 至少有一个病变,完全丧失 GFAP 和 AQP4 染色;④3 分: 多个病变区域 GFAP 和 AQP4 染色缺失,总面积 ≥ 30%;⑤4 分: GFAP 和 AQP4 染色缺失区域 ≥80%。AQP4 null 组实验动物脊髓切片的评分以 GFAP 染色的缺失程度进行评价。

3. LPS 诱导脊髓片神经元退行性病变　向脊髓片培养基中加入终浓度为 20ng/ml 的细菌脂多糖孵育,正常对照组不加;在 37℃、5% CO$_2$ 培养箱中培养 24h,随后以 4% 多聚甲醛室温固定 1h,应用抗神经纤维丝蛋白 NF200 或 Fluoro Jade C(FJC)抗体染色观察神经元的退行性变化。

此外,还可以应用脊髓片与小胶质细胞 BV2 共培养,观察小胶质细胞的吞噬、对髓鞘碎片的清除等能力。

4. 视神经培养　从成年小鼠中小心分离视神经并立即转移到人造含氧脑脊液中(pH 7.2, 成 分: 125mmol/L NaCl,2.5mmol/L KCl,2mmol/L CaCl$_2$,1mmol/L MgCl$_2$,25mmol/L NaHCO$_3$,1.25mmol/L NaH$_2$PO$_4$,含 95% O$_2$ 的葡萄糖,5% CO$_2$)。可将 NMO-IgG 和补体加入上述溶液中继续孵育 24h,然后固定视神经。将样品在 4% 多聚甲醛中固定 24h,制备石蜡切片(厚度

7μm,矢状切),后续用二甲苯脱蜡,梯度乙醇中脱水。在柠檬酸盐缓冲液中修复抗原,抗原修复液成分:10mmol/L 柠檬酸钠,0.05% 吐温 20,pH 6.0,95~100℃热修复 30min,GFAP、AQP 免疫组织染色评分标准参照步骤 2 中(3)。

5. **海马脑切片培养** 应用 7 日龄小鼠制备海马组织培养物,并应用如上所述培养脊髓切片的培养方法进行培养。将厚度 300μm 切片放置在 Millicell 膜元件中。在第 7d 将 NMO-IgG 和补体加入培养基,孵育 3d 后固定组织切片。对 NMO 病变进行评分,评分标准参照步骤 2 中(3)。

【模型评价】

离体脊髓切片体外培养模型优于目前的许多体内、外实验模型。离体脊髓切片模型通过对体外组织切片的培养,使脊髓组织内原有细胞结构、星形胶质细胞、小胶质细胞、神经元、髓鞘等的解剖结构得以完全保持,NMO-IgG 复合补体可与组织切片上星形胶质细胞 AQP4 表达区域紧密结合,导致免疫组化染色 GFAP、AQP4 明显缺失。离体脊髓切片模拟 NMO 模型需应用特定遗传背景或模式实验动物,可直接模拟、研究 AQP4 蛋白、补体、NMO-IgG 依赖、引发脊髓组织损伤的 NMO 发病机制,并研究特定免疫细胞、细胞因子等在发病过程中的参与作用,可在 NMO 损伤特定脊髓组织切片上重现与疾病直接相关的病理机制;此外,本离体组织切片模型还可用于研究 NMO-IgG 对视神经、脑组织海马区的损伤及发病机制。

【注意事项】

1. 离体组织取材应迅速,以保证培养组织新鲜和活力。组织取材时务必在冰浴条件下进行,保证取材过程迅速、组织新鲜且有活力。

2. 根据实验目的选择适宜、恰当的实验动物。

3. 干预或损伤因素的加入位置。研究其他免疫细胞在 NMO-IgG 对脊髓组织损伤中的作用,一定要将细胞加入到多孔膜上方的溶液中;NMO-IgG 重组抗体或对照重组抗体,或自 NMO 患者或健康志愿者外周血中纯化的 IgG,和 / 或人补体要从多孔膜的下方或两侧加入,以进一步证实 NMO-IgG 与脊髓组织片特定区域的结合。

研究神经系统炎症发生过程中,神经元的退行性变化,可以通过对 LPS 孵育不同时间点的脊髓切片中神经元染色来实现。此外,还可以将小胶质细胞与离体脊髓切片共培养,研究小胶质细胞对破损髓鞘、衰老神经元的吞噬、清除情况。

(徐 芸 尹琳琳)

参考文献

[1] Jarius S, Paul F, Weinshenker BG, et al. Neuromyelitis optica. Nat Rev Dis Primers, 2020, 6 (1): 85.

[2] Pandamooz S, Nabiuni M, Miyan J, et al. Organotypic Spinal Cord Culture: a Proper Platform for the Functional Screening. Mol Neurobiol, 2016, 53 (7): 4659-4674.

[3] Ravikumar M, Jain S, Miller RH, et al. An organotypic spinal cord slice culture model to quantify neurodegeneration. J Neurosci Methods, 2012, 211 (2): 280-288.

［4］ Zhang H, Bennett JL, Verkman AS. Ex vivo spinal cord slice model of neuromyelitis optica reveals novel immunopathogenic mechanisms. Ann Neurol, 2011, 70 (6): 943-954.

［5］ Ma T, Yang B, Gillespie A, et al. Generation and phenotype of a transgenic knockout mouse lacking the mercurial-insensitive water channel aquaporin-4. J Clin Invest, 1997, 100 (5): 957-962.

［6］ Stoppini L, Buchs PA, Muller D. A simple method for organotypic cultures of nervous tissue. J Neurosci Methods, 1991, 37 (2): 173-182.

第九节　CD4$^+$ T 细胞源性细胞因子增殖模型

免疫细胞及细胞因子在脱髓鞘疾病的发生、发展中发挥着十分关键的作用。辅助（CD4$^+$）T 细胞在多发性硬化症病变中的作用已见报道，CD4$^+$ T 细胞更多地集中在血管袖套带周围。同时表达干扰素和 IL-17 的 T 细胞在多发性硬化的发病中起重要作用，一些早期的研究试图干预导致多发性硬化症的特定 T 细胞亚群；而在 NMOSD 中，AQP4 相关 IgG 是一种 IgG1 抗体，IgG1 的合成依赖于 T 细胞的帮助。外周 T 细胞对 AQP4 具有抗原特异性反应性，AQP4 抗原刺激使免疫系统偏向辅助性 T 细胞亚型 17 分化。IL-6 在 NMOSD 中持续过表达，并与疾病活动性有关。此模型的建立有利于探索 T 细胞及其分泌的细胞因子在脱髓鞘疾病中作用，或监测药物干预对细胞因子的影响。

【实验设备及耗材】

离心机、肝素化抗凝采血管、流式细胞仪、血细胞计数器、液体闪烁计数器、细胞培养箱。

【实验试剂】

Hank's 溶液、0.4% 台盼蓝、CD4$^+$T 细胞分离试剂盒、96 孔板、RPMI 1640 培养基、植物血凝素（phytohemagglutinin, PHA）、可溶性抗 -CD28 单克隆抗体、抗 CD3（OKT3）抗体、LPS、地塞米松、CD3-FITC、CD4-PE、CD8-APC、抗 CD8-APC 和抗 CD14-PE 抗体、［^{3}H］胸腺嘧啶核苷。

【实验步骤】

1. 外周血单核细胞、CD4$^+$T 细胞的分离和培养　将 30ml 外周血收集于含肝素的试管中，并通过梯度离心获得外周血单个核细胞（peripheral blood mononuclear cell, PBMC）。收集 PBMC，用 Hank's 溶液洗涤 3 次，加入 1ml RPMI-1640 培养基将其重悬、台盼蓝染色、血细胞计数器测定细胞活力，应用抗 CD4 单克隆抗体的磁珠或 CD4$^+$T 细胞分离试剂盒（可耗竭 CD8$^+$、CD11b$^+$、CD16$^+$、CD19$^+$、CD36$^+$ 和 CD56$^+$ 细胞）进一步分离或纯化 CD4$^+$ T 细胞。流式细胞术鉴定通过上述方法获得的 CD4$^+$ T 细胞纯度 ≥96%。将全部 PBMC、无 CD4$^+$ T 细胞的 PBMC 或纯化的 CD4$^+$T 细胞浓度调节至 1×10^6 个 /ml，置于含 0.2ml 的 96 孔板或含有 1ml RPMI 1640 完全培养基的 24 孔板中培养。备注：RPMI 1640 完全培养基配方，10% 胎牛血清，2mmol/L 的左旋谷氨酰胺，20μg/ml 青霉素、20μg/ml 链霉素和 20mmol/L 的 HEPES 缓冲液。

2. 高纯度单核细胞获取　首先在 37℃、5% CO$_2$ 培养箱、24 孔板中培养 PBMC 1h，随后用温热的完全培养基洗涤孔板，除去非黏附细胞（主要是 B 淋巴细胞和 T 淋巴细胞）。之后加入 LPS（100ng/ml）进一步刺激黏附的单核细胞 24h 使其活化，可在加入 LPS 前加入不同剂量的地塞米松，以评价糖皮质激素对 LPS 活化单核细胞的抑制作用。

3. T 细胞多克隆活化的诱导、增殖与细胞因子检测　将植物血凝素（PHA，1μg/ml）分别与全 PBMC 培养（1×10^6 个 /ml）、不含 $CD4^+$ 的 PBMC 或纯化的 $CD4^+T$ 细胞共同孵育 3d。流式细胞术分析 $CD4^+$ T 细胞、$CD8^+$ T 细胞、B 细胞和单核细胞在整个 PBMC 中的比例：首先将 50μl PBMC 与抗 CD3-FITC、CD4-PE、CD8-APC、抗 CD19-FITC 和抗 CD14-PE 的抗体共同孵育 20min，然后使用流式细胞仪和 Cell Quest 软件对结果进行分析。每个样品设置同型匹配对照 Abs 的阴性对照和阳性对照。

各组设置加入地塞米松组，通过掺入 [^{3}H] 胸腺嘧啶核苷测定细胞增殖水平，在孵育时间结束前 8h 以 1μCi/ 孔 [^{3}H] 胸腺嘧啶核苷加入培养细胞中。通过自动细胞采集器的玻璃纤维过滤器中采集细胞，放射性结合用液体闪烁计数器测量。结果显示为每分钟计数的平均标准差（cpm）。此外，也可以通过流式细胞术检测 Ki67 来检测、评估细胞的增殖水平。

收集上述各组细胞上清，通过酶联免疫吸附试剂盒定量检测 IL-6、IL-21 等细胞因子的含量，具体操作方法参照说明书。

4. 细胞活力测定　将全 PBMC（1×10^6 个 /ml）接种在 24 孔平底微孔板中，用 PHA（1μg/ml）刺激或不用 PHA 刺激 3d。分别于刺激后 24h、48h 和 72h，通过台盼蓝染色实验评估 PBMC 存活 / 不存活的百分比。台盼蓝染色实验的操作过程为：取 50μl PBMC 细胞悬液，按体积比（1∶1）加入 50μl 0.4% 台盼蓝溶液，使用血细胞计数器计数。活细胞（%）= 单位体积内活细胞总数（ml）/ 单位体积内总细胞数（ml）× 100%。

【模型评价】

本模型可用于体外检测、评估 $CD4^+$ T 细胞源性 IL-6 和 IL-21 水平，并与视神经脊髓炎患者的神经功能残疾进展评分（EDSS）做相关性分析。

【注意事项】

分离单核细胞、T 细胞过程中保持细胞活力是本模型成功的关键。

（徐　芸　尹琳琳）

参考文献

[1] Lassmann H. Mechanisms of white matter damage in multiple sclerosis. Glia, 2014, 62 (11): 1816-1830.

[2] Carbajal KS, Mironova Y, Ulrich-Lewis JT, et al. Th cell diversity in experimental autoimmune encephalomyelitis and multiple sclerosis. J Immunol, 2015, 195 (6): 2552-2559.

[3] Kwong B, Rua R, Gao Y, et al. T-betdependent NKp46 (+) innate lymphoid cells regulate the onset of TH17-induced neuroinflammation. Nat Immunol, 2017, 18 (10): 1117-1127.

[4] Varrin-Doyer M, Spencer CM, Schulze-Topphoff U, et al. Aquaporin 4-specific T cells in neuromyelitis optica exhibit a Th17 bias and recognize Clostridium ABC transporter. Ann Neurol, 2012, 72 (1): 53-64.

[5] Linhares UC, Schiavoni PB, Barros PO, et al. The ex vivo production of IL-6 and IL-21 by CD4+ T cells is directly associated with neurological disability in neuromyelitis optica patients. J Clin Immunol, 2013, 33 (1): 179-189.

第十节　Ella 技术检测细胞因子模型

【实验设备及耗材】

Ella™ 高灵敏全自动微流控免疫学检测系统、16 样本 4 因子检测卡盒 SPCKA-PS-003816(检测因子：IL-10、IL-1α、IL-6 2nd gen 和 TNF-α 2nd gen,适用于人血清／血浆样本)、72 样本单因子检测卡盒 SPCKB-PS-000198(检测因子：CCL2/MCP-1,适用于人血清／血浆样本)。

【实验试剂】

SD13 样本稀释液、洗液、去离子水。

【实验步骤】

1. 配制样品及加样

(1)复温：先从 4℃冰箱取出白色 Ella 试剂盒,将样品稀释液于室温孵育,使其温度恢复至常温备用。

(2)将待测样品取出,低温样品需平衡至室温,冻存样品需融化并平衡至室温,涡旋混匀,16 000g 离心 4min,以除去可见颗粒／絮状沉淀,避免堵塞微流控。

(3)样品稀释：根据试剂盒的说明书,利用试剂盒内附的样品稀释液按照推荐的稀释比进行样品稀释。稀释时可采用 96 孔稀释板或者离心管,高于定量上限的样品需要进一步稀释。4 因子检测卡盒 SPCKA-PS-003816(检测因子：IL-10、IL-1α、IL-6 2nd gen 和 TNF-α 2nd gen,适用于人血清／血浆样本)和单因子检测卡盒 SPCKB-PS-000198(检测因子：CCL2/MCP-1,适用于人血清／血浆样本)均推荐 2 倍稀释(建议将 35μl 样品加入 35μl 样品稀释液中；如推荐 10 倍稀释,则建议将 7μl 样品加入 63μl 样品稀释液中)。

(4)加样品和质控品：从试剂盒中取出卡盒(注：塑料外包装袋附有二维码需要扫描,背部的 PVC 保护膜撕掉会粘灰),取 50μl 稀释后的样品加入圆形样品孔(注意加样时可采用二档吸,一档打,并靠近孔底部侧壁加入可防止气泡产生。孔底部正中有微孔,加样时不要戳到底部)。如有配制好的高／低质控品,同样取 50μl 到单独的样品孔中用作高／低质控。

(5)加洗液：取 1ml 或者 2ml wash buffer 加入三角形或者长方形洗液孔中(具体所用体积见卡盒标注),注意避免产生气泡。

(6)离心(可选)：加样结束后,用水平平板离心机室温 50g(rcf)离心 15s,以确保试剂收集至孔底,并去除气泡。注意：离心机需配平。

2. 上机

(1)扫描卡盒塑料外包装袋上的二维码。

(2)撕掉卡盒底部的保护膜,将卡盒放入 Ella™。扫描卡盒上的二维码,再次确认是否与外包装信息一致。

（3）编辑好文件名和保存路径,点击 Next>,进入 Inlet Assignments 界面,通过 Shift 或者 Ctrl 或者 Select All 对多条信息进行编辑。

1）Sample Type:待测样品选择 Unknown,标准曲线则选择 Standard,质控品则选择 Control。

2）Dilution Factor:如果待测样品是 1∶1 稀释,则为 2,如果是 1∶9 稀释,则为 10;标准曲线和质控品为 1。

（4）可以提前建立一个 Excel,将 Sample Name 按顺序填写完整,然后选中,按住 Ctrl 键不放,等鼠标箭头出现"+"时,再将其拖入 Runner 软件(注意软件里也要选中相同数量的 Inlet,否则会提示数量不匹配),即可快速命名。也可以选择在运行结束后再编辑样品信息,以节约时间。

（5）所有信息确定无误后,点击 Start 运行实验,一般运行 78~90min。

【模型评价】

传统酶联免疫吸附技术(ELISA)实验操作步骤复杂、烦琐,手动操作易增加误差,且耗时漫长,制约了蛋白的定量、定性研究。Ella 高灵敏全自动微流控免疫检测系统,创新性将特异免疫捕获抗体包被在微流体玻璃反应管(glass nano reactor,GNR)内,再将 GNR 嵌入全自动微流体免疫检测管;同时将生物素标记检测抗体及荧光标记链霉亲和素预先密封在检测板上,用户只需 5~15min 进行样本前处理及加样,Ella 系统可自动吸取样本,全程自动完成,并且内置标准曲线,无需每次实验前配制标准曲线,极大消除人工误差,实现了结果的高重复性,方便了大样本量数据的比较。

【注意事项】

1. 自检　如仪器处于关机状态,则开机后应利用校准卡盒进行自检,自检完成后方可开始实验;如长期处于待机状态,则每次实验前无需自检,但至少每个季度运行一次自检,每年更换校准卡盒。

2. 校准卡盒的存放　自检结束后,将背部塑料保护膜贴好,并及时放回灰色盒子内,放置常温干燥处。

3. 确保实验室温度在 15~30℃,湿度在 15%~80%。如果温度、湿度未达到要求,需打开空调、除湿机或其他相关设备,直到环境达到要求再开始实验。

4. 放置 Ella^TM 的桌面需平整、坚固且不能放置离心机或者涡旋仪等振动仪器。

5. 血清/血浆样品需注意避免溶血、黄疸、高脂样品。

（尹琳琳）

参考文献

［1］Aldo P, Marusov G, Svancara D, et al. Simple Plex（™）: a novel multi-analyte, automated microfluidic immunoassay platform for the detection of human and mouse cytokines and chemokines. Am J Reprod Immunol, 2016, 75 (6): 678-693.

［2］Vinita Gupta, Teresa Davancaze, Jeremy Good, et al. Bioanalytical qualification of clinical biomarker assays in plasma using a novel multi-analyte Simple Plex ™ platform. Bioanalysis, 2016, 8 (23): 2415-2428.

［3］Horst R, Jaeger M, Smeekens SP, et al. Host and environmental factors influencing individual human cytokine responses. Cell, 2016, 167 (4): 1111-1124.

［4］Agache I, Strasser DS, Klenk A, et al. Serum IL-5 and IL-13 consistently serve as the best predictors for the blood eosinophilia phenotype in adult asthmatics. Allergy, 2016, 71 (8): 1192-1202.

第十一节　数字单分子免疫阵列分析技术检测外周血中反映中枢神经损伤的痕量生物标志物模型

在炎性脱髓鞘疾病中常需要对血清和脑脊液中的生物标志物进行检测,特别是那些涉及 T 细胞免疫和星形胶质细胞、轴突损伤的生物标记物,如神经丝轻链蛋白(neurofilament light, NfL)、星形胶质细胞骨架蛋白胶质纤维酸性蛋白(GFAP)、可溶性髓系细胞触发受体 2(solubility triggering receptor expressed on myeloid cells 2, sTREM2)、趋化因子配体 2(chemokine ligand 2, CCL2)、趋化因子 CXC 配体 13(chemokine CXC ligand 13, CXCL13)、高迁移率族蛋白 1(high mobility group protein, HMGB1)等,但通常这些标志物在外周血中的浓度较低,常规检测手段灵敏度较低,常常检测不到,不足以区分不同疾病或疾病不同阶段标志物的浓度。而 Simoa 技术具有极高的灵敏度,弥补了普通检测手段灵敏度不足的缺陷,有助于在临床和科学研究中对炎性脱髓鞘病相关外周血生物标志物的检测。

【实验设备及耗材】

Simoa® Quanterix 数字单分子免疫阵列仪(HD-X)、Simoa Nf-Light Advantage 试剂盒、GFAP 试剂盒、Simoa Tau 试剂盒。

【实验试剂】

检测试剂盒(同上)、洗液、去离子水。

【实验步骤】

Simoa® Quanterix 是一种数字免疫检测技术,Simoa® NF-Light 检测试剂盒可以定量检测外周血清、血浆或中枢脑脊液中神经纤维丝蛋白(轻链)的含量。本模型以 NfL 含量检测为例进行介绍。

1. 将待测样本与标准品平衡至室温。

2. 在 Simoa® Quanterix 数字单分子免疫阵列仪(HD-X)上输入 NF-L 实验用户操作程序。

3. 准备好实验孔板,稀释样本,准确加入各实验孔中。

4. 涡旋振荡混匀孔板至少 30s,移除孔板底部的盖子、上机扫描,按程序要求加入备好的试剂(磁珠、检测试剂、SBG 试剂、样本稀释液等),混匀。

5. 启动相应 Simoa 检测软件,选 Neat 或标准 4× 稀释操作流程,读板。

【模型评价】

Simoa® Quanterix 数字单分子免疫阵列分析技术是目前世界上最灵敏的蛋白免疫检测技术,相比于传统的 ELISA 技术,Simoa 的平均灵敏度提高了 1 000 多倍,该技术可测量固定于 2.7μm 磁珠表面上的单个分子,使检测灵敏度从 pg/ml 级达到 fg/ml 级,批间、批内差低,数据平行性好。

临床上对于炎性脱髓鞘疾病的诊断更多依赖于患者的临床表现和影像学检查,缺乏一种有效而简便的技术能直接反馈患者病情严重程度的外周血生物标志物,Simoa 技术的出现使得这一设想成为现实。由于 Simoa 技术具有极高的灵敏度,可以通过直接检测外周血中神经标志物的水平反映中枢神经损伤,避免了腰穿抽取脑脊液带给患者的巨大痛苦和感染风险,同时可以对单个患者进行纵向跟踪研究。与传统的影像学和行为学手段相比,它操作更简单,样本易于获取,越来越被大家认可,是传统手段的有力补充,基于外周血的神经疾病诊断和治疗跟踪是未来的一大趋势。Simoa 技术可以直接从外周血中检测到多发性硬化、视神经脊髓炎、阿尔兹海默病等神经系统疾病的生物标志物(NfL、GFAP、Tau、Aβ42、Aβ40 等),而这些标志物既往只能通过腰穿抽取脑脊液来检测。Simoa 技术的出现,有望使基于外周血的神经生物标志物检测替代脑脊液检测,具有广阔的应用前景。

【注意事项】

1. 确保实验室环境温度在 15~30℃,湿度在 15%~80%。如果温度、湿度未达到要求,请打开空调、除湿机或其他相关设备,直到达到要求再开始实验。

2. 血清/血浆样品需注意避免溶血、黄疸、高脂样品。

3. 针对神经退行性疾病 Aβ40、Aβ42、NfL、Tau 等常见重要指标,可以通过试剂盒对血液标本进行检测,无需脑脊液。

(尹琳琳)

参考文献

[1] Chang KH, Ro LS, Lyu RK, et al. Biomarkers for neuromyelitis optica. Clin Chim Acta, 2015, 440: 64-71.

[2] Rissin DM, Kan CW, Campbell TG, et al. Single-molecule enzyme-linked immunosorbent assay detects serum proteins at subfemtomolar concentrations. Nat Biotechnol, 2010, 28 (6): 595-599.

[3] Sakakihara S, Araki S, Iino R, et al. A single-molecule enzymatic assay in a directly accessible femtoliter droplet array. Lab Chip, 2010, 10 (24): 3355-3362.

[4] Chen J, Yang X, Zhang Y, et al. Reference values for plasma neurofilament light chain (NfL) in healthy Chinese. Clin Chem Lab Med, 2020, 59 (4): e153-e156.

第六章
肌萎缩侧索硬化症的离体模型

第一节 肌萎缩侧索硬化简介

肌萎缩侧索硬化(amyotrophic lateral sclerosis,ALS)是一种进行性和不可逆转性的上运动神经元和下运动神经元变性的神经退行性疾病。上运动神经元变性死亡可导致过度兴奋和痉挛,而下运动神经元变性导致肌无力、肌束震颤和肌肉萎缩以及进行性瘫痪。肌萎缩侧索硬化最常影响 50 岁以上的白人男性,大多数患者诊断时的年龄为 60 岁左右,发病率为10 万人中出现 2 人,男性居多,退伍军人和运动员的患病风险比一般人大,这类疾病病理相比于其他神经退行性疾病有加速性进展的趋势,患者常在疾病症状开始后 2~5 年内死亡,全球每年约 3 万人因此病死亡。肌萎缩侧索硬化和其他神经退行性疾病,例如阿尔茨海默病和帕金森病相同,其特征都是蛋白质加工缺陷导致蛋白质错误折叠、错位和运动神经元中包涵体的形成。肌萎缩侧索硬化可分为两种形式,其临床和病理相似,约 90% 的病例为散发性肌萎缩侧索硬化症(sporadic ALS,sALS)、10% 的病例为家族性肌萎缩侧索硬化(familial ALS,fALS)。肌萎缩侧索硬化症状可能与其他神经功能疾病相似,可妨碍早期诊断和治疗,缩短患者的生存时间,还表现出一些不同的临床表型,特征是上运动神经元和下运功神经元的可变化的变性。该疾病的具体病理生理仍然不清楚,但有一些机制参与在该疾病的病理发生中,最常见的是基因突变,例如 *SOD1*、*TDP-43*、*FUS* 和 *C90RF72*,此外,还有兴奋性毒性、蛋白质聚集、线粒体功能障碍和胶质细胞如星形胶质细胞和小胶质细胞的参与。体外和体内实验都已证实这些机制的参与。

与肌萎缩侧索硬化相关的基因突变是 1993 年在超氧化物歧化酶 1(*SOD1*)中首次发现的,现已发现有超过 20 种不同的与肌萎缩侧索硬化有关的基因,包括相对常见的在染色体9 号开放阅读框 72 上(chromosome 9 open reading frame 72,*C9ORF72*)的突变和相对少见的在 TAR-DNA 结合蛋白上(TAR DNA Binding Protein,*TARDBP*)的突变,还有在肉瘤 / 脂肪肉瘤(fused in sarcoma/translocated in liposarcoma,*FUS*)和含缬氨酸蛋白(valosin containing protein,*VCP*)上的突变等。

(白美岭　王　珏)

参考文献

[1] ROSEN D R, SIDDIQUE T, PATTERSON D, et al. Mutations in Cu/Zn superoxide dismutase gene are associated with familial amyotrophic lateral sclerosis. Nature, 1993, 362 (6415): 59-62.

[2] BECKERS J, THARKESHWAR A K, VAN DAMME P. C9orf72 ALS-FTD: recent evidence for dysregulation of the autophagy-lysosome pathway at multiple levels. Autophagy, 2021, 17 (11): 3306-3322.

[3] RENTON A E, CHIÒ A, TRAYNOR B J. State of play in amyotrophic lateral sclerosis genetics. Nature neuroscience, 2014, 17 (1): 17-23.

[4] GRAD L I, CASHMAN N R. Prion-like activity of Cu/Zn superoxide dismutase. Prion, 2014, 8 (1): 33-41.

[5] CIRYAM P, LAMBERT-SMITH I A, BEAN D M, et al. Spinal motor neuron protein supersaturation patterns are associated with inclusion body formation in ALS. Proceedings of the National Academy of Sciences, 2017, 114 (20): E3935-E3943.

[6] EZZI S A, URUSHITANI M, JULIEN J P. Wild-type superoxide dismutase acquires binding and toxic properties of ALS-linked mutant forms through oxidation. Journal of Neurochemistry, 2007, 102 (1): 170-178.

第二节　肌萎缩侧索硬化 *SOD1* 基因相关模型

铜/锌超氧化物歧化酶1(Cu/Zn superoxide dismutase 1, *SOD1*)是编码金属胞质同源二聚体酶铜/锌超氧化物歧化酶的基因,该酶催化氧和超氧阴离子的歧化,在肌萎缩侧索硬化中观察到其基因突变。其突变与约 20% 的家族性肌萎缩侧索硬化有关,迄今为止已发现 100 多个与肌萎缩侧索硬化有关的 *SOD1* 基因突变,但 *SOD1* 突变基因在疾病发病机制中的作用仍不完全清楚,普遍认为运动神经元和非运动神经元细胞中的 *SOD1* 突变表达是疾病发生和发展的驱动因素之一。现在已经有许多基因型应用于 *SOD1* 小鼠模型,包括 *SOD1-G37R*、*SOD1-G85R*、*SOD1-G86R*、*SOD1-D90A*、、*SOD1-H46R* 或者 *SOD1-D83G*。这些小鼠都表现出剂量依赖性 ALS 样表型,*SOD1* 相关突变大部分是显性的,通常认为通过功能获得机制引起肌萎缩侧索硬化的发生,*SOD1* 活性的长期丧失可能导致疾病,而随着时间推移 *SOD1* 敲除小鼠出现肌肉去神经支配的现象。不同突变形式的 *SOD1* 毒性可能是由于自由基消除的减少引起的;然而,这些蛋白质的酶活性存在很大差异。*SOD1* 突变通过畸形蛋白质、蛋白质聚集体、朊病毒样的错误折叠和活性氧等获得毒性导致运动神经元死亡。而野生型 *SOD1* 可通过氧化获得与突变 *SOD1* 相似的运动神经元毒性导致其死亡以及小胶质细胞的活化。在发现编码 *SOD1* 酶的基因突变是肌萎缩侧索硬化的主要病理原因后,一种基于诱导遗传表达的转基因动物模型(*G93A*)出现,其在蛋白质的 93 位用甘氨酸代替丙氨酸。在该模型中,确定了与家族形式的肌萎缩侧索硬化患者相似的特征。许多模拟肌萎缩侧索硬化某些特征的 *SOD1* 动物模型有助于了解疾病的发病机制。最广为探索的模型是带有 *SOD1* 突变的 *G93A* 小鼠。动物模型表现出钙通道的过度激活和兴奋性毒性,同时也有性别、氧化应激、轴突转运功能障碍和行为改变等其他机制对疾病进展的影响。共培养体外

$SOD1^{G93A}$ 星形胶质细胞时,研究发现其对原代运动神经元和小鼠胚胎干细胞来源的运动神经元都有毒性。而将表达 $SOD1$ 突变的星形胶质细胞注入野生型大鼠体内可诱导出运动神经元退行性病变。一种 BCL-2 家族蛋白 Bid 在 $SOD1^{G93A}$ 星形胶质细胞中增加,其可作为激活 NF-κB 的关键调节因子。在 $SOD1$ 模型中,线粒体功能障碍和星形胶质细胞中活性氧的产生被证明可诱导运动神经元过度兴奋和神经元变性。

除 $G93A$ 外,在其他位置表达人类 $SOD1$ 突变的新的转基因动物也有助于对该病的病理研究。运用较好的动物模型是 $G37R$、$D90A$、$G85R$、$H46R$ 以及 $D83G$。$G37R$ 动物模型在密码子 37 处由精氨酸取代甘氨酸,由于突变基因的酶功能改变,在小鼠中与严重的疾病进展和细胞死亡有关,其有严重的运动功能和神经学习功能障碍。$D90A$ 动物模型(在密码子 90 处用丙氨酸代替天冬氨酸)显示 $SOD1$ 阳性细胞质聚集体和脊髓前角神经元死亡与某些肌萎缩侧索硬化病例相似。

最近很多研究表明,$SOD-1$ 突变表达显著增加胶质细胞的神经毒性细胞因子的分泌,以及通过删除 NF-κB(一种炎症调节因子)干扰促炎胶质细胞(MG)的活化,可挽救肌萎缩侧索硬化模型中的运动神经元。

一、$SOD1\ G37R$ 突变小鼠模型

【实验设备及耗材】

显微注射器、离心管。

【实验试剂】

人 $SOD1$ cDNA、$phGSOD-SVneo$ 质粒、PCR 引物、$EcoRI$、$BamHI$。

【实验步骤】

用 phGSOD-SVneo 质粒编码野生型人类 $SOD1$,构建转基因小鼠。

1. 将野生型人类 $SOD1$ 基因组中的目的基因用 $EcoRI$ 和 $BamHI$ 内切酶切除后,将该基因显微注射到杂交(C57BL/6JxC3H/HeJ)F2 小鼠胚胎中。

2. 通过 PCR/ 寡核苷酸引物定向诱变策略将 $G37R$ 突变设计到人类 $SOD1$ 基因中,并显微注射到杂交(C57BL/6JxC3H/HeJ)F2 小鼠胚胎中。

3. 用 $EcoRI$ 和 $BamHI$ 切除含有 $G37R$ 突变的最后 12bp 片段,并导入小鼠胚胎。使用人 $SOD1$ cDNA 作为探针,通过从小鼠尾部分离的 DNA 进行 DNA 印迹法 Southern blotting 鉴定转基因小鼠。

【模型评价】

该模型的优点在于通过将 $phGSOD-SVneo$ 质粒注入小鼠胚胎,控制小鼠初始基因表达较好,对诱导 $SOD1\ G37R$ 突变有明显效果。其缺点在于操作要求较严格,须严格无菌条件,且突变基因遗传入下一代存在一定遗传丢失概率会导致模型失败。

【注意事项】

注意严格无菌操作。

二、*SOD1 D90A* 突变小鼠模型

【实验设备及耗材】

PCR 仪、显微注射器、无菌试管、眼科剪、离心管。

【实验试剂】

PstI-BamHI、琼脂糖、ALS 患者 *D90A* 突变基因组、*HindIII-NsiI*。

【实验步骤】

1. 将从 ALS *D90A* 患者的基因组 DNA 扩增而来的含有 *HindIII-NsiI* 外显子 4 的 0.6 kb 聚合酶链反应片段（引物 5'-CAC TAG CAA AAT CAA TCA TCA-3' 和 5'-TCT TAG AAT TCG CGA CTA ACA ATC-3'）连接到 *hSOD1* 基因的 *HindIII-NsiI* 切割的 *PvuII-PstI* 亚克隆中，该亚克隆包括外显子 2Y4。

2. 通过 *PstI-BamHI* 片段连接具有侧翼串行的外显子 5。

3. 将 *PvuII-BamHI* 连接到含有 *EcoRI-PvuII* 亚克隆的外显子 1 上，完成外显子 4 中具有 *D90A* 突变的完整 *hSOD1* 基因组片段。然后将 11.6 kb *EcoRI-BamHI* 片段从琼脂糖凝胶中切除，电洗脱，并显微注射到 C57BL6/CBA 小鼠的卵子中。

4. 通过 Southern blotting 鉴定转基因小鼠。然后将小鼠与 C57B/6JBom 小鼠反向杂交。

【模型评价】

通过 DNA 印迹法鉴定转基因小鼠的基因表达情况。该模型的优点在于，通过人 *D90A* 突变基因构建，运用 *EcoRI-PvuII* 进行快速 DNA 剪切，控制构建体质量，使小鼠表达 *SOD1 D90A* 突变，但缺点也是操作要求较高，条件较严格，转基因小鼠将基因遗传入下一代存在概率问题。

三、*SOD1 G85R* 突变小鼠模型

【实验设备及耗材】

PCR 仪、显微注射器、无菌、无酶试管、眼科剪。

【实验试剂】

pHGSOD-SVneo 质粒、人 *SOD1* cDNA、寡核苷酸引物。

【实验步骤】

1. 通过用 PCR/ 寡核苷酸引物介导的方法，用质粒 *pHGSOD-SVneo* 编码野生型人类 *SOD1*，将 *G85R* 突变植入人类 *SOD1* 基因。同上 *G37R* 模型构建方法一致。

用 *EcoRI* 和 *BamHI* 切除包含 *SOD1 G85R* 突变的基因组 DNA 片段，并经凝胶纯化后显微注射到（C57BL/6J x C3H/HeJ）杂交小鼠胚胎中。

2. 使用人类 *SOD1* cDNA 作为探针对初始转基因小鼠通过鼠尾分离的 DNA 进行 DNA 印迹法鉴定。

【模型评价】

通过鼠尾分离的 DNA 使用 DNA 印迹法鉴定转基因小鼠的基因表达情况。模型的优点在于通过运用质粒构建基因体，注入小鼠胚胎控制其基因表达，但缺点在于使用的基因为

从野生型 *SOD1* 基因的切除 *SOD1 G85R* 突变基因,操作要求较高,此外,基因遗传也存在概率问题。

四、*H46R* 突变模型

【实验设备及耗材】

PCR 仪、显微注射器、无菌试管、眼科剪。

【实验试剂】

人 *SOD1* 特异性引物(有义引物:5′-TTGGGAGGAGGTAGTGATTA-3′ 和反义引物:5′-AGCTAGCAGGATAACAGATGA-3′)、*EcoRI-BamHI*、PCR 试剂。

【实验步骤】

1. 分离一个包含全基因组人类 *SOD1* 基因的克隆,并使用对人类 *SOD1* 基因具有特异性的 PCR 筛选人类基因组 PAC 文库来鉴定其基因。

2. 克隆一个 11.5kb 的 *EcoRI-BamHI* 片段,其包含人类 *SOD1* 基因的完整编码串行和启动子区域。通过定点诱变将 *H46R* 突变设计到该片段中。

恢复 Km 抗性的诱变引物和选择引物与载体杂交,并在复制过程中掺入。随后对产生的潜在 Km 抗性克隆进行测序(寡核苷酸定向双琥珀法)以验证是否存在任何引入的突变。

3. 将 包 含 *H46R* 突变的线性 11.5kb *EcoRI-BamHI* 片段显微注射到 BDF1(C57BL/6 × DBA/2 F1)小鼠胚胎中。

4. 随后将处理过的胚胎转移到假孕 ICR-scl 雌性小鼠的输卵管中。使用 *H46R SOD1* 突变杂合的雄性同窝仔畜。使用人 *SOD1* 特异性引物(正义引物:5′-TTGGGAGGAGGTAGTGATTA-3′ 和反义引物:5′-AGCTAGCAGGATAACAGATGA-3′)通过尾夹 PCR 扩增鉴定突变的 *H46R SOD1* 基因。PCR 在 94℃ 下进行 1 个循环,持续 2min,然后在 94℃ 下进行 25 个循环,持续 30s,58℃ 持续 30s,72℃ 持续 30s。然后将 Founder 小鼠与 C57B/6 小鼠交配获取携带突变基因的小鼠。

【模型评价】

使用 PCR 鉴定小鼠基因表达情况。*H46R* 突变模型的优点在于从人 *SOD1* 基因组中筛选目的基因,并对基因进行鉴定,通过突变基因的构建,确保基因的正确性,然后将构建的突变基因注入小鼠胚胎,确保存活小鼠表达突变基因,但缺点也是操作要求较高,条件比较严格,同时,转基因小鼠能否将基因遗传入后代也存在概率问题。

五、表达 *SOD1* 突变的星形胶质细胞模型构建

【实验设备及耗材】

烧瓶、离心机、盖玻片、细胞培养箱、离心管、15 号手术刀、抛光玻璃棒、75μm Nitex 网、培养皿。

【实验试剂】

10% FBS、青霉素、链霉素、DMEM 培养基、胰蛋白酶、B27 补充剂、视黄酸、木瓜蛋白酶、

2- 巯基乙醇、马血清、谷氨酰胺、聚 -D- 赖氨酸、神经营养因子 -3、神经生长因子、D- 葡萄糖、MEM 培养基、BSS 溶液、DFK5 培养基、甲曲氮酰胺。

【实验步骤】

1. 原代星形胶质细胞培养

(1)取转基因 *SOD G93A*、*SOD G37R*、*SOD G85R* 和 *SOD* WT 新生小鼠幼崽及其非转基因同窝仔鼠的脊髓制备神经胶质细胞。

1)将新生小鼠幼崽通过冷标准操作进程(SOP)深度麻醉并斩首,然后迅速切开覆盖在脊柱上的皮肤和肌肉,并用 15 号手术刀通过一个切口从中颈椎到中腰脊髓的椎骨切开。在操作时应施加足够的力,以便仅切割脊柱而不损坏下部的脊髓。

2)用手术刀从椎孔内切开脊髓的背根和腹根,取出脊髓的中颈至腰部,并在冰冷的汉克氏平衡盐溶液(BSS;低 Ca^{2+} 和 Mg^{2+})中快速清除脑膜。然后将动物的脊髓组织汇集在新鲜冰冷的 BSS 中并通过抛光玻璃棒将组织轻轻推过 75μm Nitex 网分解分离的脊髓。

3)将分解得到的细胞悬浮液收集在改良的最低必需培养基(MEM)中,该培养基含有 Eagles MEM 和 Ca^{2+}(2mmol/L 谷氨酰胺,5.6mmol/L 葡萄糖终浓度)、10% 马血清和 50U/ml 青链霉素。然后将细胞悬浮液以 900r/min,离心 5min,弃去上清液,并将沉淀重悬于新鲜的 MEM 中,每个解剖的脊髓段用量为 1ml。

4)将重新悬浮的细胞接种到干燥的无菌 25mm 圆形或方形玻璃盖玻片上,盖玻片需先在 10N 硝酸中清洗 6h,随后用蒸馏水和 100% 乙醇清洗并储存在 100% 乙醇中。在培养皿孔盖盖玻片之前,将多余的乙醇去除。为了更好地附着细胞,首先将每个盖玻片上的 200μl 细胞悬浮液等分试样铺板,并在铺板后 3h 添加 1.8ml MEM 使细胞液总体积达到 2ml。或者,将最初的 200μl 细胞悬浮液孵育 18h,然后再将其加满(n=12 种培养物)。细胞培养物分别置于 6 孔培养板中,并在 37℃,5% CO_2、95% 空气培养箱中培养。每 2~3d 用新鲜培养基替换 1ml 培养基,并补给培养物。

(2)将细胞悬浮液接种在含有 10% FBS,100U/ml 青霉素和 100μg/ml 链霉素(青霉素 / 链霉素)的 DMEM 胶质培养基中。

(3)培养 2 周后,观察到神经胶质培养物中含有 95% GFAP⁺ 星形胶质细胞、5% CD11b⁺ 小胶质细胞,没有神经元或少突胶质细胞,分别缺乏 MAP2 或 2′-3′- 环核苷酸磷酸水解酶免疫反应性。

(4)取细胞培养物入烧瓶搅拌(200r/min,持续 6h)以消除残留的小胶质细胞,之后星形胶质细胞用 0.25% 胰蛋白酶分离并以 20 000 个 /cm² 的细胞密度铺在盖玻片上。

2. 胚胎干细胞衍生的神经元培养

(1)细胞取自 Hlxb9-GFP1Tmj 转基因小鼠并分化为胚胎干细胞衍生的运动神经元(embryonic stem cell-derived motor neurons,ESMN),如前所述。胚胎干细胞培养于 ES 细胞培养基中,ES 细胞集落在 2d 后部分分解并培养于 DFK5 培养基,2d 后更换培养基。通过将 DF 培养基(补充有 4.5g/L 葡萄糖的 DMEM-F12,2mmol/L L- 谷氨酰胺,1× 青霉素 / 链霉素,0.1mmol/L 2- 巯基乙醇,1× 胰岛素曲铁蛋白 - 硒补充剂,20nmol/L 孕酮,60μmol/L 腐胺)以 1∶1 比例与 ESK10 培养基(不含 LIF 和 FBS 但补充有 10% 敲除血清替代)混合制备 DFK5 培养基。

(2)用 DMEM-Ham/F-12 培养基培养细胞,DMEM-Ham 和 F-12 的体积为 1∶1(培养基中添加 B27 补充剂、青霉素 / 链霉素和 0.1mmol/L 2- 巯基乙醇),2d 后形成胚状体。

(3)用 1mmol/L 视黄酸和 400nmol/L sonic hedgehog 激动剂处理细胞 5d,然后用木瓜蛋白酶解离。

(4)以 1 600 个 /cm² eGFP⁺ 细胞的密度接种在运动神经元培养基中,该培养基为含有 2% 马血清(热灭活)、B27 补充剂、0.5mmol/L 谷氨酰胺、25mmol/L 2- 巯基乙醇和青霉素 / 链霉素的神经基础培养基。

(5)一旦胚状体形成,在使用木瓜蛋白酶解离细胞前用 0.1mmol/L 视黄酸和 15ng/ml 骨形态发生蛋白 4 处理 5d 以获得 LH2 神经元。

(6)然后以 1 500 个 /cm² 的细胞密度接种到多聚 -D- 赖氨酸 / 层粘连蛋白包被的盖玻片上,该盖玻片由运动神经元培养基提前处理 1 周,该培养基含有各种星形胶质细胞单层(astrocyte monolayer,AML),并补充有 10ng/ml 的神经营养因子。

3. 原代神经元培养

(1)神经元分离:从小鼠胚胎中解剖脊髓,用 10μl 胰蛋白酶(2.5%w/v,终浓度 0.025%)在 37℃下处理 10min,解离并收集在牛血清白蛋白中。为了缩短制备时间,从而提高产量,可将上述收集了细胞的 BSA 缓冲液在 470g 下离心 5min。然后通过甲曲氮酰胺密度梯度离心获得最大的细胞(830g 离心 15min)。此过程结束后,将细胞再次溶于 BSA 缓冲液中 470g 离心 5min。

提取培养的脊髓神经元细胞接种在涂有 0.01% 聚 -D- 赖氨酸和 10μg/ml 的层粘连蛋白包被的或者星形胶质细胞单层包被的盖玻片上,对于 Hlxb9:eGFP,以 1 500 个 /cm² eGFP⁺ 细胞密度接种,对于其他培养物,以 5 000 个 /cm² 细胞密度接种。细胞培养使用的培养基是指补充有营养因子混合物的运动神经元培养基,补充有 0.5ng/ml 神经胶质细胞衍生的神经营养因子,1ng/ml 脑源性神经营养因子和 10ng/ml 睫状神经营养因子(营养因子鸡尾酒);或星形胶质细胞条件的运动神经元培养基(见下文)。

(2)制备如前所述 DRG 培养物,将细胞悬液以 500 个 /cm² 细胞接种到运动神经元培养基中的聚 -D- 赖氨酸 / 层粘连蛋白包被的盖玻片上,由各种星形胶质细胞单层调节 1 周,并补充 10ng/ml 的神经营养因子 -3 和神经生长因子。

(3)从 E17.5 小鼠大脑中制备如前所述的皮质神经元培养物。将神经元接种于补充有 B27、0.5mmol/L 谷氨酰胺和青霉素 / 链霉素的神经元基础培养基中,然后转移到聚 -D- 赖氨酸 / 层粘连蛋白包被的培养皿上。

(4)条件培养基准备

1)从野生型和转基因 *SOD1 G93A* 啮齿动物提取细胞制备星形胶质细胞、小胶质细胞、成纤维细胞和肌肉的培养物。一旦它们达到汇合或分化,就用运动神经元或 DRG 培养基替换原来的培养基。

2）7d 后,收集更换的条件培养基,500g,离心 10min 以消除漂浮细胞,并收集及冷冻上清液。

3）使用条件培养基前,需补充 4.5mg/ml D- 葡萄糖(终浓度)、青霉素 / 链霉素和营养因子混合物并过滤。

【模型评价】

该模型的优点在于从转基因小鼠提取细胞,确保细胞突变基因的表达,使用专门的培养基培养细胞,确保细胞的存活率;缺点在于从小鼠体内分离细胞时操作较复杂,要求较高,可能存在杂质,分离不全或者混有其他细胞,培养条件较一般培养多。

【注意事项】

1. 注意无菌操作。

2. 显微镜下观察细胞形态,确保目标细胞的存活率,同时使用相应抗体检测目标细胞。

(白美岭　王珏)

参考文献

［1］ GURNEY M E, PU H, CHIU A Y, et al. Motor neuron degeneration in mice that express a human Cu, Zn superoxide dismutase mutation. Science, 1994, 264 (5166): 1772-1775.

［2］ SERIO A, PATANI R. Concise Review: The Cellular Conspiracy of Amyotrophic Lateral Sclerosis. Stem Cells, 2018, 36 (3): 293-303.

［3］ FILALI M, LALONDE R, RIVEST S. Sensorimotor and cognitive functions in a SOD1 (G37R) transgenic mouse model of amyotrophic lateral sclerosis. Behavioural Brain Research, 2011, 225 (1): 215-221.

［4］ JONSSON P A, GRAFFMO K S, BRÄNNSTRÖM T, et al. Motor neuron disease in mice expressing the wild type-like D90A mutant superoxide dismutase-1. Journal of Neuropathology and Experimental Neurology, 2006, 65 (12): 1126-1136.

［5］ GOIS A M, MENDONÇA D M F, FREIRE M A M, et al. IN VITRO AND IN VIVO MODELS OF AMYOTROPHIC LATERAL SCLEROSIS: AN UPDATED OVERVIEW. Brain Research Bulletin, 2020, 159: 32-43.

［6］ WONG P C, PARDO C A, BORCHELT D R, et al. An adverse property of a familial ALS-linked SOD1 mutation causes motor neuron disease characterized by vacuolar degeneration of mitochondria. Neuron, 1995, 14 (6): 1105-1116.

［7］ BRUIJN L I, BECHER M W, LEE M K, et al. ALS-linked SOD1 mutant G85R mediates damage to astrocytes and promotes rapidly progressive disease with SOD1-containing inclusions. Neuron, 1997, 18 (2): 327-338.

［8］ CHANG-HONG R, WADA M, KOYAMA S, et al. Neuroprotective effect of oxidized galectin-1 in a transgenic mouse model of amyotrophic lateral sclerosis. Experimental Neurology, 2005, 194 (1): 203-211.

［9］ SILVA G A, FEENEY C, MILLS L R, et al. A novel and rapid method for culturing pure rat spinal cord astrocytes on untreated glass. Journal of Neuroscience Methods, 1998, 80 (1): 75-79.

［10］ WICHTERLE H, LIEBERAM I, PORTER J A, et al. Directed Differentiation of Embryonic Stem Cells into Motor Neurons. Cell, 2002, 110 (3): 385-397.

［11］ ARCE V, GARCES A, DE BOVIS B, et al. Cardiotrophin-1 requires LIFRβ to promote survival of mouse motoneurons purified by a novel technique. Journal of Neuroscience Research, 1999, 55 (1): 119-126.

[12] NAGAI M, RE D B, NAGATA T, et al. Astrocytes expressing ALS-linked mutated SOD1 release factors selectively toxic to motor neurons. Nature Neuroscience, 2007, 10 (5): 615-622.

第三节　肌萎缩侧索硬化 *TDP-43* 基因相关模型

　　TAR DNA- 结合蛋白 43（TDP-43）是一种普遍表达的异质核糖核蛋白（heterogeneous ribonucleoprotein, hnRNP），其主要位于细胞核中，是多种细胞途径包括 RNA 代谢和翻译所必需的蛋白，也是肌萎缩侧索硬化中聚集在运动神经元细胞质的主要蛋白之一。除此之外，该蛋白的功能缺失会损害神经轴突转运，这也与神经变性有关。在患者组织中，细胞质包涵体的存在常与 TDP-43 核染色强度的降低相关，表明 TDP-43 细胞质的错位可能导致其内源性核功能的丧失。编码 TDP-43 蛋白的 *TARDBP* 基因也有报道。通过遗传分析多例家族性和散发性肌萎缩侧索硬化病例，在 *TARDBP* 基因中鉴定出 50 多个错义突变。超过 95% 的肌萎缩侧索硬化患者（ALS-TDP）的特征是 TDP-43 的裂解增强以及产生 TDP-35/TDP-25 片段，通过泛素化 TDP-43 或磷酸化 TDP-43 的积累，以及通过形成泛素（+）、TDP-43（+）聚集在胞质中。*TARDBP* 基因突变导致 TDP-43 蛋白质 C 端结构域的 6 个氨基酸残基发生改变，该改变主要发生在密码子 390 位的天冬氨酸或丝氨酸替换天冬酰胺残基时。TDP43 包涵体主要存在于人体细胞质中，但在 FTD 病例中偶尔出现在细胞核内。积累的蛋白质即磷酸化蛋白（PTDP-43），这种磷酸化现象可作为区分正常 TDP43 和积聚物的诊断标志物。在肌萎缩侧索硬化患者的脑脊液中证实有 TDP-43 的存在，最近一项研究表明，细胞外 TDP-43 的聚集物可激活胶质细胞中的 NF-κB 通路，激活 IL-1b 和 IL-18 的分泌。在小鼠实验中，TDP-43 蛋白的耗竭可导致小鼠胚胎早期死亡，促进细胞缺陷，例如 TDP-43 通过下调 Atg7 和抑制 Tbc1d1 改变脂肪代谢来损害自噬，并在小鼠体内引起肌萎缩侧索硬化样表型。

　　在 TDP-43 动物模型中，非人灵长类动物模型表现出疾病特征，例如进行性肌无力伴手部肌肉束震颤。TDP-43 相关肌萎缩侧索硬化的第一个转基因小鼠模型于 2009 年构建成功，其表达的疾病相关突变体 TDP-43 A315T61 突变蛋白在小鼠的脊髓和皮层中形成聚集体，并在相应的区域显示出轻微的细胞死亡，导致运动缺陷和明显的步态异常。在该模型中还观察到皮层神经元受损，线粒体功能障碍、运动缺陷和神经元损失、轴突退化、神经肌肉接头丢失、星形胶质细胞增生和小胶质细胞增生，以及 TDP-43 蛋白病的特征，包括核 *TDP-43* 的错误定位，翻译后修饰异常以及不溶性泛素（+）/TDP-43（+）包涵体的形成。转入与 fALS 相关的 *TDP-43* 突变 *M337 V* 和 *G298S* 小鼠模型后，纯合子小鼠表现为相对轻微的运动神经元变性，而在 2 岁以后的杂合子小鼠中则没有出现该特征。在大鼠实验中，通过轴突损失、萎缩、肌肉麻痹和蛋白质聚集观察到运动神经元的进行性丢失。而 TDP-43 蛋白的缺失在大鼠中则表现相反，实验大鼠表现出更强的恐惧记忆形成和更好的突触连接，这表明 TDP-43 表达的减少对高等哺乳动物的海马神经元有益。而在斑马鱼模型中，*TDP-43* 突变则会导致运动功能缺陷、生命周期短暂、瘫痪、神经退行性变和氧化应激。但是,野生型 *TDP-43* 的过表达也会出现和转基因小鼠相似的肌萎缩侧索硬化发病机制,在没有适当控制转基因动物或转染细胞培养物的过度表达水平的情况下,很难评估 *TDP-43* 肌萎缩侧索硬化相关突变与野生型 *TDP-43* 的病理作用。

在对果蝇的研究中表明 TDP-43 蛋白质和 mRNA 水平电压调控的钙通道减少、神经肌肉接头损伤、幼虫运动障碍和成虫运动缺陷以及轴突转运缺陷和寿命缩短的退行性表型相关。秀丽隐杆线虫表现出年龄依赖性运动丧失、运动功能障碍、进行性瘫痪、轴突损失、运动神经元变性、氧化应激,蛋白质聚集和寿命缩短。酵母模型(Saccharomyces cerevisiae,酿酒酵母)也已用于 TDP-43 蛋白的研究。在酵母模型中,TPD-43 的聚集和毒性被确定,虽然酵母没有 *TDP-43* 直系同源物,而人类 *TDP-43* 的异位表达则表明其羧基末端朊病毒样结构域对其胞内聚集和毒性至关重要。使用融合了人类 *TDP-43* 的酵母菌株发现了核内 TDP-43 的聚集,同时证明了表达 TDP-43 的酵母细胞具有死亡细胞的特征,表明了 TDP-43 的表达具有细胞毒性。酵母模型中 TDP-43 聚集相关细胞毒性表明 TDP-43 的错误折叠和聚集可能是引起人类肌萎缩侧索硬化的原因之一。

一、*TDP-43* 小鼠模型构建

【实验设备及耗材】

显微镜、显微注射器、离心管。

【实验试剂】

人野生型 TDP 43 蛋白(hTDP-43-WT)cDNA、盐酸多西环素、PCR 引物。

【实验步骤】

1. 取含有人野生型 TDP 43 蛋白(hTDP-43-WT)cDNA 的线性化 moPrP-tetP 载体注射到 C57BL/6J×C3HeJ F1 交配的受精卵原核中产生 hTDP-43 Tg 系。

2. 将单基因 tetO-TDP-WT12 小鼠培育为 Camk2a-tTA 小鼠产生非 Tg(nTg),tTA 单基因,单 tetO-TDP-43 Tg 小鼠(表达非 TDP-43 的对照小鼠)和表达 hTDP-43-WT12 的双基因小鼠(以下简称 tTA-WT12)。

3. 饮用水中加入 0.2mg/ml 盐酸多西环素处理繁殖小鼠和幼崽,防止 Tg 表达影响小鼠的产前和产后发育。小鼠断奶后(出生后第 28d),将饮用水切换到常规饮用水(无多西环素)来实现 hTDP-43 的诱导。

4. 通过使用以下引物进行 PCR 扩增,筛选从耳活检中分离的基因组 DNA 是否存在 Tg:TDP-forward(TTG GTAATAGCAGAGGGGGGGGAG),MoPrP-reverse(TCCCCC AGCCTAGACCACGAGAAT),Camk2a-tTA-forward(CGCT GTGGGGCATTTTACTTTAG)和 Camk2a-tTA-reverse(CA TGTCCAGATCGAAATCGTC)。

【模型评价】

该模型的优点在于预先使用人 *TDP-43cDNA* 载体注射,无需加工等可能影响基因表达的一系列步骤,对受精卵处理,对幼崽进行处理诱导 *TDP-43* 保证基因表达的时间。缺点为

存在基因注射操作要求较高,也存在基因表达的概率问题和能否遗传到后代的问题。

二、表达 Floxed 野生型和突变 TDP-43 小鼠模型

【实验设备及耗材】

PCR 仪、显微镜、显微注射器、离心管。

【实验试剂】

MoPrP.Xhol。

【实验步骤】

1. 通过 PCR 将侧翼序列消化位点插入包含 N- 端 myc-tagged 全长的野生型或突变型(*Q331K* 或 *M337V*)*TDP-43* 的 cDNA 中,并复制进入 MoPrP.Xhol(ATCC#JHU-2)的 *Xhol* 位点。

2. 将所得构建体消化在最小 PrP 启动子的上游和最终 PrP 外显子 3 的下游,亚克隆到含有 *loxP* 侧翼位点的穿梭载体中,并使用 *Xhol* 线性化。

3. 将最终构建体注射到受精 C57Bl6/C3H 杂交卵的原核中,并植入假性怀孕雌性小鼠体内。然后将模型小鼠回交到 C57Bl6 以创建系。(小鼠被回交到 C57Bl6 至少四代)。

4. 通过 PCR 鉴定小鼠基因表达情况。

【模型评价】

该模型的优点在于直接将基因注射入受精卵,再植入雌鼠体内,确保了基因表达时间;小鼠回交 4 代增加了基因的稳定性和遗传性。缺点在于基因表达存在概率问题,遗传到后代也存在概率问题,模型需要较长时间构建。

三、ALS *TDP-43* SH-SY5Y 细胞模型构建

【实验设备及耗材】

培养箱、培养瓶。

【实验试剂】

海藻糖、氯喹(chloroquine,CQ)、质粒 myc-His-*TDP-43*、myc-His-*TDP-43* Q331K、葡萄糖、DMEM 培养基、10% 胎牛血清、青霉素 / 链霉素、脂质胺 2000、PBS(pH 7.2)。

【实验步骤】

1. 取 SH-SY5Y 细胞培养于含有 10% 胎牛血清和 1% 青霉素 / 链霉素的改良高糖 Dulbecco 培养基中,在 37℃、5% CO_2 条件下培养。

2. 在细胞接种后 24h 进行实验,按照制造商说明使用脂质胺 2000 进行质粒瞬时转染,形成过表达 myc-HiS-*TDP-43WT* 细胞。

3. 转染 24h 后,将葡萄糖或海藻糖用 PBS(pH 7.2)稀释并处理细胞,24h 后收集细胞用于后续实验。

【模型评价】

该模型的优点在于细胞质粒瞬时转染耗时较少,操作较简单,成模较快;缺点在于细胞操作要求严格,转染效率不能保证,转染基因无法永久持续表达。

【注意事项】

无菌操作。

（白美岭　王　珏）

参考文献

［1］HUANG S L, WU L S, LEE M, et al. A robust TDP-43 knock-in mouse model of ALS. Acta Neuropathologica Communications, 2020, 8 (1): 3.

［2］TODD T W, PETRUCELLI L. Modelling amyotrophic lateral sclerosis in rodents. Nature Reviews Neuroscience, 2022, 23 (4): 231-251.

［3］MONAHAN Z T, RHOADS S N, YEE D S, et al. Yeast Models of Prion-Like Proteins That Cause Amyotrophic Lateral Sclerosis Reveal Pathogenic Mechanisms. Frontiers in Molecular Neuroscience, 2018, 11: 453.

［4］JOHNSON B S, MCCAFFERY J M, LINDQUIST S, et al. A yeast TDP-43 proteinopathy model: Exploring the molecular determinants of TDP-43 aggregation and cellular toxicity. Proceedings of the National Academy of Sciences of the United States of America, 2008, 105 (17): 6439-6444.

［5］ALFIERI J A, SILVA P R, IGAZ L M. Early Cognitive/Social Deficits and Late Motor Phenotype in Conditional Wild-Type TDP-43 Transgenic Mice. Frontiers in Aging Neuroscience, 2016, 8: 310.

［6］ARNOLD E S, LING S C, HUELGA S C, et al. ALS-linked TDP-43 mutations produce aberrant RNA splicing and adult-onset motor neuron disease without aggregation or loss of nuclear TDP-43. Proceedings of the National Academy of Sciences, 2013, 110 (8): E736-E745.

［7］WANG Y, LIU F T, WANG Y X, et al. Autophagic Modulation by Trehalose Reduces Accumulation of TDP-43 in a Cell Model of Amyotrophic Lateral Sclerosis via TFEB Activation. Neurotoxicity Research, 2018, 34 (1): 109-120.

第四节　肌萎缩侧索硬化 *FUS* 基因相关模型

　　肉瘤融合蛋白（sarcoma fusion protein，FUS）是由 *FUS/TLS* 基因编码的 RNA 结合蛋白，该基因的突变也参与了肌萎缩侧索硬化的发病机制。*FUS* 可以结合 DNA 和 RNA，并参与多种细胞过程，包括 RNA 代谢、DNA 修复、应激反应和线粒体功能。*FUS* 突变与约 5% 的肌萎缩侧索硬化有关。*FUS* 蛋白通常定位于细胞核，但其突变形式在神经细胞的细胞质内聚集。蛋白质聚集体是导致肌萎缩侧索硬化运动神经元死亡的致病机制。*FUS* 被证实是细胞质中的 mRNA/ 蛋白质复合物，也被认为是应激颗粒，即常在应激状态下出现以短暂停止细胞质中 mRNA 的翻译起始。在肌萎缩侧索硬化患者的组织中可发现 *FUS* 和应激颗粒标志物的共定位，而在该模型培养的细胞中，各种应激诱导的应激颗粒里也有 *FUS*。与 *FUS* 基因相关的突变定位于蛋白质的 C 末端的外显子 15 位，在密码子 517 处用精氨酸代替半胱氨酸。在肌萎缩侧索硬化患者组织中 *TDP-43* 和应激颗粒标志物共定位，以及在培养的细胞中，在各种应激诱导的应激颗粒中均发现过表达的 *TDP-43* 和 *FUS*。

　　使用不同物种生物作为动物模型来表达 *FUS* 突变。在啮齿类动物，*FUS* 毒性的动物模型可分为三类：过表达野生型 *FUS* 动物，*FUS* 敲除动物和 ALS 6 突变模型。*FUS* 可自调节自我表达，而它的这一功能在一些肌萎缩侧索硬化患者中被破坏，引起野生型 *FUS* 的表达增加。过表达野生型 *FUS* 小鼠会超出自动调节的水平，表现出剂量依赖性的肌萎缩侧索硬化样表型，包括运动障碍、后肢麻痹和死亡。在大鼠中，野生型 *FUS* 的过表达也是有害的，但仅观察到年龄依赖样额颞叶痴呆（frontotemporal dementia，FTD）样表型。第一个用于表达与肌萎缩侧索硬化相关的 *FUS* 突变模型的啮齿类动物是表达 *FUS-R521C* 的转基因大鼠，该动物表现出进行性麻痹、运动神经元轴索病和脑神经元的丢失。在相同基因型的小鼠模型中也出现肌萎缩侧索硬化样运动缺陷和进行性运动神经元变性，在 *FUS-R521H98* 的人源化细菌人工染色体（bacterial artificial chromosome，BAC）模型以及 *FUS-R514G87* 和 *FUS-P525L* 的转基因模型中也有类似缺陷，其中后者的症状最严重。

一、AAV9 载体 *FUS* 大鼠模型构建

【实验设备及耗材】

1ml 注射器、气体麻醉机、离心管、加热垫。

【实验试剂】

腺病毒载体盒、异氟烷、乳酸林格溶液、酒精。

【实验步骤】

1. AAV（腺相关病毒）载体构建：载体盒由 AAV 血清 2 型倒置末端重复序列、杂交巨细胞病毒 / 鸡 β- 肌动蛋白启动子、GFP、*FUS* 构建体、土拨鼠肝炎病毒转录后调节组件和牛生长激素多腺苷酸化序列组成。使用辅助质粒和衣壳质粒将载体盒包装成 AAV9。

2. 使用 6~7 周雌性 Sprague-Dawley 大鼠以 3×10^{13} 载体基因组 vg/kg 的剂量给予 AAV9 *FUS*，另外选择以 3×10^{13}vg/kg 的剂量给予对照鼠 AAV9 GFP 以控制外源转基因的表达。

3. 同时将 AAV9 GFP 以 2×10^{13}vg/kg 的剂量注入 2 只 *TDP-43* 大鼠体内。

4. 载体给药，在连接有 3 号针头的 1ml 注射器中抽取以乳酸林格溶液稀释至 200μl 的病毒载体。大鼠用异氟烷麻醉并放在加热垫上，尾巴用酒精擦拭以更好地观察尾静脉，并将病毒载体缓慢注射至外侧尾静脉，持续观察大鼠从麻醉中恢复后的生命状态。

【模型评价】

该模型的优点在于直接对成年大鼠进行 AVV 注射，操作较简单，同时也能较快看到基因表达效果，缺点在于无法从出生开始观察基因表达，不适于该基因模型对出生后大鼠影响效果的观察。

【注意事项】

无菌操作并尽量减少对动物的伤害以及保持动物良好状态。

二、斑马鱼模型构建

【实验设备及耗材】

GFP 成像显微镜、培养箱、注射器、离心管、无菌无酶试管。

【实验试剂】

3- 氨基苯甲酸乙酯甲磺酸盐、Tris（pH 9.0）、mMessage mMachine SP6 或 T7 Ultra 试剂盒、柠檬酸钠（pH 6.4）、DEPC 水。

【实验步骤】

1. 取 0.4g 3- 氨基苯甲酸乙酯甲磺酸盐和 2.1ml 1mol/L Tris（pH 9.0）溶解于 100ml 超纯水中制备三卡因储备溶液（pH 7.0），并储存在 –20℃。

2. 使用 mMessage mMachine SP6 或 T7 Ultra 试剂盒按其说明书合成编码 GFP-*FUS* 构建体（WT 或突变体）的 mRNA，并储存在 1mmol/L 柠檬酸钠（pH 6.4）中。用无核酸酶水将 mRNA 稀释至 500ng/μl，并在斑马鱼卵的 1~2 细胞阶段将 2~3nl 稀释溶液注入卵黄囊中。

3. 将胚胎保持在 28.5℃培养箱中的水（60mg 速溶海洋海盐溶于 1L 含有 0.05% 亚甲蓝的水中）中。通过活胚胎 GFP 成像或免疫荧光在 24~30hpf 下检测 GFP-FUS 融合蛋白。

【模型评价】

通过胚胎 GFP 成像或免疫荧光检测 GFP-FUS 融合蛋白验证基因表达情况。该模型的优点在于对鱼卵状态的斑马鱼进行操作，保证基因表达时间，同时操作较小鼠模型简单，时间较短；缺点在于无法保证基因表达效率，基因遗传问题也无法保证。

【注意事项】

无菌、无酶操作避免对 RNA 污染，快速操作减少 RNA 降解影响表达效果。

三、HEK-293 细胞系表达 *FUS* 模型构建

使用 Flp-In T-REx 系统在多西环素诱导控制下创建表达 GFP-*FUS* 突变体的同基因细胞系。

【实验设备及耗材】

PCR 仪、培养皿或培养瓶、培养箱、离心管。

【实验试剂】

Effectene 转染试剂、潮霉素 B、多西环素、含有 GFP-*FUS* 的 pcDNA5/FRT/TO-TOPO 载体、DMEM 培养基、10% 胎牛血清、谷氨酰胺、杀稻瘟菌素、潮霉素 B、青霉素、链霉素。

【实验步骤】

1. 构建 *FUS-R495X*

（1）从家族型肌萎缩侧索硬化患者的 *F521* 的受影响个体中获得 DNA，使用 fALS 患者的 DNA 通过聚合酶链式反应扩增 *FUS* 基因外显子 14 的编码区，使用侧翼引物在 5′ 末端添加 19 和 21 个碱基对尾巴以标准化样品测序。

（2）使用双向 Sanger 法确认在 Arg495 处截断 *FUS* 翻译的 *FUS c.1566C.T* 突变。测序数据使用 Consed，序列如下：FUS_ex14F TAGTAAAACGACGGCCAGTAGGCTCGGGAACAT-AGG；FUS_ex14R：TAGGAAACAGCTATGACCATGAGCCCTCAAAATGAAACCAC。

2. 诱导 HEK-293 细胞系

（1）使用 Effectene 转染试剂将 Flp-In T-REx 293 细胞与表达载体（含有 GFP-FUS 的

pcDNA5/FRT/TO-TOPO)和 Flp 重组酶载体(pOG44)共转染。

（2）使用含有 150mg/ml 潮霉素 B 的培养基在转染后 48h 开始进行稳定集成的选择，产生同基因细胞群。

（3）将选取细胞培养于加入了 1mg/ml 的多西环素的培养基中培养 40h 后可以获得约为内源性 *FUS*1~2 倍量的 GFP-*FUS*。

（4）取 HEK-293 细胞在含有 10% TET 测试胎牛血清、2mmol/L L- 谷氨酰胺、15mg/ml 杀稻瘟菌素、150mg/ml 潮霉素 B 和 1% 青霉素和链霉素溶液的 Dulbecco 改良 Engle's 培养基中培养。

【模型评价】

PCR 检测细胞基因表达情况鉴定是否成功导入目标基因。该模型的优点在于应用患者基因进行载体构建，再用试剂进行细胞转染，操作较动物模型简单，耗时较短；缺点在于转染效率无法保证，细胞操作无菌要求较严格，细胞转染后基因表达无法持续存在。

【注意事项】

注意无菌、无酶操作，避免 RNA 和细胞污染及 RNA 降解影响模型效果。

（白美岭　王　珏）

参考文献

［1］TODD T W, PETRUCELLI L. Modelling amyotrophic lateral sclerosis in rodents. Nature Reviews Neuroscience, 2022, 23 (4): 231-251.

［2］BECKERS J, THARKESHWAR A K, VAN DAMME P. C9orf72 ALS-FTD: recent evidence for dysregulation of the autophagy-lysosome pathway at multiple levels. Autophagy, 2021, 17 (11): 3306-3322.

［3］ZHANG X, WANG F, HU Y, et al. In vivo stress granule misprocessing evidenced in a FUS knock-in ALS mouse model. Brain, 2020, 143 (5): 1350-1367.

［4］JACKSON K L, DHAIBAR H A, DAYTON R D, et al. Severe respiratory changes at end stage in a FUS-induced disease state in adult rats. BMC Neuroscience, 2016, 17: 69.

第五节　肌萎缩侧索硬化 *C9ORF72* 基因相关模型

9 号染色体开放阅读框 72（chromosome 9 open reading frame 72, *C9ORF72*），也称 *C9ORF2*，与 *C9ORF72* 基因有关的突变是基于染色体 9p21 上六核苷酸（GGGGCC）的重复表达。最近在 *C9ORF72* 基因的非编码区中发现的六核苷酸 "GGGGCC" 的重复表达与不同形式的疾病有关，这表明这些核苷酸 RNA 的毒性与 *C9ORF72* 存在的神经变性有关。该基因重复扩增导致肌萎缩侧索硬化的致病机制尚不完全清楚，有三种可能的机制：① *C9ORF72* 基因的单倍体剂量不足；②含有 *C9ORF72* 六核苷酸重复扩增 RNA 的 RNA 病灶对 RNA 结合蛋白（RNP）的螯合；③六核苷酸重复扩增的重复相关非 AUG（RAN）翻译导致二肽重复蛋白

（DPR）的形成。目前在欧洲人群中，已知这种突变比 *SOD1* 基因突变更常见，比 *TDP-43* 和 *FUS* 突变的发生高 3 倍。*C9ORF72* 与 30%~60% 的家族型肌萎缩侧索硬化有关。

表达 *C9ORF72* 的动物模型以小鼠为代表，其表现为神经肌肉连接处的损伤、海马弥散、细胞凋亡、步态缺陷和认知障碍。此外，还可能出现二肽和 *TDP-43* 蛋白质包涵体、浦肯野纤维和皮质神经元损失、星形胶质细胞增生、体重减轻和行为改变，如多动症、焦虑和运动缺陷等表现。相反，在敲除 *C9ORF72* 的转基因小鼠中却并未发现神经退行性变或者运动变化。

在斑马鱼模型中，有相关研究描述了与运动相关的行为和细胞缺陷，由 RNA 毒性和 RNA 形成细胞质诱导的运动轴突病变以及核内病灶，这与凋亡细胞死亡有关。在黑腹果蝇模型中，重复的 G4C2 表达中断了核质转运，这可能与细胞损伤和细胞质中蛋白质积累有关，最终导致神经退行性变。此外，这种变化以及树突分支的缺陷与核苷酸的重复表达有关，提示与 RNA 代谢缺陷有关。

在秀丽隐杆线虫模型中研究了 *C9ORF72* 功能的获得或者缺失的机制，发现该基因的删除能导致线虫成年早期的严重瘫痪、核运输受损、神经退行性变以及随后溶酶体的稳态失调和死亡。同样，这些毒性表型与含有精氨酸的二肽表达有关。

本节主要介绍 *C9ORF72* 小鼠模型的构建。

【实验设备及耗材】

气体麻醉机、汉密尔顿注射器、立体定位仪、离心管。

【实验试剂】

腺病毒、异氟烷、PCR 引物。

【实验步骤】

1. 腺病毒［4.5×10^{10}vg；scAAV9-CMV-（G4C2）10 或 scAAV9-CMV-（G4C2）102］通过大池注射到在全身麻醉下的出生后 1 天（P1）C57BL/6J 野生型小鼠的脑脊液（CSF）中。病毒递送按照以下方案进行。

（1）设计一种靶向构建体以插入 Frt 侧翼新霉素盒和 *C9ORF72* 外显子 4 上游的 1 个 loxP 位点和外显子 5 下游的 1 个 loxP 位点，构建 *C9orf72loxP* 小鼠模型。

（2）将该构建体通过电穿孔到 C57BL/6 胚胎干细胞中。将通过聚合酶链反应（PCR）和 Southern blotting 分析确定的正确靶向干细胞注射到囊胚中，并将嵌合小鼠与 C57BL/6J 小鼠共同繁殖。

（3）然后将所得 C9orf7$^{2loxP-neo}$ 小鼠与在其种系中表达 Flp 重组酶的小鼠共同繁殖，以去除 Frt 侧翼新霉素盒，从而产生 C9orf72$^{loxP/}$ 后代。将雌性 C9orf72$^{loxP/loxP}$ 或 C9orf72$^{loxP/}$ 小鼠与雄性 Nestin-Cre/– 或 C9orf72^{loxP} 小鼠杂交以产生神经特异性 *C9ORF* 72 条件性敲除小鼠。

（4）使用引物对小鼠进行基因分型以检测 Cre 基因（正向 = 5′-GCGGTCTGGCAG-TAAAAAACTATC-3′，反向 = 5-′GTGAAACAGCATTGCTGTCACTT-3′）和包含 loxP 串行的基因组区域（正向 = 5′-CCACGGAGGGATGTTCTTTA-3′，反向 = 5′-GAAACCAGACCCAACACAGA-3′）。

2. 在诱导室中使用 5% 异氟烷和氧气以 3L/min 的速度麻醉幼崽，然后将动物置于俯卧位的红色透射仪上。将病毒加载到连接蠕动泵的汉密尔顿注射器中，并使用立体定位装置以 1μl/min 的流速至最大体积 5μl 注射到池中。注射时用 2% 异氟烷和 0.3L/min 的氧气维持麻醉。

【模型评价】

PCR 鉴定小鼠基因表达情况。该模型的优点在于对胚胎干细胞进行电穿孔注射基因构建体,然后与 WT 小鼠杂交,对后代进行基因鉴定,保证了基因是遗传到后代的个体产生的突变个体表达。缺点在于耗时较长,操作较多,小鼠基因表达概率不确定。

【注意事项】

无菌操作。

(白美岭 王珏)

参考文献

[1] DEJESUS-HERNANDEZ M, MACKENZIE I R, BOEVE B F, et al. Expanded GGGGCC hexanucleotide repeat in noncoding region of C9ORF72 causes chromosome 9p-linked FTD and ALS. Neuron, 2011, 72 (2): 245-256.

[2] MCGOLDRICK P, ZHANG M, VAN BLITTERSWIJK M, et al. Unaffected mosaic C9orf72 case: RNA foci, dipeptide proteins, but upregulated C9orf72 expression. Neurology, 2018, 90 (4): e323-e331.

[3] BECKERS J, THARKESHWAR A K, VAN DAMME P. C9orf72 ALS-FTD: recent evidence for dysregulation of the autophagy-lysosome pathway at multiple levels. Autophagy, 2021, 17 (11): 3306-3322.

[4] HERRANZ-MARTIN S, CHANDRAN J, LEWIS K, et al. Viral delivery of C9orf72 hexanucleotide repeat expansions in mice leads to repeat-length-dependent neuropathology and behavioural deficits. Disease Models & Mechanisms, 2017, 10 (7): 859-868.

[5] KOPPERS M, BLOKHUIS A M, WESTENENG H J, et al. C9orf72 ablation in mice does not cause motor neuron degeneration or motor deficits. Annals of Neurology, 2015, 78 (3): 426-438.

第六节 应用肌萎缩侧索硬化患者脑脊液建模

除了基于基因突变的动物模型,还有基于肌萎缩侧索硬化患者的脑室内和鞘内脑脊液(cerebrospinal fluid,CSF)注射模型,以及来自有毒苏铁种子的神经毒性氨基 -β-N- 甲基氨基 -L- 丙氨酸(beta-N-methylamino-L-alanine,BMAA)模型。脑脊液注射动物模型显示了运动皮层神经元活动、运动能力的下降,胱抑素 C 的过表达,细胞质中转铁蛋白和 *TDP-43* 蛋白、氧化应激、线粒体功能障碍和细胞凋亡。BMAA 诱导动物模型表现为行为缺陷、蛋白聚集、星形胶质细胞增生和运动神经元的变性。

肌萎缩侧索硬化动物模型的多样性促进了对该疾病病理机制的描述和理解,然而,仍需更多研究来探索其发展。

本节主要介绍肌萎缩侧索硬化患者脑脊液注射大鼠建模。

【实验设备及耗材】

立体定位仪、无菌瓶、液氮、不锈钢导管(22G)、接骨螺钉、不锈钢导丝(24号)、离心管。

【实验试剂】

氯胺酮、丙烯酸粘固剂、亚甲蓝。

【实验步骤】

1. 脑脊液样本收集　通过腰椎穿刺收集有ALS症状史的ALS患者的脑脊液样本并确保收集样本的患者没有服用任何药物,将样品收集在无菌瓶中,于液氮中迅速冷冻并储存在 −80℃直至造模。

2. 行为测试前5~7d,在大鼠右侧侧脑室植入不锈钢导管(22G)(AP: −0.8mm,ML: 1.5mm,DV: 3.5mm)。大鼠用氯胺酮(80mg/kg)和甲苯噻嗪(10mg/kg)腹膜内麻醉,并安装在立体定位仪中,注射步骤1收集的脑脊液100μl。

3. 切开并清洁头皮,将大鼠头部位置调整至水平面上的前囟和λ。在颅骨上钻出小钻孔并将插管(22号)植入右侧脑室,然后用接骨螺钉固定并用牙科丙烯酸粘固剂将植入物固定到位。

4. 手术后,将不锈钢导丝(24号)插入导向器中。在手术恢复期(5~7d),每隔几天移除不锈钢导丝。在标准化过程中通过输注100μl亚甲蓝确认插管在右侧脑室中的位置。

【模型评价】

通过PCR检测基因表达。该模型的优点在于样本来源简单、提取简单,操作较病毒构建体简单,耗时短。缺点在于动物为成年个体,无法从出生期开始进行基因表达的干预,基因表达时间可能较短,存在基因遗传问题。

【注意事项】

1. 确保收集样本的患者没有服用任何药物。

2. 手术过程无菌,定位准确。

(白美岭　王　珏)

参考文献

SANKARANARAYANI R, NALINI A, RAO LAXMI T, et al. Altered neuronal activities in the motor cortex with impaired motor performance in adult rats observed after infusion of cerebrospinal fluid from amyotrophic lateral sclerosis patients. Behavioural Brain Research, 2010, 206 (1): 109-119.

第七节　肌萎缩侧索硬化细胞模型

关于肌萎缩侧索硬化发病机制的大量理论来自于对细胞培养模型的研究,其不太复杂的系统可更好地了解更具体的细胞机制。在与肌萎缩侧索硬化相关的机制中,钙离子调节失调与兴奋性毒性、线粒体功能失调、活性氧的增加、蛋白质包涵体的形成、轴突转运功能障碍、细胞死亡和星形胶质细胞参与及 *SOD1* 表达相关的神经元培养中运动神经元的毒性和死亡相关。同样，在细胞培养的研究中，*TDP-43*、*FUS* 和 *C9ORF72* 突变表达也被提及。

其他研究认为肌萎缩侧索硬化是朊蛋白样累积疾病，将培养细胞暴露于肌萎缩侧索硬化患者的脑脊液中观察到与动物模型和病原体中相似的致病机制。这些研究报告了暴露于 CSF 增加了培养细胞星形胶质细胞的反应性，促炎因子和氧化应激，磷酸化神经丝累积，引起运动神经元钠（Nav1.6）和钾（kv1.6）通道表达减少，神经营养因子浓度降低，运动神经元退行性变。

诱导多能干细胞（induced pluripotent stem cells，iPSCs）是一种用于治疗家族性肌萎缩侧索硬化和散发性肌萎缩侧索硬化的新的模型方法。iPSCs 可分化为运动神经元，有助于确定疾病机制和治疗策略。

体外模型因其下列优势被广泛应用：环境可控、单一系统、单个细胞或组织机制、遗传操作、易于培养、变量少和尽量减少动物使用等。然而，缺点也有不能复制生物体的条件，也不能与其他系统交互。因此，该模型的选择必须考虑其积极方面和局限性。

一、人 SOD 稳定转染 NSC-34 细胞系构建

【实验设备及耗材】

蛋白质印迹检测设备、移液枪、枪头、5cm² 烧瓶。

【实验试剂】

DMEM 培养基、5% FBS、谷氨酰胺、抗生素（青霉素和链霉素）、Lipofect AMINE PLUS 试剂。

【实验步骤】

NSC-34 是一种杂交细胞系，保留了在培养中的增殖能力，并在不添加诱导剂的情况下即可表达多种运动神经元特征。

NSC-34 在含有 5% 热灭活 FBS DMEM 培养基中常规培养，并添加 1mmol/L 谷氨酰胺和抗生素（100IU/ml 青霉素和 100μg/ml 链霉素）。

1. 使用空的 pCDNA3 载体（vv）或野生型或 *G93A* 突变人 SOD1 cDNA 克隆的载体转染 NSC-34 细胞，使用 Lipofect AMINE PLUS 试剂，遵循试剂说明书进行。

2. 细胞转染 48h 后，稀释细胞以产生单个克隆和遗传素（0.5mg/ml G-418 硫酸盐），加入培养基中培养 3 周以选择抗性克隆。

3. 分离、培养单个抗 G418 克隆，并通过蛋白质印迹测试人 *SOD1* 蛋白的表达。将转染 vv 或 wt *SOD1* 或 *G93ASOD1* 的 NSC-34 细胞系在含有 5% FBS 的选择性培养基（0.5mg/ml G-418）中于 5cm² 烧瓶中，置于 37.8℃、5% CO₂ 加湿空气培养箱培养，每 2~3d 更换培养基。

【模型评价】

使用蛋白质印迹实验检测人 *SOD1* 的表达。该模型的优点在于操作较简单，转染耗时短，能较快看到基因表达效果；缺点在于转染效果可能不一致，持续时间较短，细胞传代过程

中可能出现基因表达缺失。

【注意事项】

1. 常规检查野生型和 *G93A* 人 *SOD1* 的持续表达,以确保细胞系表达相似数量的野生型和突变 *SOD1*。

2. 表达野生型和 *G93A SOD1* 的 NSC-34 系始终平行传代培养,确保在每个实验中具有相同的传代数。尽量不要使用超过第 20 代的细胞系。

二、未分化多功能干细胞来源的运动神经元模拟散发性肌萎缩侧索硬化

【实验设备及耗材】

Ficoll-Paque PREMIUM、37℃、5% CO_2 条件培养箱、96 孔板、24 孔板、人 T 细胞核载体试剂盒的 2D 装置、100mm 培养皿、超低附着培养皿、TrypLE 选择、MPC 培养基。

【实验试剂】

175 JRU/ml rIL-2、人 T 细胞核载体试剂盒、GT-T502 培养基、RPMI 1640 培养基、无血清培养基、MPC 培养基、丝裂霉素 C、hiPSC 培养基、10% 胎牛血清、OCT4、SOX2、KLF4 和 c-MYC 的病毒载体、小鼠 SNL 饲养细胞、SB431542、dorsomorphin、CHIR99021、胰蛋白酶、胶原酶 IV、$CaCl_2$、20% KSR、聚 -1- 鸟氨酸(poly-L-ornithine,PO)、2% B27、rhBDNF、抗坏血酸、DAPT、FGF、hLIF、SB431542、CHIR99021、视黄酸(retinoic acid,RA)、吗啡胺。

【实验步骤】

1. 分离人血 T 细胞产生 iPSC

(1)收集携带 *SOD1* 突变 1-*SOD1* 的 ALS 患者的血液样本,通过 Ficoll-Paque PREMIUM 上离心经过肝素化处理的血液分离外周血单核细胞(peripheral blood mononuclear cells,PBMC)。

(2)将 PBMC 接种在含有 175JRU ml^{-1}rIL-2 和 Dynabeads Human T-Activator CD3/CD28 的 GT-T502 培养基中,并在 37℃、5% CO_2 条件下培养。

(3)培养 5d 后,将活化的 PBMC 和活化的 T 细胞以每孔 1.5×10^3 个细胞的密度转移到 96 孔板中,继续孵育 24h。使用带有 Amaxa 人 T 细胞核载体试剂盒的 2D 装置对 T 细胞系(2×10^6 个细胞)进行电穿孔注入 pCE-hOCT3/4、pCE-hSK、pCE-hUL、pCE-mp53DD 及 pCXB-EBNA1。

(4)电穿孔后 24h,将培养基更换为新鲜的 GT-T502 培养基。

(5)电穿孔后 48h,收集细胞并转移到含有丝裂霉素 C 灭活的 SNL 饲养细胞的 100mm 培养皿中。

(6)培养 24h 后,将培养基更换为 hiPSC 培养基,每隔 1d 更换一次,直到选择出细胞集群。

(7)将筛选出的 hiPSC 在丝裂霉素 C 灭活的 SNL 饲养细胞上(已创建的携带 *SOD1* 突变的 hiPSC,特别是 *1-SOD1-4*、*1-SOD1-6*、*2-SOD1-1*、*2-SOD1-4*、*3-SOD1-1*、*3-SOD1-4* 和 *3-SOD1-7*)培养,取传代数为 5~18 的细胞用于分析。

2. 取散发性肌萎缩侧索硬化患者的 B 淋巴母细胞系（lymphoblastoid B cell lines，LCLs）生成人 iPSC。

（1）收集患者的 LCL，将其加入含有 10% 胎牛血清（FBS）的 RPMI-1640 培养基中，置于 37℃、5% CO_2 培养箱中培养。

（2）传代几次后，根据制造商说明书，使用 4 种因子（OCT4、SOX2、KLF4 和 c-MYC）的病毒载体（Cytotune 2.0；ID Pharma）转染 LCL。

（3）细胞转染 24h 后，将转染的 LCL 转移到含有丝裂霉素 C 灭活小鼠 SNL 饲养细胞的 24 孔板中，密度为 $5.0 \times 10^4 \sim 5.0 \times 10^5$ 个细胞 / 培养皿，并用混合培养基孵育 24h（RPMI-1640/hiPSC 介质 = 1 : 1）。

（4）转染 48h 后，更换为 hiPSC 培养基并隔日换液。生成的 hiPSC 在 hiPSC 培养基中用丝裂霉素 C 灭活的小鼠 SNL 饲养细胞维持。将已创建的 SALS-iPSC 在没有细胞集群选择的情况下进行大量培养，并用于后续分析。

3. 体外诱导运动神经元

（1）hiPSC 在含有 3μmol/L SB431542、3μmol/L dorsomorphin 和 3μmol/L CHIR99021 的 hiPSC 培养基中培养 5d，每天更换培养基。

（2）第 5d，使用解离溶液（含 0.25% 胰蛋白酶、100μg/ml 胶原酶 IV、1mmol/L $CaCl_2$ 和 20% KSR）将 hPSC 集落从饲养层分离，并使用 TrypLE 选择。分离后的细胞在超低附着培养皿中以 1×10^5 个细胞 /ml 的密度在 MPC 诱导的培养基中悬浮培养，该培养基由无血清培养基加入（培养基激素混合物；MHM）2% B27、20ng/ml FGF、10ng/ml hLIF、2μmol/L SB431542、3μmol/L CHIR99021、2μmol/L RA 和 1μmol/L 吗啡胺构成，在低氧和潮湿的空气（4% O_2，5% CO_2）中培养 7d。

（3）将形成的球体细胞解离成单一细胞，然后在补充有 2% B27、2ng/ml bFGF、10ng/ml hLIF、2μmol/L SB431542、2μmol/LRA 和 1μmol/L 紫吗啡的改良的 MPC 培养基中，置于 4% O_2 缺氧条件下培养 7d。在球体形成（DIV16）4d 后，将 DAPT 添加到改良的 MPC 培养基中，终浓度调整为 5μmol/L。每 2 ~3d 更换一次培养基，共培养 14d 以诱导 MPC。

（4）为了区分神经元细胞，将解离的 MPC 接种到涂有 PO 和生长因子降低的基质胶（50× 稀释液，薄包被）的 96 孔板或盖玻片上，直径 10mm，并在由含 2% B27 补充剂的 MHM、10ng/ml rhBDNF、10ng/ml rhGDNF、200ng/ml 抗坏血酸、1μmol/L RA 和 2μmol/L DAPT 组成的分化培养基中，于 5% CO_2 潮湿空气中培养 5~50d。每 1 或 2d 更换一半培养基。

【模型评价】

PCR 检测是否转入目的基因及基因表达情况。该模型的优点在于从携带突变基因的患者体内提取细胞，确保其基因表达情况，细胞模型操作耗时较动物模型短；缺点在于操作复杂烦琐，细胞实验要求高，从提取到成模存在细胞丢失问题。

【注意事项】

无菌操作。

（白美岭　王　珏）

参考文献 ▌• •

［1］ RIZZARDINI M, MANGOLINI A, LUPI M, et al. Low levels of ALS-linked Cu/Zn superoxide dismutase increase the production of reactive oxygen species and cause mitochondrial damage and death in motor neuron-like cells. Journal of the Neurological Sciences, 2005, 232 (1-2): 95-103.

［2］ FUJIMORI K, ISHIKAWA M, OTOMO A, et al. Modeling sporadic ALS in iPSC-derived motor neurons identifies a potential therapeutic agent. Nature Medicine, 2018, 24 (10): 1579-1589.

第八节　肌萎缩侧索硬化 *MATR3* 基因相关模型

　　2014年,Johnson 等人报道了编辑 matrin3（*MATR3*）基因上的突变可引发肌萎缩侧索硬化。*MATR3* 是可以结合 DNA 和 RNA 的核基质蛋白,并且参与 RNA 加工,可以通过液-液相分离（liquid-liquid phase separation,LLPS）获得,在一定条件下可招募 *TDP43* 聚集。*MATR3* 突变与其他 RNA 结合蛋白在肌萎缩侧索硬化中引起毒性的机制不同,其他蛋白主要是通过功能获得机制引发毒性,而 *MATR3* 基因捕获等位基因杂合的小鼠未显示任何肌萎缩侧索硬化样表型。

　　与 *MATR3* 相关的肌萎缩侧索硬化有 *MATR3-F115C* 小鼠模型和 *MATR3-S85C* 小鼠模型两种转基因模型。该两种模型中 *MATR3* 的表达很大程度上对小鼠的影响仅限于肌肉,表型有肌病变化、肌无力和运动障碍。*MATR3* 在肌细胞中调节 RNA 加工,*MATR3-S85C* 突变携带者有肌病表现以及缓慢进展的肌萎缩侧索硬化表型。*MATR3-S85C* 模型有运动神经元表达,其定位于神经元的细胞质中,在大多数严重情况的模型中有运动神经元丢失的现象。但是该模型由于膈肌肌病变化和呼吸相关缺陷,表现早期致死性。*MATR3-S85C* 敲除模型表现神经元丢失而没有肌病变化,这可能与该基因表达的降低,特别是与受影响的神经元表达缺失有关。

　　另一种名为 *MATR3-F115C* 的基因型与典型肌萎缩侧索硬化有关,因此基因主要在脊髓中表达,但目前不清楚在小鼠模型中表现情况不同的原因,可能与表达方式有关。

　　本节主要介绍过表达 *MATR3* 动物 ALS 模型构建。

【实验设备及耗材】

显微注射器、离心管。

【实验试剂】

人 *MATR3* cDNA、PCR 引物、In-Fusion HD 克隆试剂盒、Sal I、XL 定点诱变试剂盒。

【实验步骤】

1. 表达 WT 或人突变 *MATR3* 的 Tg 小鼠通过克隆人 *MATR3* cDNA 以驱动全长 *MATR3* 蛋白的表达而产生。以 pCMV-Sport6（ThermoScientific,目录 #MHS6278-202757255）为模板,使用引物 5'attctctagggtcgaccaccATGtccaagtcattccagcag 3' 和 5'tcactctagggtcgacTTAagttttcct-

tcttctgtctg 3′ 通过 PCR 扩增人 WT MATR3 cDNA。

2. 使用 In-Fusion HD 克隆试剂盒将其克隆到修改后的 pEF-BOS 载体的 *Sal I* 位点。用于产生小鼠的 cDNA 基因中不包含人 *MATR3* mRNA 的 5′ 或 3′ 非翻译区；未翻译的串行来自 MoPrP 载体。

3. 上游 PCR 引物包括 CCACC 的优化 Kozak 串行,紧接在起始密码子之前。pEF-BOS-MATR3 载体用 *Sal I* 消化,经凝胶纯化 MATR3 cDNA 后连接到 MoPrP 载体的 *Xho I* 位点,然后将其显微注射到 FVB/NJ 受精卵母细胞中并植入假孕体雌鼠。

4. 使用 XL 定点诱变试剂盒创建 *MATR3* cDNA 中的 *F115C* 和 *S85C* 突变,并且使用与 *WT MATR3* cDNA 相同的过程制备每个突变体构建体,如上所述。

评价:使用以下引物对来自小鼠尾部的活检 DNA 进行基因分型:(PrP-sense) 5′GGG-ACTATGTGGACTGATGTCGG 3′,(PrP- 反义) 5′CCAAGCCTAGACCACGAGAATGC 3′,和 (MATR3-sense) 5′AGCAAGAGCTTGGACGTGTG 3′。

【模型评价】

提取小鼠 DNA 进行 PCR 或者 qPCR 鉴定基因。通过 PCR 使用以下引物扩增 *MATR3* 转基因 cDNA 确认小鼠中存在的 MATR3 等位基因:(正义) 5′ATTCTCTAGGGTCGACC-ACCATGTCCAAGTCTTCCAGCAG 3′ 和 (反义) 5′CGTTGAAAATCCATGATGTCAACATC-TGCTAGTTTCCACTCT 3′。该模型的优点在于通过人的 cDNA 实现基因构建,然后注入受精卵,确保基因表达。缺点在于耗时较长,操作可能较困难,要求高,基因传递到后代存在概率问题。

【注意事项】

无菌操作。

(白美岭 王 珏)

参考文献

MOLONEY C, RAYAPROLU S, HOWARD J, et al. Analysis of spinal and muscle pathology in transgenic mice overexpressing wild-type and ALS-linked mutant MATR3. Acta Neuropathologica Communications, 2018, 6 (1): 137.

第九节　肌萎缩侧索硬化 *SETX* 基因相关模型

1998 年,研究发现一种罕见的肌萎缩侧索硬化亚型(肌萎缩侧索硬化 4)与 9q34 位点处的 129 位蛋白突变有关。2004 年,负责编码该位点的基因被鉴定为 *SETX*,其编码 RBP 的 senataxin 中含有解旋酶结构域,缺乏朊病毒样结构域。在肌萎缩侧索硬化患者中已发现多个 *SETX* 突变,但只有两种突变: *SETX-R2136H* 和 *SETX-L389S* 被认为是完全显性的。*SETX*

突变的功能缺失与另一种疾病即共济失调伴动眼神经失用症 2 型(ataxia with oculomotor apraxia type 2,AOA2)有关,因此推测该突变导致肌萎缩侧索硬化的机制可能是功能获得型。

肌萎缩侧索硬化 4 的小鼠模型有 *SETX-R2136H* 转基因模型和 *SETX-L389S132* 基因敲入模型。这 2 个模型在小鼠 6 个月时均出现进行性运动异常,而表达同等水平的野生型小鼠从 8.5 个月开始出现轻度运动缺陷。从突变小鼠的脊髓中未检测到神经元数量的变化,但发现其运动神经元较小,2 种小鼠模型都发现了从肌萎缩侧索硬化 4 患者中观察到的 *TDP43* 的错误定位。

ALS4 *SETX* 小鼠模型构建

【实验设备及耗材】

PCR 仪、显微注射器、显微镜、离心管。

【实验试剂】

朊病毒启动子(PrP)表达盒、ALS4 SETX cDNA、Neo 盒。

【实验步骤】

SiRNA 敲低和 *SETX* 表达体构建

SETX siRNA 敲低:使用 RNAiMAX™ 试剂将预先设计的 Silencer Select siRNA 瞬时转染到 HeLa 细胞 48h 以转染 *SETX*(s22951)或 Scramble 对照(si-CRL)。使用 siRNA 的终浓度为 10nmol/L。通过将人 TDP-43 编码串行克隆到 pCI 载体的 *Xho* I 限制性位点来产生 *TARDBP* 表达构建体(Myc-TDP43-HA)。

1. 模型 1(PrP-*SETX-R2136H*)的构建　获得全长 *SETX* cDNA 并将野生型(wt)串行克隆到小鼠朊病毒启动子(PrP)表达盒中。通过 PCR 从患者的 cDNA 中扩增一个小的扩增子,并将其克隆到最终的 PrP 表达盒中引入 *R2136H* 突变。

在注入雄性原核前,通过 DNA 测序对野生型和 *R2136H* 编码串行进行验证。基于 TaqMan qPCR 分析小鼠脑中 *SETX* 转基因表达的结果,基于可比较的转基因表达水平维持 2 个 *SETX* wt 和 2 个 *R2136H* Tg 系。

2. 模型 2(*SETX*-L389S+/−)的构建

(1)通过 PCR 从鼠 BAC 克隆 DNA(426D2)扩增生成靶向构建体,从而生成敲入模型。将右臂克隆到保持载体中并进行定点诱变以引入 L389S 替代。

(2)然后将 2 个靶向臂克隆到标准靶向载体骨架(4317G9)中。

(3)通过 DNA 测序验证 ALS4 靶向构建体的完整性。

(4)将 ALS4 靶向构建体注射入 3.5d 小鼠囊胚中,使单个克隆用于嵌合体发育。可产生 45%~95% 嵌合毛色表现的嵌合小鼠,其中有靶向 F1 后代的基因小鼠。

(5)通过将 F1 小鼠与纯合 CMV-Cre "删除(delate)"小鼠交配来介导 Neo 靶向盒去除。

【模型评价】

通过 PCR 验证小鼠基因表达情况。模型 1 的优点在于使用朊病毒直接对雄性小鼠进行基因干预,缺点在于小鼠遗传突变基因概率大小不确定,耗时长。模型 2 的优点在于对小鼠囊胚进行干预,确保基因表达时间,缺点在于需要与纯合小鼠交配删除靶向盒,耗时长,效率无法保证。

【注意事项】

生成的所有构建体在使用前均需通过标准 DNA Sanger 测序进行验证。

（白美岭　王　珏）

参考文献 ┃ ●

［1］ TODD T W, PETRUCELLI L. Modelling amyotrophic lateral sclerosis in rodents. Nature Reviews Neuro-science, 2022, 23 (4): 231-251.

［2］ BENNETT C L, DASTIDAR S G, LING S C, et al. Senataxin mutations elicit motor neuron degeneration phenotypes and yield TDP-43 mislocalization in ALS4 mice and human patients. Acta neuropathologica, 2018, 136 (3): 425-443.

第十节　蛋白质清除因子和肌萎缩侧索硬化

一、VCP 和肌萎缩侧索硬化

含缬氨酸的蛋白（VCP）是一种 AAA-ATP 酶，可作为泛素选择性伴侣在许多细胞功能中发挥作用，包括内质网（endoplasmic reticulum，ER）相关的蛋白质降解、自噬和泛素蛋白酶系统（ubiquitin proteasome system，UPS）。VCP 首先被发现与包涵体肌病伴骨和额颞叶痴呆佩吉特病（inclusion body myopathy associated with Paget disease of the bone and frontotemporal dementia，IBMPFD）相关，但随后在肌萎缩侧索硬化队列中也发现了 VCP 突变。*VCP-R155H* 的杂合子和纯合子动物在脊髓中出现年龄依赖性 pTDP43 包涵体，这些发现对于肌萎缩侧索硬化特异性模型是必要的。

二、*UBQLN2* 和肌萎缩侧索硬化症模型

UBQLN2（编码泛素 2）是 X 连锁肌萎缩侧索硬化五代家族的致病基因，ubiquilins 是 UPS 中涉及的穿梭因素。它们通过泛素相关结构域（ubiquitin-associated domains，UBA）结合聚泛素化底物，并通过其泛素样（ubiquitin-like，UBL）结构域与蛋白酶体相互作用。人类有 4 个 UBQLN 基因，但只有 1 个编码蛋白质 *UBQLN2* 在其 UBA 和 UBL 区域之间有一个 PXXP 结构域。大多数致病突变影响该 PXXP 结构域，表明发病机制可能涉及需要该区域的途径或结合伴侣的失调。*UBQLN2* 相关肌萎缩侧索硬化（肌萎缩侧索硬化 15）的第一个小鼠模型是一种转基因模型，其过表达含有 *UBQLN2-P497H* 的人类基因组片段，这些小鼠未能表现出运动缺陷，但却表现出认知障碍、突触功能障碍和突变蛋白聚集。

使用腺相关病毒在小鼠中表达野生型 *UBQLN2*，*UBQLN2-P497H*，*UBQLN2-P497S* 或

UBQLN2-P506T 构建肌萎缩侧索硬化 15 的病毒模型。突变蛋白在整个大脑中形成泛素阳性和 p62 阳性包涵体。在表达 *UBQLN2-P506T* 的动物模型中，这些内含物也含有 *TDP-43*。所有突变动物在旋转试验中均表现出受损的性能，并且一部分小鼠出现了后肢紧握缺陷。然而，在 6 个月时，除了浦肯野细胞的一些早期营养不良变化，这些动物没有观察到神经变性。

通过将 *P520T* 突变引入小鼠 *Ubqln2* 构建了第一个敲入小鼠模型，该突变相当于人类的 *UBQLN2-P506T* 突变。该模型没有出现任何明显的运动缺陷，但却显示出认知障碍的证据。在海马体、皮层和脑干中检测到包涵体，但没有报告神经元丢失。

（白美岭　王　珏）

参考文献

TODD T W, PETRUCELLI L. Modelling amyotrophic lateral sclerosis in rodents. Nature Reviews Neuroscience, 2022, 23 (4): 231-251.

第七章

周围神经疾病的离体模型

第一节　周围神经疾病简介

周围神经（peripheral nerve）是指除嗅、视神经以外的脑神经和脊神经、自主神经及其神经节。周围神经疾病（peripheral nerve disease）是由各种病因引起的周围神经系统结构或功能损害的疾病总称，包含面神经炎、三叉神经痛、吉兰-巴雷综合征、神经病理性疼痛等的一大类疾病。周围神经疾病病因复杂，可能与营养代谢、药物中毒、血管炎、肿瘤、遗传、外伤或机械压迫等原因相关。目前周围神经疾病的辅助检查依赖于肌电图检查，检查手段有限，难以实现病因诊断，治疗方法主要为对症营养神经治疗，疗效不佳。因此，构建周围神经疾病的体外模型，对探索其发病机制、探寻新的辅助检查手段及治疗方法具有重要意义。

特发性面神经麻痹（idiopathic facial nerve palsy）又称面神经炎（facial neuritis）、Bell 麻痹（Bell palsy），是最常见的面神经疾病，发病率为(11.5~53.3)/10 万，该病主要集中发病于20~40 岁青年，以男性多见，复发率为 2.6%~15.2%，春季和夏季发病率较高，在 9 月份达到顶峰。临床以面部自主运动、表情功能减退或丧失，面神经和面部表情及组织营养障碍为主要表现，显著影响患者面容和社会形象。重度患者早期出现严重面神经水肿，神经鞘膜内高压，面神经缺血、缺氧，水肿进一步加重等恶性循环，导致神经轴突坏死、崩解、脱髓鞘的病理改变。后期则错位再生，引起面部连带运动。目前的治疗包括对症支持治疗（脱水剂、B 族维生素、糖皮质激素、抗病毒药物等）、针灸、理疗、面部康复训练等。

三叉神经痛（trigeminal neuralgia）指局限在三叉神经支配区域内的一种反复发作的短暂性阵发性剧痛，分为原发性三叉神经痛和继发性三叉神经痛。三叉神经痛是一种临床常见的脑神经疾病，其人群患病率为 182/10 万，多发生于成年及老年人，发病年龄在 28~89 岁，高峰年龄在 48~59 岁。据 WHO 调查数据显示，三叉神经痛正趋向年轻化，人群患病率不断上升，严重影响患者的生活质量、工作和社交。目前主流治疗有药物治疗、射频热凝、半月节球囊压迫、立体定向放射外科和微血管减压手术等。

吉兰-巴雷综合征（Guillain-Barré syndrome，GBS）系一类免疫介导的急性炎性周围神经病。GBS 发病率为(0.4~2.5)/10 万，其中急性炎性脱髓鞘多神经病（acute inflammatory demyelinating polyneuropathies，AIDP）和急性运动轴索性神经病（acute motor axonal neuropathy，

AMAN)是 GBS 中最为常见的两个亚型,较少见 GBS 亚型包括急性运动感觉轴索性神经病(acute motor-sensory axonal neuropathy,AMSAN)、Miller-Fisher 综合征(MFS)、急性泛自主神经病和急性感觉神经病等。临床特征为急性起病,临床症状多在 2 周左右达到高峰,表现为多发性神经根及周围神经损害,常有脑脊液蛋白 - 细胞分离现象,多呈单时相自限性病程,静脉注射免疫球蛋白(intravenous immunoglobulin,IVIG)和血浆交换治疗有效。

神经病理性疼痛(neuropathic pain,NPP)是指周围或中枢神经系统原发或继发性损害或功能障碍引起的疼痛。神经病理性疼痛是临床上最为常见、最难治疗的慢性疼痛,引起 NPP 的常见原因有中枢损伤或疾病(脊髓损伤、多发性硬化症等)、周围神经系统损伤或疾病(三叉神经痛、肿瘤浸润性神经痛等)、代谢损伤(糖尿病性神经痛等)、病毒感染(HIV 或疱疹病毒感染后神经痛)、药物治疗或放疗引起的神经毒性和栓塞等。临床表现为自发痛、感觉迟钝、痛觉异常及痛觉过敏。NPP 发病率高、危害性大,对患者的身心健康造成巨大损害,是临床医学与基础研究的热点。

本章节将结合国内外最新研究结果详细描述上述疾病的体外模型构建方法,以期推动周围神经疾病的诊疗发展。

(占雅婷 王 珏)

参考文献

［1］ 卜云芸, 陈琳, 戴宜武, 等. 中国特发性面神经麻痹神经修复治疗临床指南 (2022 版). 神经损伤与功能重建, 2023, 18 (01): 1-12.

［2］ Baugh RF, Basura GJ, Ishii LE, et al. Clinical practice guideline: Bell's palsy. Otolaryngol Head Neck Surg, 2013, 149: S1-S27.

［3］ 中国医师协会神经内科医师分会疼痛与感觉障碍学组, 中国研究型医院学会头痛与感觉障碍专委会. 中国丛集性头痛诊治指南. 中国疼痛医学杂志, 2022, 28 (09): 641-653.

［4］ 刘清军.《三叉神经痛诊疗中国专家共识》解读. 中国现代神经疾病杂志, 2018, 18 (09): 643-646.

［5］ McLaughlin MR, Jannetta PJ, Clyde BL, et al. Microvascular decompression of cranial nerves: lessons learned after 4400 operations. J Neurosurg, 1999, 90 (1): 1-8.

［6］ 刘明生, 蒲传强, 崔丽英. 中国吉兰- 巴雷综合征诊治指南 2019. 中华神经科杂志, 2019, 52 (11): 877-882.

［7］ 谷亚伟, 楚旭, 赵岚, 等. 吉兰- 巴雷综合征的免疫治疗. 中华神经医学杂志, 2022, 21 (2): 207-210.

［8］ Malek E, Salameh J. Guillain-Barre Syndrome. Semin Neurol, 2019, 39 (5): 589-595.

［9］ Koga M, Yuki N. Guillain-Barré syndrome. Ryoikibetsu Shokogun Shirizu, 2000,(31): 35-38.

［10］ Rajabally YA. Immunoglobulin and Monoclonal Antibody Therapies in Guillain-Barré Syndrome. Neurotherapeutics, 2022, 19 (3): 885-896.

［11］ 吴志伟, 宋朋飞, 朱清广, 等. 神经病理性疼痛动物模型研究进展. 中华中医药学刊, 2019, 37 (05): 1083-1087.

［12］ Labau JIR, Andelic M, Faber CG, et al. Recent advances for using human induced-pluripotent stem cells as pain-in-a-dish models of neuropathic pain. Exp Neurol, 2022, 358: 114223.

［13］ Kazamel M, Stino AM, Smith AG. Metabolic syndrome and peripheral neuropathy. Muscle Nerve, 2021, 63 (3): 285-293.

第二节　单纯疱疹病毒 1 型致小鼠面神经麻痹模型

贝尔麻痹（Bell's Palsy，BP）又称特发性面瘫，在周围性面神经麻痹疾病中的发病率为 60%~75%，是最常见的脑神经疾病，但病因尚不明，以病毒感染学说为主流。单纯疱疹病毒（herpes simplex virus，HSV）的基础和临床研究在 20 世纪中、早期取得巨大进展。McCormick 在 1972 年提出 BP 的 HSV 感染学说，Sugita 等在 1995 年报道了耳廓皮肤划痕接种 HSV-1 造成的急性暂时性面神经麻痹的小鼠模型，刘稳等在 2006 年发表单纯疱疹病毒 1 型致面神经麻痹模型。利用病毒接种建立的动物模型，临床表现和病理改变均类似于 BP。研究此模型中的病理生理变化，能够探寻 BP 的发病机制及治疗方法。

【实验设备及耗材】

人喉鳞状上皮细胞癌细胞系（Hep-2 细胞）、单纯疱疹病毒 1 型、Balb/c 小鼠、超低温冰箱、低温冰箱、细胞培养箱、台式恒温水浴箱、超净工作台、倒置显微镜、光学显微镜、高速离心机、冰冻离心机、低速离心机、精密移液器、细胞培养皿、手术显微镜、显微外科手术器材。

【实验试剂】

最低必须培养基（Eagle's minimum essential medium，MEM）、10% 胎牛血清、2% 胎牛血清、胰蛋白酶、Hanks 液、戊巴比妥钠。

【实验步骤】

1. 细胞培养

（1）取 Hep-2 细胞和培养液（MEM，10% 胎牛血清）注入离心管中，低速离心后去除上清液，重复一次。细胞悬浮后接种于培养瓶，37℃、5% CO_2 温箱静止培养，每日更换培养液。

（2）于倒置显微镜下观察，待细胞贴附生长、细胞呈扁平梭形或多角形、细胞间相互连接形成致密单层时，倒掉培养液。加入消化液（胰酶/EDTA），轻轻晃动，显微镜下观察到胞质回缩、细胞间隙增大时，倒掉消化液，用 Hanks 液清洗细胞，然后用培养液反复吹打形成细胞悬液。

（3）分装，加入适量细胞培养液（MEM，10% 胎牛血清），放入孵箱孵化（37℃、5% CO_2），传代至第 2d，细胞生长活跃（50%~70%），至细胞贴附生长达 70%~80% 时进行传代和冷冻保留细胞株。

2. 病毒培养

（1）待 Hep-2 细胞贴壁生长成片（汇合度约 70%~80%）后，弃去生长液，用 Hank's 液清洗后接种 HSV-1 Sm44 毒株悬液，加入细胞培养液（MEM，2% 胎牛血清），于 37℃、5% CO_2 条件下培养。

（2）细胞培养 1~2d 后开始发生病变效应（Cyto pathogenic effect，CPE），至 60%~80% 细胞发生病变时（约 2~3d）收获细胞和培养液并反复冻融 3 次，然后 3 000g 离心 10min，收集上清(病毒悬液)。

(3)将收集到的病毒分装,于 –70℃保存备用并测定滴度。

3. 病毒滴度测定

(1)待细胞贴附生长达 70%~80% 时,消化、清洗、吹打细胞并于显微镜下计数细胞密度(1×10^5/ml)。

(2)将细胞铺板于平底 96 孔板微量培养板,每孔滴加 0.1ml 细胞液,然后加入细胞培养液定容至 0.2ml,于 37℃、5% CO_2 条件下培养 24h。

(3)观察到镜下细胞形成单层贴附时,吸去培养液,将病毒悬液作 10 倍递次稀释法稀释,从 10^{-1} 稀释至 10^{-9}。将不同稀释度的病毒悬液 0.1ml 和细胞培养液对照分别接种到 96 孔板中,每个稀释度接种 7 孔,然后加入细胞培养液定容至 0.2ml,于 37℃、5% CO_2 条件下培养,观察细胞病变情况。

(4)接种 7d 后,对照细胞全部老化脱落终止观察。

(5)Reed-Muench 法计算病毒的组织培养半数感染量(50% tissue culture infective dose,$TCID_{50}$)。

4. 病毒接种

(1)小鼠腹腔注射戊巴比妥钠(60mg/kg)至呈深度麻醉状态。

(2)小鼠双耳后、颈部备皮,耳后沟纵行切开皮肤约 1cm,锐性分离皮下组织,腮腺后上缘暴露筋膜覆盖的面神经主干,沿主干向上追踪可达面神经茎乳孔处,面神经在此分为主干和耳后支。

(3)切除 1mm 耳后支,于神经断端放置$(2 \times 3 \times 3)$mm³ 体积明胶海绵,右侧滴加 25μl 病毒液,左侧滴加 25μl 2% 胎牛血清作为对照,缝合皮肤。

5. 面神经麻痹模型评价

(1)瞬目反射:使用 5ml 注射器 18 号针头距离鼠眼 3cm 处瞬间吹风 2ml,比较小鼠双眼的眨眼速度和幅度并进行评分。0 分 - 双眼正常且对称、1 分 - 患侧眼睑闭合减弱或延缓、2 分 - 患侧眼睑无法闭合。

(2)触须反射:比较双侧触须拂动的程度并进行评分。0 分 - 双侧拂动正常且对称、1 分 - 触须拂动减弱、2 分 - 触须拂动消失。

将瞬目反射和触须反射的评分相加进行面瘫程度的鉴定和评价:0、1 分 - 无面瘫;2、3 分 - 不完全面瘫;4 分 - 完全性面瘫。

【模型评价】

1. 此动物模型由 HSV-1 原发感染引起,与 HSV-1 潜伏感染、复活学说并未完全吻合,另外本模型采用有创性病毒攻击途径,与 HSV-1 自然感染途径不同。

2. Balb/c 小鼠是一种对 HSV-1 病毒敏感的动物品系,从面神经耳后支断端接种 HSV-1 可以诱导部分小鼠出现同侧面瘫。

【注意事项】

1. 实验动物的年龄应界定在 4 周,周龄过小会导致动物大量死亡,周龄过大则机体抵抗力增强降低对病毒的敏感性。

2. 病毒应具有较强的毒力,HSV-1 Sm44 株作为攻击病毒,TCID$_{50}$ 为 $10^{-8.36}$。切断面神经耳后支来破坏神经膜屏障,利于病毒入侵。

3. 造模过程中不可避免损伤耳大神经或其分支,颈段脊髓的 PCR 检测可用于确定是否有第 3 条病毒转运路线。

(占雅婷　王　珏)

参考文献

［1］刘稳,高志强,神平,等.单纯疱疹病毒性面神经炎的动物模型.中华耳鼻咽喉头颈外科杂志,2006(01): 17-21.

［2］Mu H, Liu J, Mao Y, et al. The Alterations and Significance of Intercellular Adhesion Molecule-1 in Mouse Brainstem During Herpes Simplex Virus Type 1-Induced Facial Palsy. Appl Biochem Biotechnol, 2022, 194 (8): 3483-3493.

［3］Welby L, Ukatu CC, Thombs L, et al. A Mouse Model of Dysphagia After Facial Nerve Injury. Laryngoscope, 2021, 131 (1): 17-24.

第三节　三叉神经痛模型

三叉神经痛(trigeminal neuralgia, TN)是一种脑神经高兴奋性疾病,"周围学说"和"中枢学说"是三叉神经痛发病的主流学说。周围学说认为,血管压迫造成三叉神经脱髓鞘改变,裸露轴突形成的"短路"使异位动作电位相互传递,导致三叉神经痛。中枢学说认为,三叉神经入颅后形成阵发型刺激灶,刺激灶中高度兴奋的神经元易受外来刺激产生动作电位,从而导致三叉神经痛。以上假说证明了三叉神经痛病因和发病机制的复杂性,为三叉神经痛发病机制的研究奠定了基础,学者们根据这两种学说建立了多种三叉神经痛动物模型。

一、中枢病因学说

脑蛛网膜下隙注射模型

脑蛛网膜下隙注射模型的注射部位在三叉神经脊束核的尾部,此处是头部与脸部疼痛和温度的低级别感觉中枢。青霉素是传统致癫痫药物,它能够改变大脑抑制性神经递质 γ-氨基丁酸的含量,减弱 γ-氨基丁酸介导的突触抑制,使大脑的兴奋和抑制过程失调而引起疼痛。该模型诱导的发病症状与三叉神经痛非常相似,但在实验操作时,易导致气管插管过深,损伤脑干,造成动物死亡。

【实验设备及耗材】

成年 SD 大鼠、Von Frey Filament 感觉测试器、手术操作显微镜、手术器械、无菌巾。

【实验试剂】

2% 戊巴比妥钠、8% 硫化钠、3% 碘伏、青霉素 G-K。

【实验步骤】

1. 动物造模

(1)用 2% 戊巴比妥钠(40mg/kg)腹腔注射麻醉大鼠,取俯卧位,然后用 8% 硫化钠溶液脱毛、3% 碘伏消毒并铺无菌巾。

(2)于大鼠眼睛表面均匀涂抹眼膏防止角膜干燥。

(3)切开大鼠头部和颈部的皮肤,分离肌肉,暴露硬脑膜之间的枕骨与第一颈椎。

(4)用针在暴露处扎一小孔,将薄的塑料导管插入,导管尖端到达脑闩左下侧 1~2mm 处。在细管外套略粗的塑料管,其直径适配于插入的微量注射器,然后将导管和硬脑膜用黏接剂固定。

(5)术后 1~2d,使用微量注射器向大鼠模型中缓慢注入一定浓度的青霉素 G-K(有研究表明青霉素 G-K 剂量为 3 000IU/kg 时模型成功率高,且无严重并发症)。

2. 造模成功标准 实验人员计算大鼠后肢抓同侧面部的次数、每次注药后发生尖叫和甩头次数之和定为总发作次数。数值>100,表明构建模型成功。首次尖叫或后肢抓同侧面部 3min 以上至无上述反应为终止。

【模型评价】

该模型操作相对简单,但只能暂时诱发动物疼痛反应,不能使模型动物维持长期疼痛,因此不能完美模拟三叉神经痛的疼痛性质,为后续研究带来不便。

【注意事项】

1. 避免气管插管过深,损伤脑干。

2. 避免气管插管固定时滑脱。

二、周围病因学说

(一) 眶下神经慢性缩窄环模型

目前学术界对“周围病因学说”普遍认同的观点是,周围血管压迫三叉神经后导致的脱髓鞘变性是此类疾病的病理基础。因此,为深入研究三叉神经痛的发病机制,构建的三叉神经痛模型不仅需要最大限度模拟临床症状,还需要模拟神经脱髓鞘病变。在三叉神经痛动物模型中,慢性损伤大鼠眶下神经模型的诱导原理与临床中三叉神经痛的发病原理最接近,且遵循动物模型可靠性、相似性、经济型、重复性等原则。

【实验设备及耗材】

成年 SD 大鼠、Von Frey Filament 感觉测试器、手术操作显微镜、手术器械、无菌巾。

【实验试剂】

2% 戊巴比妥钠、8% 硫化钠、3% 碘伏。

【实验步骤】

1. 动物试验

(1)使用 2% 戊巴比妥钠(40mg/kg)腹腔注射麻醉大鼠,取俯卧位,用 8% 硫化钠溶液脱毛、3% 碘伏消毒然后铺无菌巾。

（2）于大鼠眼睛表面均匀涂抹眼膏防止角膜干燥。

（3）在 YZ20-T6 同光路手术显微镜下,于大鼠左眼与触须垫之间做一直切口,长度约 3cm,将皮下筋膜和肌肉钝性分离,暴露三叉神经眶下支的眼眶外段,直径约 3mm。

（4）用两根丝线以 2mm 间距结扎该神经,切口用 5-0 丝线缝合。

（5）压迫程度标准:显微镜下可见结扎使神经的直径略微变细,但尚不阻断神经外膜的血液循环。

2. 造模成功标准　分别于术后 1、3、7、14、21、28d 进行痛阈检测,观察大鼠眶下神经支配与其对机械刺激的疼痛反应阈值及疼痛行为学表现。

【模型评价】

此方法对神经产生类似微血管的压迫效果,引起神经脱髓鞘病变。该操作复杂,但能很好地模仿三叉神经痛的发病机制,且造模成功率可高达 90% 以上,模型动物面部痛阈下降可维持 1 个月以上,为探索三叉神经痛机制的研究提供了良好的动物模型。

【注意事项】

1. 防止大鼠过量麻醉或术后感染死亡。

2. 三叉神经环扎松紧度适宜,避免纤维损害不一,影响疼痛产生的强弱。

（二）眼镜蛇毒眶下神经注射模型

向坐骨神经鞘膜注入眼镜蛇毒将引起外周 A 纤维传入被选择性阻断,出现 C 纤维放电增加,同时导致有髓神经纤维发生脱髓鞘。向硬膜外注入磷脂酶 PLA2(蛇毒含有丰富的磷脂酶,可以特异性降解磷脂),可记录到脊髓背根异位放电以及髓鞘丧失。通过向大鼠眶下神经干注射蛇毒,使用经典的机械刺激实验手段证实了大鼠眶下神经支配区域出现痛觉超敏现象和典型的自发痛行为。

【实验设备及耗材】

Wistar 大鼠、Von Frey 测痛仪、手术器械、静脉输液器(带三通管)、塑料包埋皿、微量注射器、光学显微镜。

【实验试剂】

2% 戊巴比妥钠、中华眼镜蛇毒、8% 硫化钠、3% 碘伏。

【实验步骤】

1. 动物实验

（1）使用 2% 戊巴比妥钠(40mg/kg)腹腔注射麻醉大鼠,取俯卧位,用 8% 硫化钠溶液脱毛、3% 碘伏消毒后铺无菌巾。

（2）于大鼠眼睛表面均匀涂抹眼膏防止角膜干燥。

（3）沿大鼠眉弓上做弧形切口约 1cm,显露颅骨额骨和鼻骨,暴露眼眶并沿眶上缘将眶内容物用神经剥离子拨开,暴露位于眶底部内侧和眶下神经。

（4）使用微量注射器抽取约 6μl 蛇毒溶液(取中华眼镜蛇毒 0.6mg 溶于生理盐水中),将针头插入三叉神经眶下支鞘膜内,用棉条将三叉神经眶下支与周围组织隔离,放置试剂外渗造成损伤,注入蛇毒。

(5)缝合伤口。

2. 造模成功标准　探究性行为次数减少、时间缩短,静止性行为、抓脸行为、摇头行为次数增多、时间增多。

【模型评价】

该模型的建立仅需向神经鞘膜内注射蛇毒,手术过程简单易行,损伤范围小且特异性强。在行为学上,该模型产生了三叉神经痛样疼痛反应,但眼镜蛇毒化学成分复杂,需进一步明确是何种物质诱导三叉神经痛的产生。

【注意事项】

1. 术前、术后均不使用抗生素。

2. 手术严格遵循无菌原则,防止颅内感染。

(三)光化学损伤模型

赤藓红作为光过敏剂,在激光照射下会引起血管内皮损伤,造成局部缺血,进而引起神经纤维脱髓鞘改变。此方法用于构建坐骨神经痛模型时,可发生持续性和重复性的神经损伤,较好地模拟了神经病理性疼痛。

【实验设备及耗材】

Wistar 大鼠、手术器械、塑料包埋皿、微量注射器、光学显微镜、激光发射器、Von Frey Filament 感觉测试器。

【实验试剂】

2% 戊巴比妥钠、赤藓红、8% 硫化钠、3% 碘伏。

【实验步骤】

1. 动物实验

(1)使用 2% 戊巴比妥钠(40mg/kg)腹腔注射麻醉大鼠,取俯卧位,使用 8% 硫化钠溶液脱毛、3% 碘伏消毒后铺无菌巾。

(2)于大鼠眼睛表面均匀涂抹眼膏防止角膜干燥。

(3)暴露大鼠深部的眶下神经,并于颈静脉插入导管,注入 0.3ml 赤藓红,立即将大鼠置于氩离子激光器下(功率 344mW,波长 458~514nm),使光斑准确照射暴露的眶下神经 13min 后缝合伤口。

2. 造模成功标准　术后 7d,模型组大鼠出现面部机械阈值下降。

【模型评价】

使用该方法构建模型成功率较高且模型稳定,但实验需要激光发射器,价格昂贵。并且,不同性别大鼠在光化学损伤下产生机械痛敏反应个体差异大。

【注意事项】

1. 手术严格遵循无菌原则,防止实验大鼠颅内感染。

2. 避免过度麻醉或手术感染导致实验动物死亡。

(占雅婷　王　珏)

参考文献

［1］ Liu M, Zhong J, Xia L, et al. The expression of voltage-gated sodium channels in trigeminal nerve following chronic constriction injury in rats. Int J Neurosci, 2019, 129 (10): 955-962.

［2］ Chen Q, Yi DI, Perez JNJ, et al. The Molecular Basis and Pathophysiology of Trigeminal Neuralgia. Int J Mol Sci, 2022, Mar 25; 23 (7): 3604.

［3］ Sessle BJ. Chronic Orofacial Pain: Models, Mechanisms, and Genetic and Related Environmental Influences. Int J Mol Sci, 2021, Jul 1; 22 (13): 7112.

［4］ Nagakura Y, Nagaoka S, Kurose T. Potential Molecular Targets for Treating Neuropathic Orofacial Pain Based on Current Findings in Animal Models. Int J Mol Sci. 2021 Jun 15; 22 (12): 6406.

［5］ Son JY, Ju JS, Kim YM, et al. TNF-α-Mediated RIPK1 Pathway Participates in the Development of Trigeminal Neuropathic Pain in Rats. Int J Mol Sci, 2022, Jan 3; 23 (1): 506.

［6］ 钱忠明, 孙小进, 何志娟. 脑闩下蛛网膜下腔注射微量青霉素 G-K 引起大白鼠三叉神经痛样反应. 中国病理生理杂志, 1986 (02): 120-121.

［7］ Lin J, Zhou L, Luo Z, et al. Flow cytometry analysis of immune and glial cells in a trigeminal neuralgia rat model. Sci Rep, 2021, 11 (1): 23569.

［8］ Luo D, Luo L, Lin R, et al. Brain-derived neurotrophic factor and Glial cell line-derived neurotrophic factor expressions in the trigeminal root entry zone and trigeminal ganglion neurons of a trigeminal neuralgia rat model. Anat Rec (Hoboken), 2020, 303 (12): 3014-3023.

［9］ 丁丽华, 于生元. 实验性三叉神经痛慢性缩窄环术动物模型建立. 中国疼痛医学杂志, 2004 (01): 15-18.

［10］ 张丽, 吴哲, 王敏, 等. 姜黄素对大鼠三叉神经痛的镇痛作用. 中华麻醉学杂志, 2016, 36 (11): 1361-1365.

［11］ Eriksson J, Jablonski A, Persson AK, et al. Behavioral changes and trigeminal ganglion sodium channel regulation in an orofacial neuropathic pain model. Pain, 2005, 119 (1-3): 82-94.

［12］ Gazelius B, Cui JG, Svensson M, et al. Linderoth B. Photochemically induced ischaemic lesion of the rat sciatic nerve. A novel method providing high incidence of mononeuropathy. Neuroreport, 1996, 7 (15-17): 2619-2623.

第四节　吉兰 - 巴雷综合征模型

吉兰 - 巴雷综合征（Guillain-Barré syndrome，GBS）是一种自身免疫性疾病，发病机制尚不明确，可能与细胞和体液免疫应答相关。疾病谱包括急性炎性脱髓鞘多神经病、急性运动轴索性神经病、急性运动感觉轴突神经病、Miller Fisher 综合征、GBS 变异型疾病（急性全自主神经病、急性感觉性神经病）等，根据不同的亚型研发出多种实验模型。Waksman 和 Adams 等在 1955 年首次描述了关于 AIDP 亚型的实验性自身免疫性神经炎（experimental autoimmune neuritis，EAN）模型，Hafer-Macko C 等在 1996 年发现空肠杆菌脂多糖中的半乳糖脑肽导致 AMAN 发病。Feasby 等在 1994 年将 AMAN 和 AMSAN 定义为 GBS 轴突变异，Yuki 等在 2001 年通过牛脑神经节苷脂或 GM1、弗氏佐剂、血蓝蛋白（keyhole limpet hemocyanin,KLH)在兔中开发 GBS 轴突变体(AMAN 和 AMSAM)模型,McGonigal 等人在 2016 年破坏 4-N- 乙酰半乳糖氨基转移酶(GalNAcT)基因,创建 AMAN 转基因小鼠模型等。

一、急性炎性脱髓鞘多神经病模型

EAN 是一种人工诱导脱髓鞘动物模型,此经典模型在临床表现、免疫学、组织病理学和电生理等方面高度还原人类急性炎性脱髓鞘多神经病。EAN 通过激活 T 细胞和巨噬细胞,浸润周围神经,破坏血 - 神经屏障,引起外周神经炎性脱髓鞘和轴突损伤。

(一) EAN 大鼠模型

【实验设备及耗材】

8~10 周龄 Lewis 大鼠、牛硬脊膜内神经根、组织高速分散器、超速离心机、离心管、冷冻干燥机。

【实验试剂】

弗氏完全佐剂、H37Ra 结核分枝杆菌冻干粉、卡介苗冻干粉、0.29mol/L 蔗糖溶液、0.85mol/L 蔗糖溶液、蒸馏水、PBS 溶液。

【实验步骤】

1. 牛周围神经髓鞘(bovine peripheral myelin,BPM)提取

(1)将获取的新鲜牛硬脊膜下神经根放入 0.29mol/L 蔗糖溶液中使用组织高速离散器打成 5%(w/v)的匀浆。

(2)将上述匀浆液以 1∶1 的比例铺在 0.85mol/L 蔗糖溶液中并加入超速离心管中,75 000g 离心 30min。

(3)取乳白色中间层,加入 0.29mol/L 蔗糖溶液重新打散并重复上述离心过程。

(4)取乳白色中间层,加入蒸馏水重新打散并重复上述离心过程。

(5)弃上清液,取下层沉淀,加入蒸馏水打散,12 000g 离心 15min。

(6)重复第(5)步。

(7)取下层沉淀,加入蒸馏水打散,15 000g 离心 15min。

(8)重复第(7)步。

(9)将沉淀用少量蒸馏水打散,分装于 15ml 离心管,于 –70℃冻凝后,用冷冻干燥机抽干后分装、冻存。

注:整个操作过程在 4℃进行。

2. 动物造模

(1)取 5mg BPM 冻干粉、1mg H34Ra 结核分枝杆菌冻干粉、1mg 卡介苗冻干粉加入 100μl PBS 溶液中,混匀成悬浮液。

(2)将悬浮液与弗氏完全佐剂以 1∶1 比例充分乳化。

(3)将乳化液以 100μl/ 足垫的量注入大鼠后肢足垫。

3. EAN 小鼠评分　累计评分法,大鼠出现下列任何一种表现积 1 分,共 10 分:

(1)尾巴张力下降,尾尖悬起。

(2)尾巴柔软无力,瘫痪。

(3)动物显病态,活动减少,背部呈弓起外观。

(4)脚趾伸展受累。

(5)步态异常,共济失调。

(6)拖拽后肢(轻)。

(7)拖拽后肢(重)。

(8)后肢瘫痪。

(9)前肢无力。

(10)四肢瘫痪。

【模型评价】

此方法为最经典的诱导 EAN 大鼠模型。EAN 大鼠在免疫后 9d 开始发病,16d 达高峰,其行为学、神经电生理、组织病理学改变均符合典型的 EAN 模型标准。此方法缺点在于操作较为复杂,有待优化。

【注意事项】

对照组不含 BPM 冻干粉,其余与模型组一致。

(二) EAN 小鼠模型

【实验设备及耗材】

6~8 周龄 C57BL/6 小鼠、三通管、5ml 注射器。

【实验试剂】

P0$_{180\text{-}199}$ 肽段、PBS 溶液、结核分枝杆菌(灭活)、水合氯醛、完全弗氏佐剂(CFA)、百日咳毒素(PTX)。

【实验步骤】

1. P0 溶液制备　将 P0$_{180\text{-}199}$ 肽段溶于 PBS 溶液,使 P0 浓度达到 20mg/ml。

2. CFA 溶液制备　向 CFA 中加入结核分枝杆菌毒素并充分混匀,使结核分枝杆菌菌素的终浓度为 10mg/ml。

3. 充分乳化

(1)取 2 支 5ml 注射器按照 1∶1 比例分别抽取 P0 溶液与结核分枝杆菌菌素溶液并通过三通管连接。

(2)在冰水中反复推注 2h,使溶液充分乳化为油包水状态,此时乳液内 P0 浓度为 1mg/ml。

4. 百日咳毒素溶液制备　将 PTX 加入 PTX buffer 中,使其充分溶解成 0.1μg/μl 的百日咳毒素溶液。

5. 小鼠免疫

(1)第 1d: PTX 注射:小鼠尾静脉注射 PTX,400ng/ 只。

(2)第 2d: P0 注射:每只小鼠背部分四点皮下注射 P0 乳液 0.1ml。

(3)第3d：PTX 注射：小鼠尾静脉注射 PTX，300ng/ 只。

(4)第4d：PTX 注射：小鼠尾静脉注射 PTX，300ng/ 只。

(5)第5d：PTX 注射：小鼠尾静脉注射 PTX，300ng/ 只。

(6)第7d：P0 注射：每只小鼠背部分四点皮下注射 P0 乳液 0.1ml。

6. EAN 小鼠评分标准　0分 - 正常；1分 - 活动减少，尾部张力降低；2分 - 尾部软瘫；3分 - 异常步态；4分 - 共济失调；5分 - 后肢轻瘫；6分 - 中度瘫痪；7分 - 重度瘫痪。

【模型评价】

EAN 小鼠在免疫后 10d 开始发病，16d 评分达高峰，之后症状逐渐降低，此方法较经典模型操作相对简单。

【注意事项】

乳化过程中对照组取等量 PBS 与 CFA 按照 1:1 比例通过三通管连接并于冰中乳化 1h。

二、急性运动轴索性神经病

急性运动轴索性神经病（acute motor axonal neuropathy，AMAN）是一种抗体介导的免疫反应，由空肠杆菌表面的脂寡糖和轴索表面分子神经节苷脂（GM1 和 GFD1a）之间的分子驱动。在 AMAN 动物模型中，抗神经节苷脂抗体通过固定补体、招募巨噬细胞和膜攻击复合物沉积来诱导轴突损伤。

（一）空肠杆菌诱发 AMAN 模型

【实验设备及耗材】

Wistar 大鼠、空肠杆菌 Pen O：19 型、5ml 注射器、微氧气缸、三通管、离心机。

【实验试剂】

神经节苷脂 GM1、完全弗氏佐剂、CCDA 培养基、0.3% 甲醛生理盐水、生理盐水。

【实验步骤】

1. 灭活空肠杆菌菌液的制备

(1)将空肠杆菌菌株从 –70℃冰箱取出，室温溶解后接种于 CCDA 培养基，置于微氧气缸中于 37℃培养 48h 复苏后转种 1 次。

(2)空肠杆菌菌株经 0.3% 甲醛生理盐水灭活，以 4 000r/min 离心 30min。

(3)离心管中加入生理盐水洗涤沉淀物 3 次，弃上清液，留沉淀物。

(4)在分光光度计 540nm 波长下，配成 OD 值为 1.5 的灭活空肠杆菌沉淀物和生理盐水悬浊液（浓度相当于 3.6×10^{12} 个 /L）。

2. 动物造模

(1)取 2 支 5ml 注射器按照 1:1 比例制成完全弗氏佐剂与灭活空肠杆菌悬浊液，通过三通管连接。

(2)在冰水中反复推注 2h，使溶液充分乳化为油包水状态。

(3)初次免疫：将乳化液注入大鼠双侧足掌、背部等多处皮下，每只 1.0ml。

（4）加强免疫：初次注射后 1、2、3、4 周，再次将灭活空肠杆菌乳化液注入大鼠腹腔及背部多点皮下。

【模型评价】

此模型初次免疫后 15~17d 开始发病，28d 左右达高峰。以 Wistar 大鼠为对象，造模成功率更高，但其模型发病率仍需进一步提高。

【注意事项】

1. 乳化过程中对照组取等量生理盐水与完全弗氏佐剂按照 1∶1 比例通过三通管连接并于冰中乳化 1h。

2. 免疫过程中，应每天观察大鼠的饮食情况、精神状态、四肢活动情况、有无腹泻等。

3. 避免大鼠体重过轻不能耐受免疫而猝死。

（二）兔 GBS 轴变异体模型

【实验设备及耗材】

日本大耳白兔、无菌瓶、移液器、1ml 注射器等。

【实验试剂】

牛脑神经节苷脂（bovine brain gangliosides，BBG）、血蓝蛋白、无菌水、完全弗氏佐剂。

【实验步骤】

1. 免疫原配制

（1）称取 2.5mg 牛脑神经节苷脂、0.5mg 神经节苷脂 GM1 分别放入无菌小瓶中。

（2）称取 20mg KLH 粉状，加入 2ml 无菌水混匀，使之成为 2mg/ml 的 KLH 溶液，取 0.1ml KLH 液再加入 0.4ml 无菌水，混匀，分装。

（3）向称量好的牛脑神经节苷脂中加入分装的 KLH 液、完全弗氏佐剂，摇匀，使之成为乳状混合物。

2. 动物造模

（1）取乳状免疫混合物 1ml，于兔背部皮下、腹腔内各注射 0.5ml，每 3 周注射 1 次。

（2）观察兔的临床表现。

【模型评价】

神经节苷脂免疫日本大耳白兔模型，在临床和病理方面与 AMAN 一致，发病率高，初次免疫后于 2~6 个月发病，表现为急性、单相瘫痪。部分动物表现为肢体瘫痪，但病理未发现类 Wallerian 变性。

【注意事项】

注入免疫混合物后，密切观察兔的临床表现，避免实验动物突然猝死。

（三）转基因小鼠模型

【实验设备及耗材】

4 周龄 *GalNAcT*$^{-/-}$ 小鼠（以 C57BL/6 为背景）、PCR 仪、移液器、1ml 注射器。

【实验试剂】

GQ1b/GD3 神经节苷脂 IgG 单克隆抗体、*GalNAcT* cDNA（1 655bp）、pTSC21K 载体、

DNA 提取试剂盒、引物、琼脂糖粉剂。

【实验步骤】

1. 构建转基因小鼠 将 *GalNAcT* cDNA(1 655bp)克隆到 pTSC21K 载体中,通过腺相关病毒 2(adeno-associated virus 2,AAV2)注入 C57BL/6J 小鼠双侧胫前,每侧注射 3μl,生成 *GalNAcT*^{−/−} 转基因小鼠,在 C57BL/6J 小鼠背景下回交 7 代。

2. PCR 鉴定转基因和糖基转移酶活性测定 剪取 *GalNAcT*^{−/−} 转基因小鼠尾尖,经 DNA 提取和 PCR 扩增后进行琼脂糖凝胶电泳,若检测小鼠基因型均为 *GalNAcT*^{−/−} 示基因小鼠构建成功。

3. 动物造模 向 *GalNAcT*^{−/−} 小鼠腹腔注射 1.5mg 抗 GQ1b/GD3 神经节苷脂 IgG 单抗。

【模型评价】

转基因小鼠仅在神经元上表达复杂的神经节苷脂,外源性抗 GM1 神经节苷脂抗体可以特异性靶向和损伤轴突,并且该抗体不会被血神经屏障所隔离。此模型显著提高了 GM1 表达量,是用于研究 AMAN 表达增加机制,并寻找相应的拮抗或抑制生成的药物的理想动物模型。此模型的缺点在于模拟发病过程复杂且花费较高。

【注意事项】

1. 避免实验小鼠因手术创伤和麻醉过量而死亡。

2. 转入该基因应对细胞形态无明显影响。

三、Miller Fisher 综合征

Miller Fisher 综合征是空肠弯曲杆菌肠炎后常见的急性自身免疫性神经病。其发病机制涉及空肠弯曲菌脂多糖表面唾液酸化与神经节苷脂之间的分子模拟。超过 90% 的 Miller Fisher 综合征患者血清中存在抗 GA1b 和抗 GT1a 神经节苷脂抗体。利用类似 GT1a/GD3 的空肠弯曲菌内毒素免疫小鼠,并且克隆与免疫内毒素和 GQ1b/GT1a/GD3 神经节苷脂都能产生反应的抗体。

【实验设备及耗材】

O:19 型空肠弯曲杆菌(OH4382 或 OH4384 分离株)、Balb/c 小鼠。

【实验试剂】

不完全弗氏佐剂、CCDA 培养基、生理盐水、脂多糖、GQ1b/GD3 神经节苷脂 IgM 单克隆抗体。

【实验步骤】

1. 灭活空肠杆菌菌液的制备

(1)将空肠杆菌菌株从 −70℃冰箱取出,室温溶解后接种于 CCDA 培养基,置微氧气缸中,37℃培养 48h 复苏后转种 1 次。

(2)空肠杆菌菌株经高温灭活。

2. 动物造模

(1)小鼠腹腔注射 10⁸CFU 空肠弯曲杆菌全热灭活生物体,初次免疫后间隔 1 周、第 2 次

免疫后间隔 2 周再次注射。

(2)第 3 次免疫后间隔 3 周,在不完全弗氏佐剂中加入 10μg 纯化的脂多糖。

(3)向 Balb/c 小鼠腹腔注入 1.5mg 抗 GQ1b/GD3 神经节苷脂 IgM 单克隆抗体。

【模型评价】

此模型是用于研究 Miller Fisher 综合征机制并寻找相应的拮抗或抑制生成的药物的理想动物模型,造模过程操作相对简单。

【注意事项】

避免小鼠体重过轻突然猝死。

(占雅婷　王　珏)

参考文献

［1］Hagen KM, Ousman SS. The Neuroimmunology of Guillain-Barré Syndrome and the Potential Role of an Aging Immune System. Front Aging Neurosci, 2021, 12: 613628.

［2］McCombe PA, Hardy TA, Nona RJ, et al. Sex differences in Guillain Barré syndrome, chronic inflammatory demyelinating polyradiculoneuropathy and experimental autoimmune neuritis. Front Immunol, 2022, 9, 13: 1038411.

［3］WAKSMAN BH, ADAMS RD. Allergic neuritis: an experimental disease of rabbits induced by the injection of peripheral nervous tissue and adjuvants. J Exp Med, 1955, 102 (2): 213-236.

［4］Hafer-Macko C, Hsieh ST, Li CY, et al. Acute motor axonal neuropathy: an antibody-mediated attack on axolemma. Ann Neurol, 1996, 40 (4): 635-644.

［5］Feasby TE. Axonal Guillain-Barré syndrome. Muscle Nerve, 1994, 17 (6): 678-679.

［6］Yuki N, Yamada M, Koga M, et al. Animal model of axonal Guillain-Barré syndrome induced by sensitization with GM1 ganglioside. Ann Neurol, 2001, 49 (6): 712-720.

［7］McGonigal R, Cunningham ME, Yao D, et al. C1q-targeted inhibition of the classical complement pathway prevents injury in a novel mouse model of acute motor axonal neuropathy. Acta Neuropathol Commun, 2016, 4: 23.

［8］Shen D, Chu F, Lang Y, et al. Beneficial or Harmful Role of Macrophages in Guillain-Barré Syndrome and Experimental Autoimmune Neuritis. Mediators Inflamm, 2018, 2018: 4286364.

［9］Michailidou I, Vreijling J, Rumpf M, et al. The systemic inhibition of the terminal complement system reduces neuroinflammation but does not improve motor function in mouse models of CMT1A with overexpressedPMP22. Curr Res Neurobiol, 2023, 4: 100077.

［10］Goodyear CS, O'Hanlon GM, Plomp JJ, et al. Monoclonal antibodies raised against Guillain-Barré syndrome-associated Campylobacter jejuni lipopolysaccharides react with neuronal gangliosides and paralyze muscle-nerve preparations. J Clin Invest, 1999, 104 (6): 697-708.

［11］Willison HJ, Yuki N. Peripheral neuropathies and anti-glycolipid antibodies. Brain, 2002, 125 (Pt 12): 2591-2625.

［12］Kusunoki S, Willison HJ, Jacobs BC. Antiglycolipid antibodies in Guillain-Barré and Fisher syndromes: discovery, current status and future perspective. J Neurol Neurosurg Psychiatry, 2021, 92 (3): 311-318.

第五节　神经病理性疼痛

神经病理性疼痛(neuropathic pain,NP)是临床常见的慢性疼痛性疾病类型,主要由外周以及中枢神经系统遭受损伤或者病变引起。2008 年,国际疼痛研究协会(the International Association for the Study of Pain,IASP)提出,神经病理性疼痛指直接影响躯体感觉神经系统的病变或疾病。神经病理性疼痛发病机制复杂,尚需更多的试验及研究探明其机制,成功建立神经病理性疼痛动物模型是揭露发病机制和探寻特效药物的桥梁。神经病理性疼痛的外周神经损伤模型包括,神经瘤模型(neuroma model)、神经慢性结扎性损伤模型(chronic constriction injury model,CCIM)、部分坐骨神经结扎模型(partial sciatic nerve ligation model,PSNLM)、坐骨神经炎症性神经炎模型(sciatia cryoneurolysis model,SCNM)、低位尾干切断模型(inferior caudal trunk resection model,ICTRM)、腰 5/ 腰 6 脊神经结扎模型等,其中神经慢性结扎损伤模型和脊神经结扎模型是最为广泛使用的啮齿动物模型。

一、神经慢性结扎损伤模型

神经慢性结扎损伤模型(chronic constriction injury,CCI)通过疏松结扎坐骨神经引发模型动物出现神经痛症状。疏松结扎处神经纤维水肿,选择性损伤结扎线嵌顿处神经粗纤维,但大部分传递疼痛的 C 类纤维被保留。Bennett 和 Xie 等在 1988 年通过大鼠坐骨神经疏松结扎成功建立大鼠神经痛模型。

【实验设备及耗材】
SD 大鼠、外科手术器械、解剖显微镜、辐射热检测仪、Von Frey 纤维。

【实验试剂】
4% 水合氯醛、8% 硫化钠溶液、3% 碘伏、青霉素钠盐。

【实验步骤】
1. 动物造模

(1)4% 水合氯醛(10mg/kg)腹腔注射麻醉 SD 大鼠,取仰卧位,充分暴露手术部位,用 8% 硫化钠溶液脱毛,3% 碘伏消毒。

(2)麻醉成功后,切开麻醉大鼠皮肤,分离皮下组织,暴露右侧坐骨神经中段,4-0 铬制长线以 1mm 间隔疏松单结结扎 4 次,松紧度以不影响坐骨神经血液循环和右后肢肌肉出现轻微颤抖为标准,结扎线可在坐骨神经主干上下滑动。

(3)伤口给予青霉素钠盐预防感染,缝合皮肤。

2. 造模成功标准

(1)疼痛行为学观察:观察 CCI 大鼠术后临床表现,如步态、姿势、后肢着地协调程度、有无跛行、鼠爪畸形、舔 / 咬 / 激烈抖动伤害后肢等自残行为。

(2)痛阈检测:术后 21d 内,每日观察大鼠坐骨神经支配与其对机械刺激和热刺激的疼痛反应阈值及疼痛行为学表现。

【模型评价】

CCI 模型手术操作简单,自发性疼痛明显,并发症少,造模成功率高,易于观察。通过对坐骨神经轻度结扎,选择性损伤了 A 类粗神经纤维,但保留了 C 类无髓纤维传递疼痛。然而,此模型破坏了神经传入通路的完整性,模型制备过程缺少量化标准。

【注意事项】

1. 避免 4% 水合氯醛麻醉过量,引起大鼠发生肠梗阻。

2. 热痛阈检测预先设定照射时间上限值为 60s,避免灼伤大鼠足底皮肤。

二、脊神经结扎模型

脊神经结扎模型(the spinal nerve ligation,SNL)可模拟周围神经损伤而引起神经病理性疼痛症状。Kim 和 Chung 等在 1992 年成功建立小鼠 L5/L6 神经结扎模型,诱导小鼠产生机械性诱发痛及热痛觉过敏。SNL 模型的手术过程较为烦琐,但可在较短时间内完成模型的建立,减少人为误差,并且将受损和未受损的脊神经以及相应脊髓节段完全分开。

【实验设备及耗材】

SD 大鼠、外科手术器械、解剖显微镜、辐射热检测仪、Von Frey 纤维。

【实验试剂】

4% 水合氯醛、8% 硫化钠溶液、3% 碘伏、青霉素钠盐。

【实验步骤】

1. 动物造模

(1)4% 水合氯醛(10mg/kg)腹腔注射麻醉 SD 大鼠,取仰卧位,充分暴露手术部位,用 8% 硫化钠溶液脱毛,3% 碘伏消毒。

(2)麻醉成功后,于麻醉大鼠背侧腰骶部沿 L4~S1 脊椎中线切皮做 1.5cm 切口,从棘突钝性分离右侧椎旁肌,将 L5 脊神经分离并用 3-0 丝线结扎缝合于背根神经节。

(3)伤口涂抹青霉素钠盐抗感染,逐层缝合。

2. 造模成功标准

(1)疼痛行为学观察:观察 SNL 大鼠术后临床表现,如步态、姿势、后肢着地协调程度、有无跛行、鼠爪畸形、舔/咬/激烈抖动伤害后肢等自残行为。

(2)痛阈检测:术后 21d 内,每日观察大鼠坐骨神经支配与其对机械刺激和热刺激的疼痛反应阈值及疼痛行为学表现。

【模型评价】

此模型术后第 1d 即出现痛觉过敏,持续时间可达 21d 以上。SNL 模型大鼠生长发育和正常活动不受影响,正常活动能力和后肢运动能力与正常小鼠相似,此方法人为误差相对较小,但手术操作较为复杂。

【注意事项】

1. 避免 4% 水合氯醛麻醉过量,引起大鼠发生肠梗阻。

2. 假手术对照组仅暴露神经,不结扎,其他操作相同。

3. 为保证模型的稳定性,动物手术由同一人担任。

4. 术前、术中、术后应保证手术室温度,必要时用热水袋对动物进行保暖,以预防呼吸道梗阻。

5. 存在神经走行发生解剖学变异的可能,任何对 L4 神经的轻微损伤都有可能造成实验动物运动神经受损,导致造模失败,故应小心分离。

三、人诱导多功能干细胞模型

使用人诱导多功能干细胞建立神经病理性疼痛模型已取得相当大的进展,通过收集患者的血液和成纤维细胞进行细胞培养,利用小分子抑制剂造模。人诱导多功能干细胞与外在因素的分化是一个缓慢、逐步的过程,模仿人类发育的周期。小分子抑制剂加速体外发育时间,高效推动体外伤害性感受器的形成,为研究人类疼痛提供前所未有的细胞模式。

（一）传统模型

【实验设备及耗材】

血液样本、电钳、培养皿。

【实验试剂】

SU5402、DAPT、LSB3i、LDN-193189、SB431542、CHIR99021、Oct4、Sox2、Klf4、c-Myc、成纤维细胞培养液。

【实验步骤】

1. 提取血液样本,分离出成纤维细胞和血细胞。

2. 加入 Oct4、Sox2、Klf4、c-Myc 将细胞诱导形成多功能干细胞。

3. 加入 5 种小分子抑制剂: SU5402、DAPT、LSB3i、LDN-193189、SB431542、CHIR99021,使其成为表达钠通道 SCN9A（$Na_v1.7$, TTX-S）,SCN10A（$Na_v1.8$, TTX-R）,SCN11A（$Na_v1.9$, TTX-R）的非肽能伤害性受体。

4. 电钳测定 $Na_v1.8$ 钠离子通道和 TTX-S、TTX-R 电流。

【模型评价】

此模型细胞复制率低下。细胞培养时间长可使神经突起延长,导致离子电流记录中的空间钳制伪影,混淆了产生电流通道功能数据的解释。人诱导多功能干细胞 - 感觉神经元的电压钳记录中空间钳位伪影为一大技术难点,有待进一步研究。

【注意事项】

将人诱导多功能干细胞培养的神经元与人背根神经节神经元进行比较时,需要考虑不同细胞类型和成熟阶段的神经元的存在。

（二）成纤维细胞诱导自组织感觉神经节类器官

【实验设备及耗材】

C57BL/6 小鼠、CO$_2$ 孵箱、手术器械、培养皿、24 孔板。

【实验试剂】

小鼠胚胎成纤维细胞（mouse embryonic fibroblasts，MEFs）、FUW-TetO 载体、慢病毒、多西环素、Hanks 平衡盐液、10% 胎牛血清、杜尔贝科改良易格培养液（Dulbecco's modified Eagle's medium，DMEM）、1×青霉素 / 链霉素、1×MEM 非必需氨基酸、0.008%（v/v）2- 巯基乙醇、小鼠胚胎成纤维细胞培养液、神经元基础培养液、碱性成纤维细胞生长因子、胰岛素样生长因子、脑源性神经营养因子、胶质细胞源性神经营养因子、聚丙烯、0.25% 胰酶、1×B27。

【实验步骤】

1. 创建多西环素慢病毒载体

（1）在 FUW-TetO 载体 *EcoR I* 位点上亚克隆 *Brn3a*、*Brn3b*、*IsL1*、*Math5*、*Ebf1*、*Pax6*、*Tfap2a*、*Nr4a2*、*Nrl*、*Crx*、*Ptf1a*、*Neurod1*、*Lhx2*、*Chx10*、*Sox2*、*Rx*、*Meis1*、*Foxn4*、*Otx2*、*Sox9* 或 *Six3* 全长开放阅读框。

（2）通过 PCR 的亚克隆扩增，在 FUW-TetO 骨架中插入由 P2A 和 T2A 自切多肽序列连接的 *Ascl1*，*Isl1*，*Brn3b*（三因子组合 Ascl1-Brn3a/3b-Isl1，ABI）开放阅读框。

（3）慢病毒的制备同 FUE-TetO 载体。

2. 成纤维和表皮细胞的制备

（1）为分离小鼠表皮细胞，将 C57BL/6 小鼠冷冻麻醉 5min 后在装有 Hanks 平衡盐溶液（Hanks' balanced salt solution，HBSS）的 10cm 培养皿中用消毒器械取出脑组织。

（2）显微镜下用镊子分离出表皮并转移至含有 1ml 0.25% 胰酶的培养皿中，用剪刀和镊子将其彻底切碎后，于 37℃、5% CO$_2$ 培养箱中孵育 20min。

（3）20min 后，取出培养皿，向 6ml 小鼠胚胎成纤维细胞培养液中加入含有 10% 胎牛血清、1×青霉素 / 链霉素、1×MEM 非必需氨基酸和 0.008%（v/v）2- 巯基乙醇的 DMEM 高糖溶液终止反应。

（4）处理后的组织用 10ml 细管混匀，转移至 15ml 新试管中，1 000r/min，离心 5min 后，悬浮于 5ml 小鼠胚胎成纤维细胞培养液中。

（5）取分离的表皮细胞置于小鼠胚胎成纤维细胞培养液中，放入 37℃、CO$_2$ 孵箱培养扩增。

3. 成纤维细胞向神经节类器官的诱导分化

（1）将 3×10^4 个小鼠胚胎成纤维细胞（第 3 代）培养于 500μl 小鼠胚胎成纤维细胞培养液中，在 24 孔板中放置预涂有 Matrigel 的玻璃片。

（2）次日，将 500μl 慢病毒和新鲜小鼠胚胎成纤维细胞混合液加入聚丙烯中，以 10μg/ml 的剂量感染小鼠胚胎成纤维细胞。

（3）感染 16h 后，清除病毒和培养基混合物。

（4）在含有多西环素（2ng/ml）的神经元基础培养液［DMEM/F12（1∶1）+ 1×B27 + 碱性

成纤维细胞生长因子(10ng/ml)]中诱导 4d。

(5)在含有胰岛素样生长因子 1(100ng/ml)、脑源性神经营养因子(10ng/ml)和胶质细胞源性神经营养因子(10ng/ml)的神经元基础培养液中加入多西环素(2μg/ml),再诱导 4d。

(6)诱导 8d 后,更换培养液为不含多西环素的神经元基本培养液。

(7)慢病毒感染 14d 时,可见神经元簇。

【模型评价】

诱导感觉神经节神经元表现出外周神经元特有的分子特征、亚型多样性、电生理和钙反应特性等,为探究感觉神经性疾病发病机制、筛选有效药物和细胞替代治疗提供新型细胞模型。但此方法的培养和维护价格昂贵,技术含量高,涉及的多个诱导步骤需几周至几个月才能完成。

【注意事项】

使用单一表达 ABI 的多西环素慢病毒载体感染成纤维细胞,大约 45d 形成良好的诱导感觉神经节。

(占雅婷　王　珏)

参考文献

[1] 余一苇, 雷静, 尤浩军. 钙/钙调素依赖性蛋白激酶Ⅱ在周围神经病理性疼痛中的作用和应用前景. 中国疼痛医学杂志, 2023, 29 (04): 281-287.

[2] Bouhassira D. Neuropathic pain: Definition, assessment and epidemiology. Rev Neurol (Paris), 2019, 175 (1-2): 16-25.

[3] Sopacua M, Hoeijmakers JGJ, Merkies ISJ, et al. Small-fiber neuropathy: Expanding the clinical pain universe. J Peripher Nerv Syst, 2019, 24 (1): 19-33.

[4] Bennett GJ, Xie YK. A peripheral mononeuropathy in rat that produces disorders of pain sensation like those seen in man. Pain, 1988, 33 (1): 87-107.

[5] Tanck EN. Effects of age and size on development of allodynia in a chronic pain model produced by sciatic nerve ligation in rats. Pain, 1992, 51 (3): 313-316.

[6] Kim SH, Chung JM. An experimental model for peripheral neuropathy produced by segmental spinal nerve ligation in the rat. Pain, 1992, 50 (3): 355-363.

[7] Pan X, Shen C, Huang Y, et al. Loss of SNHG4 Attenuated Spinal Nerve Ligation-Triggered Neuropathic Pain through Sponging miR-423-5p. Mediators of inflammation, 2020, 2020: 2094948.

[8] Labau JIR, Andelic M, Faber CG, et al. Recent advances for using human induced-pluripotent stem cells as pain-in-a-dish models of neuropathic pain. Exp Neurol, 2022, 358: 114223.

[9] Chambers SM, Qi Y, Mica Y, et al. Combined small-molecule inhibition accelerates developmental timing and converts human pluripotent stem cells into nociceptors. Nat Biotechnol, 2012, 30 (7): 715-720.

[10] Xiao D, Deng Q, Guo Y, et al. Generation of self-organized sensory ganglion organoids and retinal ganglion cells from fibroblasts. Sci Adv, 2020, 6 (22): eaaz5858.

第六节　其　　他

　　遗传和代谢是导致周围性神经病的发病机制之一,这类疾病通常涉及感觉、运动和/或自主神经系统,造成相应临床症状、特定电生理学、病理学等改变。遗传性周围神经病(hereditary peripheral neuropathy,HPN)的发病率和死亡率,往往取决于特定亚型 HPN 相关细胞靶点和潜在的致病异常。其诊断依赖于体格检查、神经肌肉电生理、神经组织病理学及基因检测,现代基因检测技术的广泛使用有助于确定这些疾病的根本原因,并针对该突变位点寻求更高效的治疗。代谢综合征(metabolic syndrome,MS)和糖尿病周围病变(diabetic peripheral neuropathy,DPN)是全球性的健康挑战,临床观察、流行病学研究和动物实验表明,代谢综合征与隐源性感觉周围神经病(cryptogenic sensory peripheral neuropathy,CSPN)的风险增加相关。

一、腓骨肌萎缩症

　　腓骨肌萎缩症(Chart-Marie-Tooth disease,CMT)又称遗传性运动感觉神经病(hereditary motor sensory neuropathy,HMSN),是最常见的遗传性周围神经病之一,临床主要特征为肢体远端肌肉进行性对称性无力、萎缩、腱反射减弱和感觉减退等。根据电生理和病理学特点,CMT 可分为脱髓鞘型(CMT1)和轴索型(CMT2);根据遗传方式,CMT 可分为常染色体显性遗传、常染色体隐性遗传和 X 连锁遗传。CMT 各亚型致病基因的剂量效应、功能丧失、功能获得或显性-负性作用,诱导不同的分子发病机制。目前,人们普遍认为小鼠或经过基因工程修饰的小鼠动物模型是分析人类基因功能的重要技术工具,是研究人类疾病发病机制的理想模型,是进行新药研究、探索新型治疗方法、开展药物安全性评价的重要平台。对某一基因功能进行小鼠模型研究,常将该基因从小鼠的基因组中敲除,即建立基因敲除小鼠模型(gene knockout mice)或将外源基因引入小鼠基因组,即建立转基因小鼠模型(transgenic mice),通过对转基因小鼠的表型分析,认识基因在动物、细胞或分子水平的功能。近年来,根据 CMT 各致病基因活体外研究所提供的线索不同,国内外建立几种 CMT 亚型的致病基因敲除或转基因小鼠模型,并在分子发病机制和治疗研究方面取得了一些新的认识。

HSP22 转基因小鼠模型

【实验设备及耗材】

C57BL 小鼠、Mixer Gentus、分子成像仪、超速离心机、荧光显微镜。

【实验试剂】

pCAGGS-EGFP 载体、HA 单克隆抗体、GFP 单克隆抗体、DMEM。

【实验步骤】

1. pCAGGS-HA-^{wt}*HSP22*、pCAGGS-HA-^{K141N}*HSP22* 转基因表达载体的构建

（1）在 *HSP22* 基因 cDNA 的 5' 端用 PCR 方法引入一个 HA-tag 的标签（表 7-6-1），并且在带 HA-tag 的 *HSP22* 基因 cDNA 两端引入 *EcoR I* 限制性内切酶酶切位点。

表 7-6-1　扩增突变和野生型 *HSP22* 基因的 cDNA 引物

引物名称	
HSP22F	5'-CCGGAATTCGCCACCATGTACCCATACGACGTCCCAGACTACGCTATGGCTGACGGT-CAG
HSP22R	3'-CCGGAATTCTCAGGTACAGGTGACTTCCTG

（2）从 pEGFP-N1-^{wt}*HSP22*、pEGFP-N1-^{K141N}*HSP22* 中扩增野生和突变 *HSP22* 基因 cDNA。

（3）将野生型和突变型 *HSP22* 基因与 pGEM-T 载体连接。

（4）挑选 pEGFP-N1-^{wt}*HSP22*、pEGFP-N1-^{K141N}*HSP22* 蛋白克隆后，对 pGEM-T 连接产物进行测序分析，将目的基因装入 pCAGGS 载体。

2. pCAGGS-HA-^{wt}*HSP22*、pCAGGS-HA-^{K141N}*HSP22* 转基因表达载体体外转染实验

（1）将 pCAGGS-HA-^{wt}*HSP22*、pCAGGS-HA-^{K141N}*HSP22* 共 2 个载体分别表达在非洲猴肾细胞（COS7）和人胚胎肾 HEK293T 细胞中。

（2）在荧光共聚焦显微镜下观察和 / 或通过 Western blotting 分析证实载体的真核表达。

3. pCAGGS-HA-^{wt}*HSP22*、pCAGGS-HA-^{K141N}*HSP22* 转基因小鼠模型的建立

（1）向 4~6 周龄、体重 18~25g 的 C57BL 雌性鼠体内联合注射 50IU/ml 孕马血清 0.1ml（PMSG）和 50IU/ml 人绒毛膜促性腺激素 0.1ml（HCG），获得受精卵。

（2）雌雄小鼠合笼 18~20h 后，脱颈椎处死雌鼠，用 70% 酒精消毒并打开小鼠腹腔，分离并剪下两侧输卵管，放入盛有 M2 培养液滴的操作皿中，在显微镜下用尖镊子划破输卵管壶腹部，使受精卵细胞团游离出。

（3）受精卵取出后用透明质酸进行适当的消化处理，去除颗粒细胞后，将受精卵转入 M16 培养液滴（预先在 37℃、5% CO$_2$ 培养箱中孵育 20min），置于 37℃ 培养箱培养 30~60min 待微纤维注射。

（4）将受精卵及培养液滴置于操作皿内，放于载物台，调焦使焦平面处在液滴底部，调节持卵管。

（5）将线性化的目的基因溶液稀释成 2ng/μl 体系，然后吸入 0.5ml 至注射针，插入培养液滴并使之与受精卵、持卵管在同一焦平面，轻推注射针刺入原核，避免接触核仁，推进与微注射针相连的注射器，见原核略有膨大时，迅速撤出注射针，将注射后 15~20min 内形态良好的受精卵吸入灭菌的移卵管内待移植。

（6）将结扎三周后的雄性 C57BL 小鼠，与发情母鼠交配 3 次，取出现阴栓但未怀孕母鼠作为假孕母鼠。

（7）向假孕母鼠腹腔内注射 2% 戊巴比妥钠（100mg/kg），麻醉成功后在脊柱两侧开口 1cm，最低肋骨后缘局部剪毛、消毒，作一长约 1cm 的纵切口，暴露卵巢，用镊子从腹腔将卵巢、输卵管及部分子宫末端拉出体外，于解剖显微镜下撕开卵巢囊膜，找到输卵管喇叭口，将

移卵管轻轻插入输卵管壶腹部,吹移卵管直至第二、三个气泡进入壶腹部,撤回移卵管,将暴露于体外的卵巢、输卵管等重新送回腹腔内,缝合、消毒、常规饲养,移卵 20d 左右分娩。

(8)首鼠尾组织基因组 DNA、PCR 扩增产物测序造模是否成功。

【模型评价】

成功构建携带人类野生型 *HSP22* 基因和 *K141N* 突变型 *HSP22* 基因的转基因表达载体 pCAGGS-HA-^{wt}HSP22、pCAGGS-HA-^{K141N}HSP22,使小鼠携带人类突变的 HSP22 蛋白,通过对小鼠进行行为学、电生理学和病理学分析拿到 CMT 的转基因小鼠模型,为发病机制和治疗研究奠定基础。

【注意事项】

1. DNA 原核注射样品应是高纯度、无酚、无酒精、无 DNA 酶 /RNA 酶以及其他不溶性颗粒。

2. 注射缓冲溶液溶解时,常用 DNA 线性形式,利于 DNA 在染色体上的整合和外源导入完整的基因结构。

二、代谢综合征相关周围神经病

代谢综合征是包括高脂血症、中心性肥胖、胰岛素抵抗(糖尿病或糖尿病前期)和高血压的一组代谢紊乱综合征。代谢综合征神经病在发病早期先涉及小的无髓鞘轴突,再累及自主神经和大神经纤维。有研究表明,代谢综合征会增加已确诊 1 型和 2 型糖尿病患者神经病变的风险,且代谢综合征是隐源性感觉周围神经病的主要原因。代谢综合征和早期糖尿病与小神经纤维的有限损伤有关,均表现为典型的"手套袜套"样感觉丧失。代谢综合征神经病变与 2 型糖尿病周围神经病变之间的发病机制、临床表现等存在显著重叠,为研究糖尿病周围神经病变而开发的研究工具也适用于代谢综合征相关周围神经病。

链脲佐菌素诱导糖尿病模型

【实验设备及耗材】

Wistar 大鼠、全血血糖测试仪、LX-20 全自动生化仪、血糖试纸、光学显微镜。

【实验试剂】

链脲佐菌素、枸橼酸钠缓冲液、高脂饲料。

【实验步骤】

1. Wistar 大鼠适应性喂养 1 周,实验前全部测血糖 1 次,取空腹血糖<5.8mmol/L 者作为入选动物。

2. 大鼠空腹 12h 后,向其腹腔注入用枸橼酸钠缓冲液(pH 4.4)配制的 1.25% 链脲佐菌素,按 55g/kg.BW(按每千克体重给药)剂量给药一次。

3. 造模大鼠饮用高脂饲料,观察饮水、进食等情况。

4. 每周测 1 次体重,每 2 周测 1 次末梢血糖,每 4 周测一次静脉血糖。测定时间均为一天中某特定时段。

5. 大鼠造模 8 周末处死 2 只正常和 2 只糖尿病大鼠,取胰腺体部做 HE 染色观察,取坐骨神经做 HE 及特殊染色（髓鞘 LFB 和轴索银染）。

【模型评价】

此模型简便、有效，经腹腔注射即能取得良好效果。链脲佐菌素溶液通过诱导一氧化氮的合成增加对胰岛细胞的氧化侵袭、诱导 β 细胞的凋亡，是较理想的进行糖尿病及其并发症研究的理想动物模型。

【注意事项】

1. 对照组大鼠造模时只注入枸橼酸钠缓冲液（pH 4.4）。

2. 链脲佐菌素溶液稳定性较差，配制后需立即使用方能产生良好效果。

3. 注意观察大鼠一般情况，避免猝死发生。

（占雅婷　王　珏）

参考文献

［1］ Ghosh S, Tourtellotte WG. The Complex Clinical and Genetic Landscape of Hereditary Peripheral Neuropathy. Annu Rev Pathol, 2021, 16: 487-509.

［2］ Kazamel M, Stino AM, Smith AG. Metabolic syndrome and peripheral neuropathy. Muscle Nerve, 2021, 63 (3): 285-293.

［3］ Liu XM, Tang BS, Zhao GH, et al. Zhonghua Yi Xue Yi Chuan Xue Za Zhi, 2005, 22 (5): 510-513.

［4］ Michailidou I, Vreijling J, Rumpf M, et al. The systemic inhibition of the terminal complement system reduces neuroinflammation but does not improve motor function in mouse models of CMT1A with overexpressedPMP22. Curr Res Neurobiol, 2023, 4: 100077.

［5］ Callaghan BC, Little AA, Feldman EL, et al. Enhanced glucose control for preventing and treating diabetic neuropathy. Cochrane Database Syst Rev, 2012, 6 (6): CD007543.

［6］ Khan RMM, Chua ZJY, Tan JC, et al. From Pre-Diabetes to Diabetes: Diagnosis, Treatments and Translational Research. Medicina (Kaunas), 2019, 55 (9): 546.

第八章

重症肌无力的离体模型

第一节　重症肌无力简介

重症肌无力（myasthenia gravis，MG）是一种晨轻暮重，周期性肌肉疲劳、无力的自身免疫性疾病。该病主要由于运动神经元与其支配的骨骼肌纤维所构成的突触连接，即神经肌肉接头（neuromuscular junction，NMJ）传导障碍所致。约 85% 的患者呈血清乙酰胆碱（acetylcholine，ACh）受体抗体阳性，ACh 受体（Ach receptor，AchR）自身抗体可以与 NMJ 突触后膜上的 AChR 相结合，阻断运动神经元神经电信号传导，导致骨骼肌动作电位产生障碍，引发肌无力症状。在 AChR 抗体阴性患者中，约 40%~70% 患者外周血中肌肉特异性酪氨酸激酶（muscle-specific receptor tyrosine kinase，MuSK）抗体阳性。MuSK 蛋白是 NMJ 突触后膜上多重信号传导单元的重要组成成员，是维持 AChR 簇稳定的重要蛋白。在 AChR、MuSK 抗体双阴性的患者中，一部分患者脂蛋白受体相关蛋白（lipoprotein receptor-related protein 4，LRP4）抗体阳性。LRP4 是一种膜蛋白受体，可以刺激 MuSK 活化并进一步促使 AChR 成簇。

AChR 抗体阳性 MG 可分为早发型和晚发型。早发型患者发病年龄一般<40 岁，且以女性为主；晚发型患者大多胸腺正常萎缩，发病人群以男性为主。约 10% AChR 阳性 MG 患者伴有胸腺瘤，约 20% AChR 阳性 MG 仅表现为眼外肌无力。MuSK 抗体阳性 MG 与 AChR 抗体阳性 MG 相比，临床特征明显不同。MuSK 抗体阳性 MG 更高发于女性，发病年龄大多>40 岁，多累及吞咽肌、面肌、颈肌以及呼吸肌，较 AChR 抗体阳性 MG 更易发生呼吸危象。

通过分析、统计国家卫生健康委员会医疗质量控制中心数据库，施福东和王拥军教授团队首次发布了 MG 在我国的发病率。据报道，MG 每年每 10 万人发病率为 0.68，70~74 岁为高发年龄；女性较男性高发，分别为每 10 万人 0.76 和 0.60。致死率为 14.69‰，呼吸衰竭是导致患者出现肌无力危象的主要诱因，约 26.5% 的成年人和 7.1% 的青少年伴有胸腺瘤。

（徐芸　尹琳琳）

参考文献

[1] Plomp JJ, Morsch M, Phillips WD, et al. Electrophysiological analysis of neuromuscular synaptic function in myasthenia gravis patients and animal models. Exp Neurol, 2015, 270: 41-54.

[2] Chen J, Tian DC, Zhang C, et al. Incidence, mortality, and economic burden of myasthenia gravis in China: A nationwide population-based study. Lancet Reg Health West Pac, 2020, 5: 100063.

第二节　自身免疫性实验动物肌无力离体模型

运动神经元与其支配的骨骼肌纤维共同构成的突触连接称为神经肌肉接头。其中，NMJ 的结构功能、突触前膜 ACh 等神经递质的释放、突触后膜上 AChR 的数量等是影响神经电信号正确传导、骨骼肌正常收缩的重要因素，为研究 MG 等肌无力疾病的发病机制，筛选作用于不同靶点、环节的药物提供依据。在此，我们介绍自身免疫性实验动物肌无力模型的诱导方法，并简介模型的应用。

【实验设备及耗材】

亲和层析柱、大鼠、豚鼠、电生理设备、刺激电极、记录仪、灌胃针、注射器等。

【实验试剂】

完全弗氏佐剂、不完全弗氏佐剂、磷酸盐缓冲液、丁酸盐、Triton X-100 溶液、结核分枝杆菌 H37Rv、百日咳博德特氏菌、戊巴比妥、兔抗大鼠 IgG 抗体、[125I] 标记的 AChR、透析袋、透析液等。

【实验步骤】

1. AChR 的制备　应用亲和层析色谱法，将眼镜蛇毒素（cobrotoxin）偶联到琼脂糖的缀合物上，从电鳗（electrophoruselectricus）和加利福尼亚鳐鱼的主要电器官中纯化 AChR 蛋白。AChR 蛋白的浓度以每升毒素结合位点的摩尔数表示。乙酰胆碱受体是一种含有 2~3 个毒素结合位点的多聚体。用 Triton X-100 溶液提取膜沉淀，从而制备用于抗体研究的大鼠肌肉 AChR 粗提物。

2. 实验动物免疫　取 10~12 周龄、体重 200g 的雌性 Lewis 大鼠。向实验动物尾根部多点注射从电鳗中提取的 AChR（剂量：350pmol）或含 20μg AChR 的 CFA 免疫动物，5 周后注射含有 20μg AChR 的 IFA 增强免疫。随后 1~3 周，实验动物出现 EAMG 样神经功能障碍症状后处死动物。对照组大鼠注射等体积不含 AChR 的 PBS-CFA 溶液免疫，增强免疫注射不含 AChR 的 PBS-IFA 溶液。

也可以应用豚鼠诱导 EAMG 模型，取约 10 周龄近交系雌性白化豚鼠注射 600pmol 自电鳐中提取的 AChR。由于乳化 AChR 蛋白比较困难，特别是在剂量>110pmol 时。可以先用磷酸盐缓冲液（pH 7.4）将 AChR 原液稀释，再通过对水的透析去除多余 Triton，浓缩 AChR，将 AChR 与含有结核分枝杆菌 H37Rv 的 CFA 等体积乳化配制乳剂。免疫豚鼠的 CFA 结核分枝杆菌 2mg/ml，免疫大鼠的 CFA 结核分枝杆菌 0.5mg/ml。将总体积为 0.1~0.2ml 的乳剂分别于豚鼠皮内多点注射。豚鼠后足皮下注射 10^{10}IU 百日咳博德特氏菌作为附加佐剂。

后续通过采血、取实验动物肌肉活检组织用于 AChR 抗体效价、神经肌肉功能、乙酰胆碱含量检测。

3. 电生理观察　戊巴比妥钠（35mg/kg）腹腔注射麻醉实验动物，经皮植入不锈钢头皮电极，在 TECA-4 EMG 肌电图仪上记录肌电图（electromyography，EMG）。对坐骨神经施加超大刺激，记录后肢远端肌肉动作电位。当对腋窝施加刺激时，记录前肢远端屈肌肌肉收缩。测量单个最大反应，然后重复刺激。叠加记录 2、5、10 和 20 个应答/s 的短序列，然后通过连续写出记录 2、5、10、20 和 50 个应答/s 的序列进行估计。在 50 次/s 的刺激率下，运动伪影频繁，且明显的减影往往不可重现。只有在所有刺激速率下重复记录，并在 2 或 5 次/s 的刺激频率下测量到至少 10% 的降低，才可认为是显著的。当测定结果下降 10% 及以上时（第 1 次与第 5 次比较），给予实验动物静脉注射甲硫酸新斯的明（50~75μg），此后以 1min 为间隔进行研究。

还可以通过静脉注射给予实验动物静脉注射眼镜蛇毒素（200pg/kg），并施加电刺激，观察毒素阻断离子通道后的临床症状和电生理效应。

4. 实验动物离体肌肉标本取材　小心、迅速地解剖活检肌肉标本，并将标本放置于适当的氧化生理溶液中（如林格氏培养基，Ringer's medium），保持标本润湿。实验动物的多处骨骼肌均可用于 NMJ 的电生理研究。由于扁平肌仅有几层肌纤维厚度，肌腱和一定长度的神经可以完整切除（避免损伤肌纤维），非常适合用于电生理研究。最常用于离体电生理研究的是受膈神经支配的大鼠或小鼠的半膈肌，此外还有肘外肌、耳长提肌和胸骨三角肌。较厚的肌肉，如比目鱼肌、趾短屈肌或趾长伸肌，也可以用于研究，但这些较厚的肌肉很难显示肌内神经和 NMJ 丰富的区域。由于支配半膈肌的膈神经长度可达 2cm，因此半膈肌非常适合、也便于放置在双极刺激电极上。对于神经干短得多或细得多的其他肌肉，需要借助一个带吸头的刺激电极，导致电极定位较为烦琐，有时稳定性较差，容易产生较大的电刺激伪影。

5. 放免法测定大鼠血清或肌肉组织中 AChR 抗体效价及乙酰胆碱含量　应用 ^{125}I 放射性同位素标记的 AChR 进行免疫沉淀，测定大鼠血清和骨骼肌中 AChR 抗体效价。采用免疫沉淀法，将兔抗大鼠 IgG 与 ^{125}I 毒素标记 AChR 大鼠抗体相结合，将半横膈从肌腱上切下，分成 5 个约 2~3mm 的横段，端板大多存在于中间段，放射性液闪计数值反映非终板部分的非特异结合量。特异性结合由终板每 mg 计数扣除非终板每 mg 非特异结合计算得出。豚鼠血清中 AChR 抗体含量采用琼脂凝胶双向免疫扩散法测定。

应用肌纤维匀浆测定突触前胆碱乙酰转移酶（choline acetyl transferase，ChAT）的活性；高效液相色谱法检测离体神经肌肉在 3Hz 刺激膈神经时 ACh 的体外释放量。

【模型评价】

本模型是研究肌无力发病机制的经典模型，实验选用造模较为敏感的实验动物，如大鼠、豚鼠，近年来也发展了许多应用小鼠制备拟 MG 的被动免疫模型（直接给予 MG 患者 IgG 或输注 AChR 单克隆抗体)、主动免疫模型(该模型可以模拟 MG 患者抗体滴度逐渐升高)、α- 银环蛇毒素诱导模型(可排除免疫系统干扰)、转基因实验动物模型等。基于该 EAMG 模型,可以取离体神经肌肉样本、外周血或肌肉组织匀浆,进行拟临床症状、电生理观察、抗体滴度检测和乙酰胆碱含量测定。

【注意事项】

1. 注意造模 AChR 蛋白的剂量,初次造模建议进行剂量摸索。

2. 戊巴比妥麻醉要严格根据实验动物体重给药;有条件的实验室最好应用气麻呼吸机麻醉动物。

3. 小心分离神经、肌肉、避免损伤神经肌肉组织,并注意保持标本完全浸润在培养基中,以免影响电生理观察结果。

(徐 芸　尹琳琳)

参考文献 ▎• •

［1］ Lennon VA, Lindstrom JM, Seybold ME. Experimental autoimmune myasthenia: A model of myasthenia gravis in rats and guinea pigs. J Exp Med, 1975, 141 (6): 1365-1375.

［2］ Plomp JJ, Morsch M, Phillips WD, et al. Electrophysiological analysis of neuromuscular synaptic function in myasthenia gravis patients and animal models. Exp Neurol, 2015, 270: 41-54.

第三节　人肌肉活检标本离体电生理模型

【实验设备及耗材】

MG 患者的胸骨旁肋间肌组织活检标本、其他患者开胸时肋间外侧肌活检标本、层析柱、电生理设备、微电极、95% O_2/5% CO_2 钢瓶等。

【实验试剂】

p- 芋螺毒素、Ringer's 培养基。

【实验步骤】

1. 溶液准备与 Ringer's 溶液配制　称取氯化钠 6.786g(终浓度 116mmol),氯化钾 0.335g(终浓度 4.5mmol),$NaHCO_3$ 1.932g(终浓度 23mmol),NaH_2PO_4 1.932g(终浓度 1mmol),$CaCl_2$ 0.222g(终浓度 2mmol),氯化镁 0.095g(终浓度 1mmol),葡萄糖 1.98g(终浓度 11mmol),溶于纯净水中,最后定容体积为 1L(现在多数可以直接购买配好的试剂)。

2. 人肌肉活检取材　在显微镜下从 MG 患者或对照组其他开胸患者胸骨旁肋间肌组织上切除完整肌纤维活检标本,小心去除脂肪及周围粘连的组织。将肌纤维样本固定于事先准备好、盛有培养液的培养皿里,将刺激电极的塑料头吸附在肌纤维内神经突触分支上,使用 0.1ms 的超大矩形脉冲电压刺激肌内神经分支。

3. 电生理刺激　待静息膜电位达到 –65mV 左右时(一般初始静息膜电位约为 –75mV),肌膜上的 Na^+ 通道失活,应用微电极以 3.0Hz 的频率刺激神经,记录刺激诱发终板电位(stimulation-evoked endplate potential,EPP),并与对照组相比较。取刺激前记录的单条肌纤维自发最小终板电位(spontaneous miniature endplate potential,MEPP)作为基线值,MG 组和对照组静息膜电位一般没有差别。大多数肌纤维在静息膜电位下,EPPs 不再触发肌肉动作电位,此时肌膜的 Na^+ 通道已经完全失活。一般于刺激前,将 p- 芋螺毒素(2.3pmol/L)与固定的半膈神经 - 肌肉标本预先孵育 40min,p- 芋螺毒素可以完全阻断神经冲动的传导,使神经刺激诱发的 EPPs 迅速、彻底消失,却不影响 MEPPs 的时程和波幅。

4. 直接法和方差法计算 ACh 等递质量子释放　应用 3Hz 频率刺激膈神经,通过记录终板电位振幅和最小 EPP 振幅,推算出 ACh 的量子释放。有两种计算方法:

(1)"直接"法:应用 EPP 振幅减去 MEPP 振幅得出 ACh 量子释放含量。

(2)"方差"法:根据 EPP 振幅的平均值及其方差计算终板上的量子释放含量。

两种计算方法相比,直接法简单明了,因此使用起来更方便。

具体操作:用充满 3mol 氯化钾的微电极(电阻 $10\sim20M\Omega$)刺入靠近终板的肌纤维。记录和分析大约 30 个 EPPs 和至少 30 个 MEPP,并直接根据它们的振幅计算出量子含量(即,每个 EPP 振幅反映的释放 ACh 量子数)。此外,对膈神经施加刺激序列(约 1s,40Hz),并记录所产生的 EPP。

5. 放射免疫分析法检测患者血清或肌肉组织中 AChR 的抗体滴度或乙酰胆碱含量　留取患者外周血样本,或将肌肉标本纤维束捣成匀浆,通过放射免疫法检测其中 AChR 的抗体滴度或乙酰胆碱含量,也可用高效液相色谱法测定。

【模型评价】

本模型直接应用 MG 患者的神经肌肉离体标本,可直接反映肌无力患者动作电位产生的能力、神经递质 ACh 的释放情况等。更符合临床实际情况,有很好的研究应用价值。

【注意事项】

1. 可以应用人体肌肉活检组织(例如:股外侧肌、肘后肌、肋间肌)进行电生理研究,鉴于 MG 患者需行胸腺切除术,胸骨旁肋间肌活检标本较容易获得,因此较为常用。操作时应小心切除肌肉组织并将其放入氧化的 Ringer's 培养基中,务必保持标本湿润。取肋间肌作为研究对象的另一个优势是,肌肉标本较短(一般不超过 15mm),即使仅取两根肋骨之间的一小段肌肉组织作为标本,也包含了完整保存电生理检测所需的正常膜电位的 NMJs。注意:小的、完整肌肉纤维束需要在显微镜观察下、应用超精细刀片从活检标本上切割下来,取材的肌肉组织需要以适当的拉伸状态(大约是未伸展长度的 1.5 倍)固定。理想的肌肉标本应该保留肌肉内神经纤维的分支,以便电极尖端吸附并刺激。

2. 为保证后续可以持续获得更多的肌纤维,应将剩余活检标本放在 Ringer's 培养基中运输和保存,用 95% O_2/5% CO_2 持续灌流,并保持环境温度在 $26\sim28℃$。活检肌肉标本一般在取材后 48h 内活性较好,因此,在此期间最好不要调整刺激参数。

3. 电生理取材和记录通常是在带有固定工作台的正置显微镜观察下进行,保持聚焦过程中电极与标本的位置,需要工作距离较长的物镜。此外,显微镜必须放置于无振动的工作台上,并应用接地的法拉第笼屏蔽,以最大限度地减少电磁干扰。准备盘通常放置于基于帕尔蒂埃元件的加热装置中或之上,该加热装置可用于调节孵育液的温度,并根据需要调节孵育液含量。

(徐 芸　尹琳琳)

参考文献

[1] Plomp JJ, Morsch M, Phillips WD, et al. Electrophysiological analysis of neuromuscular synaptic function in myasthenia gravis patients and animal models. Exp Neurol, 2015, 270: 41-54.

[2] Plomp JJ, Van Kempen GT, De Baets MB, et al. Acetylcholine release in myasthenia gravis: regulation at single end-plate level. Ann Neurol, 1995, 37 (5): 627-636.

第四节　离体测量神经肌肉接头功能模型

鉴于直接刺激肌膜引起的肌肉收缩排除了神经传递信号,因此,比较刺激神经与直接刺激肌膜引起的肌肉收缩可间接反映神经肌肉接头的功能。本模型详细描述了切除和测试比目鱼肌 - 坐骨神经、膈肌 - 膈神经的离体模型操作与评价方法。

【实验设备及耗材】

本模型以拟肌萎缩性侧索硬化 $SOD1^{G93A}$ 转基因小鼠为例,制备比目鱼肌和膈肌 - 神经模型。实验设备包含 1 个致动器 / 换能器、2 个刺激器、1 个体外肌肉装置、1 个组织浴、1 个吸合电极、1 个数字示波器、1 个立体显微镜、1 个冷光照明器、1 个采集板、1 个连接块和1 台个人计算机。

【实验试剂】

Krebs-Ringer 缓冲液等。

【实验步骤】

1. 实验前准备

(1)加入 Krebs-Ringer 缓冲液充满安装装置并盛放于 60mm 培养皿中。

(2)打开循环水浴,将比目鱼肌水浴温度设定为 30℃、膈肌水浴温度设定为 27℃。

(3)水浴中不间断通入 95% O_2/5% CO_2 混合物气体。

(4)打开致动器 / 换能器和两个脉冲刺激器,并将电流值设定为 300mA(针对肌膜刺激)和 5mA(针对神经刺激)。

2. 比目鱼肌和膈肌分离　颈椎脱位处死小鼠,尽量减轻实验动物痛苦,并立即切取肌肉进行如下检测。

(1)比目鱼肌 - 坐骨神经准备、解剖和设置:将 70% 乙醇喷洒在小鼠腿上,并去掉覆盖腿部的皮肤。用剪刀剪开腿部皮肤并牢牢拉住,小心地将跟腱从胫骨上分离并剪断;用止血钳夹紧肌腱,轻轻拉住腓肠肌和比目鱼肌。一旦比目鱼肌的近端肌腱暴露,用剪刀剪断整个小腿,同时仍然握紧跟腱,并立即将组织样本放入事先预备的组织水浴液中。将准备好的浴液在立体显微镜观察下,用直径 0.20mm 的不锈钢大头针将小腿固定于培养皿上。用钳子夹住比目鱼肌的近端肌腱,轻拉暴露坐骨神经。一旦神经暴露,小心地取出周围组织,露出大约 5mm 神经,然后用显微剪刀小心剪断神经。在用钳子紧紧夹住比目鱼肌近端肌腱的同时,再拉一次,用剪刀剪断跟腱并将其切除。

将尼龙线穿过致动器 / 传感器杠杆臂上的孔并在尼龙丝末端做一个套索,套住跟腱,然后将尼龙丝拉回,直到肌肉浸入安装有器械的浴液中。然后将近端肌腱固定,并将尼龙线系在杠杆臂上,使肌肉在溶液中保持平衡,确定初始最佳长度(L_0)。首先,伸展肌肉,使其以 10mN 的速度预加载(前期研究验证的能够保证最大收缩力量);然后,轻轻伸展肌肉以改变预负荷,并用一系列的单脉冲刺激。当测量到最大扭转力时,即为最佳长度。

(2)膈肌准备、解剖和设置:小鼠皮肤表面喷洒 70% 乙醇,用剪刀在其胸骨处切开皮肤,并牢牢地拉住皮肤以去除覆盖在横膈肌上的皮肤。在胸骨下方水平剪开腹部,用钳子轻轻取出肠和脏器并用粗剪刀剪断脊椎。在胸骨上方约 1cm 处剪开肋骨,然后水平向后延展。用钳子轻轻地取出外部器官,切开脊椎,得到一个包含横膈膜的圆形肋骨环。

在盛有 Krebs-Ringer 缓冲液的培养皿中清洗肋骨环,然后将其放在预先准备好的含有组织浴液的培养皿中,头侧朝上,胸骨朝前。在显微镜下小心去除肺部和其余脏器,右侧可见膈神经。修剪肋骨,沿着横膈膜留下大约 2mm 的环。使用镊子在膈神经支配对应点的膈中央腱上固定一根直径 0.20mm 的不锈钢针,在同一轴的肋骨上固定另一端,以识别感兴趣的膈肌条带。将另外两个销钉固定在中心腱上,并将另外两个销钉固定在所选条带两侧的肋骨上,以处置膈膜。如有必要,用钳子将膈神经从周围结缔组织中分离。用弯曲刀片切断神经两侧的横膈膜,以识别肌腱 - 肌肉 - 肋骨条带。

将尼龙线穿过致动器 / 传感器杠杆臂上的孔并在尼龙丝末端制作套索,套住肌腱,然后将尼龙丝拉回,直到肌肉浸入安装有器械的浴液中。将肋骨固定,并将尼龙线系在杠杆臂上。让肌肉在溶液中保持平衡,并确定最初的最佳长度(L_0)。拉伸肌肉,使其预负荷为 5mN。轻轻拉伸肌肉以改变预负荷,并应用一系列单脉冲刺激,当测量到最大扭力时,即为最佳长度。

3. 确定最佳电流刺激、验证吸合电极的电流脉冲

(1)为确定通过神经的最佳电流刺激,并验证通过吸合电极传递的电流脉冲不会因浴液中的电流扩散而引起肌肉收缩,将吸合电极放在肌肉附近,并将神经拉入。缓慢增加电流强度(从 5mA 开始)的同时,用一系列单脉冲刺激肌肉,当扭转力最大时,确定为最佳电流值。

(2)将神经推出电极,发出几个单一脉冲。确保不会因与肌膜刺激重叠而导致肌肉收缩,再将神经拉回。

(3)比目鱼肌或横膈肌的刺激方案

比目鱼肌 - 坐骨神经刺激参数:使用 1.4ms 脉冲宽度刺激坐骨神经,0.1ms 脉冲宽度刺

激比目鱼肌,完整刺激方案大约持续 65min;膈肌 - 膈神经刺激参数:使用脉冲宽度 1.8ms 刺激膈神经,0.2ms 刺激膈肌,完整刺激方案大约持续 55min。

实验结束后使用精度为 0.05mm 的模拟卡尺和精度为 0.1mg 的精密标尺分别测量肌肉的长度和湿重。通过将肌肉质量除以最佳纤维长度(L_f)和哺乳动物骨骼肌密度($1.06mg/mm^3$)的乘积计算横截面积(cross sectional area,CSA)。L_f 即为 L_0 乘以纤维长度 / 肌肉长度(比目鱼肌为 0.71,横膈肌为 1)而得。

4. 数据分析

(1)单脉冲刺激

①计算抽动力(mN;扭动过程中产生的最大有效力)和比抽动力(Mn/mm^2)。通过将初始预载荷值减去肌肉产生的最大力计算。比抽动力为抽动力除以肌肉 CSA。

②计算最大张力时间(time-to-peak tension,TPT;ms),即从脉冲释放到抽动力出现的时间。

③计算半松弛时间(1/2 relaxation time,RT;ms),即从最大抽动力下降到 50% 抽动力的时间。

④计算 dF/dt(mN/ms)作为收缩阶段力导数的最大值。

⑤计算 -dF/dt(mN/ms)作为松弛阶段力导数的最大值。

(2)脉冲串刺激

①计算未融合力(mN)和比未融合力(mN/mm^2)。通过将初始预载荷值减去肌肉产生的最大力计算。计算比未融合力为未融合力除以肌肉 CSA。注意:未融合力是在频率低于强直性收缩频率的脉冲序列期间产生的最大有效力。

②计算强直力(MN)和比强直力(mN/mm^2)。最大力是在以强直频率发射的脉冲序列期间产生的最大有效力。通过将初始预载荷值减去肌肉产生的最大力计算。计算比强直力为强直力除以肌肉 CSA。

③计算力 - 频率曲线。绘制每次刺激获得的力(或比力)值与刺激频率的关系图。通常,它以单脉冲刺激开始,以强直频率结束。

(3)疲劳模式

①神经传递衰竭(NF)的计算方法为:

$$NF = \frac{F - MF}{1 - MF}\%$$

其中,MF 是肌肉刺激后的力减少值,F 是神经刺激后的力减少值,在肌肉刺激后的第一个脉冲序列上测量。

②强直性疲劳(IF)的计算方法为:

$$IF = \frac{F_{lp}}{F_m}\%$$

其中,F_{IP} 是肌肉在最后一次刺激脉冲时产生的力值,F_m 是肌肉在同一脉冲序列中产生的最大力值。关于神经刺激,计算直接刺激后第一个脉冲串的内疲劳。

【模型评价】

1. 该离体模型通过比较两种不同刺激,即直接肌膜刺激或神经刺激时,肌肉对上述两种刺激的反应,有助于在功能水平上理解导致肌肉功能下降的潜在变化。该方案是一种周密测量肌肉和神经肌接头功能参数的方法,能够测量肌肉抽动动力学特性、肌肉和神经刺激的力 - 频率关系以及 NMJ 功能特有的两个参数,即神经传递衰竭和强直性疲劳。

2. 由于该技术是基于 NMJ 功能的间接测量,因此不能用于确定任何功能缺失是否与形态变化或生化变化有关。在测力完成后,肌肉可以从浴液中取出,吸干,固定在最佳长度,用包埋剂包埋,然后在融化的异戊烷中快速冷冻、并储存在 −80℃以供后续免疫组织化学和形态学评估。

3. 本模型可以控制、选择刺激的脉冲宽度、频率、持续时间,并决定将其传递到膜上还是通过神经传递,还可以选择每次刺激之前的休息期时长。

【注意事项】

1. 前人的研究已经证明,在向溶液中加入筒箭毒并以 300mA 电流值刺激时不会引起任何明显的神经分支收缩。5mA 电流值对应于通过神经刺激肌肉所需电流量,并且不会与溶液诱导的肌膜刺激产生重叠。由于吸合电极和肌肉之间的距离取决于神经长度,因此必须在每次实验前仔细调整此电流值。

2. 虽然骨骼肌切除是目前一种相对常见的技术,但在进行外科手术时必须格外小心,以保持神经与肌肉的完整。

3. 需要确保直接脉冲不会通过刺激神经的肌内分支来激活肌肉,施加到神经上的脉冲不会通过电流在浴液中传播而以人为的方式刺激肌肉。

由于 NMJ 功能是通过比较肌肉对直接和间接刺激的反应来评估的,电脉冲必须非常精确地同步。这一点对于实验最后的两种疲劳模式分析尤为重要。

(徐 芸　尹琳琳)

参考文献

[1] Rizzuto E, Pisu S, Nicoletti C, et al. Measuring Neuromuscular Junction Functionality. J Vis Exp, 2017, 126: 55227.

[2] Rizzuto E, Pisu S, Musarò A, et al. Measuring Neuromuscular Junction Functionality in the SOD1 (G93A) Animal Model of Amyotrophic Lateral Sclerosis. Ann Biomed Eng, 2015, 43 (9): 2196-2206.

第五节　全细胞膜片钳记录 Ca^{2+} 离子通道电流离体模型

重症肌无力是一种自身免疫相关的神经肌肉接头传导障碍疾病,能够导致骨骼肌无力。在神经肌肉 - 接头的兴奋传递过程中,当兴奋信号传递至肌肉接头时,兴奋信号引起钙离子

（Ca²⁺）大量内流，钙离子与神经轴突囊泡膜表面的 Ca²⁺ 受体结合，促进神经轴突中囊泡膜与突触前膜发生融合而破裂释放囊泡中的神经递质乙酰胆碱，乙酰胆碱经过神经肌肉接头间隙，与突触后膜受体结合，引发终板电位。该模型可模拟 MG 患者神经轴突突触前膜 Ca²⁺ 通道电流的变化情况，有助于探索重症肌无力神经电生理改变。

【实验设备及耗材】

细胞培养箱、超净工作台、冰箱、膜片钳实验系统、大体包括机械部分（防震工作台、屏蔽罩、仪器设备架）、光学部分（显微镜、视频监视器、单色光系统）、电子部件（膜片钳放大器、刺激器、数据采集的设备、计算机系统）和微操纵器。

【实验试剂】

tsA-201 细胞培养于 DMEM 培养基，添加 10% 胎牛血清、转染试剂等。应用 FuGENE 6 转染试剂对 tsA-201 细胞瞬时转染 $Ca_v2.1$ 复合 $Ca_v\beta_3$ 和 $Ca_v\alpha_2\delta_1$ 型 Ca²⁺ 通道。

电极缓冲液成分：70mmol/L Cs_2SO_4、60mmol/L CsCl、1mmol/L $MgCl_2$、10mmol/L Hepes（pH 7.4）；细胞外溶液成分：130mmol/L 氯化胆碱、10mmol/L 四乙基氯化铵（TEA-Cl）、2mmol/L $CaCl_2$、1mmol/L $MgCl_2$、10mmol/L Hepes（pH 7.4）。

【实验步骤】

1. 细胞准备　为研究 Ca²⁺ 通道电流，应用 FuGENE 6 转染试剂对 tsA-201 细胞瞬时转染，使之表达 Cav2.1 复合 Cavβ3 和 Cavα2δ1 型 Ca²⁺ 通道，应用膜片钳技术记录全细胞 Ca²⁺ 通道电流。本模型以转染后的 tsA-201 细胞为例。

2. 电极准备

（1）制备电极：选择适当玻璃毛细管（软质玻璃如苏打玻璃、电石玻璃或硬质玻璃如硼硅玻璃、铝硅玻璃、石英玻璃等）。第一次拉长 7~10mm，直径<200μm；随后在此基础上进行第二次拉制，最终使尖端直径为 1~2μm。

（2）电极前端涂硅酮树脂（sylgard）：为降低电极与灌流液之间的电容，并形成一个亲水界面，通常在微电极前端涂抹硅酮树脂，经此处理后，电容可由 6~8pF 减少到 1pF 以下。

（3）抛光：将电极固定于显微镜工作台上，在镜下将尖端靠近加热丝，通电加热，可见电极尖端微微回缩，此时电极变得光滑，且去除尖端的杂质，得到较干净的表面，有利于电极与细胞膜形成紧密封接，并在封接后保持稳定。

3. 膜片钳实验系统准备　根据不同电生理要求，组建不同的实验系统。核心组件包括防震工作台、倒置显微镜、膜片钳放大器。

4. 记录　实验前使电极充满电极液，由于电极尖端较细，因此在充灌前，电极内液要经 0.2μm 滤膜过滤。一般电极充灌可分灌尖（tipfilling）和后充（backfilling）两步。灌尖时将电极尖端浸入内液中 5s 即可，由于毛细作用溶液会进入电极最尖端处，然后从电极后端用细小的聚丙烯注射管插至尖端附近将溶液充满约 1/4 长度，用手指轻轻弹除尖端残留的气泡即可。灌注后的电极电阻一般为 2~5MΩ，而全细胞记录则最好在 2~3MΩ，或<1MΩ。

对电极持续施加一个 1mV、10~50ms 的脉冲刺激，电极入水后电阻约 4~6MΩ，此时在计算机屏幕显示框中可看到测试脉冲产生的电流波形。开始时增益不宜设得太高，一般可在 1~5mV/pA,以免放大器饱和。由于细胞外液与电极内液之间离子成分的差异造成了液接电位,故一般电极刚入水时测试波形基线并不在零线上,须首先将保持电压设置为 0mV,并调节电极失调控制使电极直流电流接近于零。用微操纵器使电极靠近细胞,当电极尖端与细胞膜接触时封接电阻指示 Rm 会有所上升,将电极稍向下压,Rm 指示会进一步上升。通过细塑料管向电极内稍加负压,细胞膜特性良好时,Rm 一般会在 1min 内快速上升,直至形成 GΩ 级高阻抗封接。一般当 Rm 达到 100MΩ 左右时,在电极尖端施加轻微负电压(–30~–10mV)有助于 GΩ 封接形成。此时的现象是电流波形再次变得平坦,使电极由 –40mV 到 –90mV 超极化,有助于加速形成封接。为证实 GΩ 封接的形成,可以增加放大器的增益,从而可以观察到除脉冲电压的首尾两端出现电容性脉冲尖端电流之外,电流波形仍呈平坦状。后续应用 pClamp 10 软件进行分析,检测到的即为 Ca^{2+} 通道电流。

【模型评价】

膜片钳实验难度大、技术要求高,要掌握有关技术和方法虽不是很困难的事,但要从一大批的实验数据中,经过处理和分析,得出有意义、有价值的结果和结论,并不十分容易,有许多需要注意和考虑的问题,需在科研实践中不断地探索和解决。膜片钳技术是用玻璃微电极吸管把只含 1~3 个离子通道、面积为几个平方微米的细胞膜通过负压吸引封接起来,由于电极尖端与细胞膜的高阻封接,在电极尖端笼罩下的膜与膜的其他部分从电学上隔离。因此,此区域膜片所产生的电流强度代表单一离子通道电流。

本模型可用于研究拟 MG 患者神经轴突突触前膜 Ca^{2+} 通道电流变化情况。

【注意事项】

1. 合格的膜片微电极是成功封接细胞膜的基本条件,一是要设法保持细胞膜表面干净,二是要制备合格的微电极。

2. 电极拉制的目的主要是使电极前端的锥度变大,狭窄部长度缩短、降低电极的串联电阻,同时减少全细胞记录时的电极液透析时间。

3. 硅酮树脂对形成 Giga 的 seals 无影响,但可降低本底噪音,对单通道记录很重要。在进行全细胞记录时,不用硅酮树脂也可以得到满意的效果。最好在涂抹硅酮树脂后 1h 内抛光,否则很难改变电极尖端的形状。

4. 在形成高阻抗封接后,记录实验结果之前,通常要根据实验要求进行参数补偿,以期获得符合实际的结果。需要注意的是,应恰当设置放大器的带宽,例如 10kHz,这样在电流监测端将观察不到超越此频带以外的无用信息。

(徐　芸　尹琳琳)

参考文献

［1］Tarr TB, Lacomis D, Reddel SW, et al. Complete reversal of Lambert-Eaton myasthenic syndrome synaptic impairment by the combined use of a K^+ channel blocker and a Ca^{2+} channel agonist. J Physiol, 2014, 592 (16): 3687-3696.

［2］ Lippiat JD. Whole-cell recording using the perforated patch clamp technique. Methods Mol Biol, 2008, 491: 141-149.

［3］ Agathou S, Káradóttir RT. Whole-Cell Patch Clamp Recordings from Oligodendrocyte Lineage Cells in Brain Slices. Methods Mol Biol, 2019, 1936: 141-168.

69